Neuromuscular Spine Deformity
神经肌肉型脊柱畸形

主　编　[美] **Amer F. Samdani**

　　　　[美] **Peter O. Newton**

　　　　[美] **Paul D. Sponseller**

　　　　[美] **Harry L. Shufflebarger**

　　　　[美] **Randal R. Betz**

主　审　李　明
主　译　朱晓东　杨宗德　易红蕾　林斌珍

山东科学技术出版社

图书在版编目（CIP）数据

神经肌肉型脊柱畸形 /（美）阿米尔 F. 桑达尼
（Amer F. Samdani）等著；朱晓东等主译 . —济南：
山东科学技术出版社，2020.4
　　ISBN 978-7-5723-0220-6

Ⅰ . ①神… Ⅱ . ①阿… ②朱… Ⅲ . ①脊柱畸形 –
诊疗 Ⅳ . ① R682.3

中国版本图书馆 CIP 数据核字 (2020) 第 015191 号

神经肌肉型脊柱畸形
SHENJING JIROUXING JIZHU JIXING

责任编辑：李志坚
装帧设计：侯　宇

主管单位：山东出版传媒股份有限公司
出 版 者：山东科学技术出版社
　　　　　地址：济南市市中区英雄山路 189 号
　　　　　邮编：250002　电话：（0531）82098088
　　　　　网址：www.lkj.com.cn
　　　　　电子邮件：sdkj@sdcbcm.com
发 行 者：山东科学技术出版社
　　　　　地址：济南市市中区英雄山路 189 号
　　　　　邮编：250002　电话：（0531）82098071
印 刷 者：山东彩峰印刷股份有限公司
　　　　　地址：潍坊市福寿西街 99 号
　　　　　邮编：261031　电话：（0536）8216157

规格：16 开（210mm×285mm）
印张：17.25　字数：345 千
版次：2020 年 4 月第 1 版　　2020 年 4 月第 1 次印刷
定价：180.00 元

主 编

Amer F. Samdani, MD
Chief of Surgery
Shriners Hospitals for Children-Philadelphia
Philadelphia, Pennsylvania

Peter O. Newton, MD
Professor, Department of Orthopedic Surgery
UC San Diego School of Medicine
Chief, Division of Orthopedics & Scoliosis
Rady Children's Hospital-San Diego
San Diego, California

Paul D. Sponseller, MD
Sponseller Professor and Head of Pediatric Orthopaedic
	Surgery
Johns Hopkins Medical Institutions
Baltimore, Maryland

Harry L. Shufflebarger, MD
Director
Division of Spinal Surgery
Nicklaus Children's Hospital
Miami, Florida

Randal R. Betz, MD
Pediatric Scoliosis and Spine Surgeon
Institute for Spine & Scoliosis
Lawrenceville, New Jersey

编 者

Mark F. Abel, MD
Charles Frankel Professor of Orthopaedic Surgery
Division Head Pediatric Orthopaedics
Department of Orthopaedics
University of Virginia Health System
Charlottesville, Virginia

Benjamin Alman, MD
James R. Urbaniak, MD, Professor of Orthopaedic Surgery
Chair, Department of Orthopaedic Surgery
Duke University School of Medicine
Durham, North Carolina

Jahangir K. Asghar, MD
Orthopaedic Spine Surgeon
Miami, Florida

Keith R. Bachmann, MD
Assistant Professor of Orthopaedic Surgery
Department of Orthopaedic Surgery
University of Virginia Health System
Charlottesville, Virginia

Randal R. Betz, MD
Pediatric Scoliosis and Spine Surgeon
Institute for Spine & Scoliosis
Lawrenceville, New Jersey

Patrick J. Cahill, MD
Associate Professor
The Perelman School of Medicine at The University of
  Pennsylvania
Division of Orthopaedic Surgery
The Children's Hospital of Philadelphia
Philadelphia, Pennsylvania

Dana L. Cruz, MD
Resident Physician
Temple Orthopaedics & Sports Medicine
Philadelphia, Pennsylvania

Kirk W. Dabney, MD, MHCD
Department of Orthopedics
Co-Director, Cerebral Palsy Program
Nemours Children's Health System
Wilmington, Delaware

Thomas J. Errico, MD
Chief, Division of Spine Surgery
NYU Langone Medical Center
New York, New York

Corey B. Fuller, MD
Orthopaedic Spine Surgeon
Department of Orthopaedic Surgery
Loma Linda University Medical Center
Loma Linda, California

Peter G. Gabos, MD
Assistant Professor
Department of Orthopaedic Surgery
Thomas Jefferson University Hospital/Jefferson Medical
  College
Philadelphia, PA
Co-Director
Spine and Scoliosis Center
Nemours/Alfred I. duPont Hospital for Children
Wilmington, Delaware

Kathleen Gorenc, CPNP-AC
Pediatric Intensive Care Unit
Rady Children's Hospital
San Diego, California

Munish Gupta, MD
Mildred B. Simon Distinguished Professor of Orthopaedic
  Surgery
Professor of Neurological Surgery
Chief of Pediatric and Adult Spinal Surgery
Co-director of Pediatric and Adult Spinal Deformity Service
Washington University
St. Louis, Missouri

Eve Hoffman, MD
Resident Physician
Department of Orthopaedics
University of Maryland Medical Center
Baltimore, Maryland

Steven W. Hwang, MD
Neurosurgeon
Shriners Hospitals for Children-Philadelphia
Philadelphia, Pennsylvania

Michael P. Kelly, MD, MSc
Assistant Professor
Department of Orthopaedic Surgery
Washington University
St. Louis, Missouri

Sandeep Khanna, MD
Clinical Director
Division of Pediatric Critical Care Medicine
Clinical Assistant Professor
Department of Anesthesia
University of California San Diego
San Diego, California

Paul D. Kiely, MCh, FRCS
Center for Spinal Disorders
Nicklaus Children's Hospital
Miami, Florida

Virginie Lafage, PhD
Director, Spine Research
Hospital for Special Surgery
New York, New York

Cheryl R. Lawing, MD
Pediatric Orthopaedic Surgery
Shriners Hospitals for Children-Tampa
Tampa, Florida

Ronald A. Lehman Jr., MD
Professor of Orthopaedic Surgery, Tenure
Chief, Degenerative, MIS and Robotic Spine Surgery
Director, Athletes Spine Center
Director, Spine Research
Co-Director, Adult and Pediatric Spine Fellowship
Advanced Pediatric and Adult Deformity Service
The Spine Hospital
New York-Presbyterian/The Allen Hospital
New York, New York

Lawrence G. Lenke, MD
Professor of Orthopedic Surgery
Columbia University Medical Center
Surgeon-in-Chief
The Spine Hospital at New York-Presbyterian/Allen
Chief, Spine Division
Co-Director, Adult and Pediatric Comprehensive Spine
    Fellowship
New York, New York

Scott J. Luhmann, MD
Professor, Pediatric Orthopaedic Surgery
Washington University
Head of Surgery, Pediatric Orthopaedics
Shriners Hospitals for Children-St. Louis
St. Louis, Missouri

Andrew H. Milby, MD
Assistant Professor
Department of Orthopaedic Surgery
University of Pennsylvania
Philadelphia, Pennsylvania

Stuart L. Mitchell, MD
Resident Physician
Department of Orthopaedic Surgery
Johns Hopkins University
Baltimore, Maryland

Firoz Miyanji, MD, FRCSC
Clinical Associate Professor
UBC Faculty of Medicine, Department of Orthopedics,
    Pediatric Orthopedics, and Spine Surgery British
    Columbia Children's Hospital,
Vancouver, British Columbia, Canada

Joshua S. Murphy, MD
Orthopaedic Surgeon
Children's Orthopaedics of Atlanta
Atlanta, Georgia

Unni G. Narayanan, MBBS, MSc, FRCS(C)
Associate Professor, Department of Surgery
Division of Orthopaedic Surgery
Senior Associate Scientist
Child Health Evaluative Sciences Program
Director, Paediatric Orthopaedic Fellowship Program
The Hospital for Sick Children
University of Toronto
Adjunct Senior Scientist
Bloorview Research Institute
Holland Bloorview Kids Rehabilitation Hospital
Toronto, Ontario, Canada

Peter O. Newton, MD
Professor, Department of Orthopedic Surgery
UC San Diego School of Medicine
Chief, Division of Orthopedics & Scoliosis
Rady Children's Hospital- San Diego
San Diego, California

Joshua M. Pahys, MD
Orthopaedic Surgeon
Shriners Hospitals for Children-Philadelphia
Philadelphia, Pennsylvania

Stefan Parent, MD, PhD
Associate Professor
Department of Surgery
Faculty of Medicine
University of Montreal
Chief, Paediatric Orthopaedic Surgery
CHU Ste-Justine
Montreal, Quebec, Canada

Themistocles Protopsaltis, MD
Associate Professor of Orthopaedic Surgery and Neurosurgery
Department of Orthopaedic Surgery
NYU Langone Medical Center
New York, New York

Marie Roguski, MD, MPH
Chief Resident
Department of Neurosurgery
Tufts Medical Center
Boston, Massachusetts

Benjamin D. Roye, MD, MPH
Assistant Professor
Department of Orthopaedic Surgery
Columbia University Medical Center
Attending Physician
New York-Presbyterian Hospital
New York, New York

Amer F. Samdani, MD
Chief of Surgery
Shriners Hospitals for Children-Philadelphia
Philadelphia, Pennsylvania

Brian P. Scannell, MD
Associate Professor of Orthopaedic Surgery
Levine Children's Hospital
Carolinas Healthcare System
Charlotte, North Carolina

Suken A. Shah, MD
Division Chief, Spine and Scoliosis Center
Clinical Fellowship Director
Department of Orthopaedic Surgery
Nemours/Alfred I. duPont Hospital for Children
Wilmington, Delaware
Associate Professor of Orthopaedic Surgery and Pediatrics
Sidney Kimmel Medical College of Thomas Jefferson University
Philadelphia, Pennsylvania

Mark Shasti, MD
Resident Physician
Department of Orthopaedic Surgery
University of Maryland Medical Center
Baltimore, Maryland

Harry L. Shufflebarger, MD
Director
Division of Spinal Surgery
Nicklaus Children's Hospital
Miami, Florida

Anuj Singla, MD
Instructor, Spine Surgery
Department of Orthopaedics
University of Virginia Health System
Charlottesville, Virginia

Paul D. Sponseller, MD, MBA
Sponseller Professor and Head, Pediatric Orthopaedic
    Surgery
Johns Hopkins Medical Institutions
Baltimore, Maryland

James H. Stephen, MD
Resident Physician
Department of Neurosurgery
Hospital of the University of Pennsylvania
Philadelphia, Pennsylvania

Akhil Tawari, MD
Orthopaedic Spine Fellow
Nicklaus Children's Hospital
Miami, Florida

Vidyadhar V. Upasani, MD
Orthopaedic Surgeon
Rady Children's Hospital- San Diego
San Diego, California

Shaleen Vira, MD
Resident Physician
Department of Orthopaedic Surgery
NYU Langone Medical Center
New York, New York

Michael G. Vitale, MD, MPH
Ana Lucia Professor of Pediatric Orthopedic Surgery
Chief, Pediatric Spine and Scoliosis Surgery
Co-Director, Division of Pediatric Orthopedics
Chief Quality Officer, Department of Orthopedic Surgery
Columbia University Medical Center
New York, New York

Scott C. Wagner, MD
Orthopaedic Surgeon
Walter Reed National Military Medical Center
Bethesda, Maryland

Burt Yaszay, MD
Pediatric Orthopaedic Surgeon
Rady Children's Hospital-San Diego
Associate Clinical Professor
University of California, San Diego
San Diego, California

主　审　李　明　海军军医大学附属长海医院骨科

主　译　朱晓东　上海交通大学医学院附属同仁医院骨科

　　　　杨宗德　海军军医大学附属长海医院骨科

　　　　易红蕾　中国人民解放军南部战区总医院骨科

　　　　林斌珍　福建省龙岩市第二医院骨科

副主译　张　伟　中国人民解放军海军第九七一医院骨科

　　　　刘祥胜　复旦大学附属上海市第五人民医院骨科

　　　　杨成伟　中国人民解放军联勤保障部队第九四〇医院骨科

　　　　李　全　上海交通大学医学院附属仁济医院脊柱外科

译　者（按姓氏笔画排序）

　　　　于荣华　王　季　王　奕　王　超　王昕辉　尹小锋

　　　　朱鹏熹　刘　华　刘　澍　刘彦斌　孙枫原　李一凡

　　　　李小峰　李孝明　李志鲲　李松凯　李宗远　杨　轩

　　　　杨明园　杨依林　何　希　邹一鸣　张　涛　张　毅

　　　　陈　虎　陈　超　陈　誉　陈　锴　陈开明　陈兴捷

　　　　陈豪杰　邵　杰　林　鹏　赵　俭　胡建辉　胡瑞熙

　　　　徐　炜　徐瑞军　唐　亮　桑　尚　曹立颖　崔　直

　　　　童士超　谢建新　廖嘉炜

感谢我的妻子、最好的朋友 Besma，没有你的支持，这本书不可能完成。我还要感谢我的孩子 Umar、Hiba、Zara 和 Aman，感谢你们对我工作的理解配合。

—— Amer F. Samdani, MD

我们将本书献给那些因神经肌肉型脊柱畸形而饱受折磨的患者们，以及他们的家人。

—— Peter O. Newton, MD

我想将这本书献给我的家人 Amy、Mat 和 Nina Sponseller，以及 Harms 研究小组的出色同事们。

—— Paul D. Sponseller, MD

我想将这本书献给神经肌肉型脊柱畸形患者们，我们在临床实践中所获得的经验构成了本书的内容，而这些宝贵经验来源于你们；我们也想将这本书献给那些未来因为这本书而受益的神经肌肉型脊柱畸形的患者，因为有了你们，我们才能不断精进。

—— Harry L. Shufflebarger, MD

我想将这本书献给那些患有神经肌肉脊柱畸形但仍顽强与病魔抗争的孩子们，是你们激励了我们不断前行。

—— Randal R. Betz, MD

前　言

治疗神经肌肉型脊柱畸形是脊柱外科医生一项重要而不容推卸的责任。长久以来，我们不得不依赖有经验的脊柱外科医生的建议来制定手术策略，但是这些有经验的医生数量太过有限，多数脊柱外科团队缺乏有效的参考资源，导致很多神经肌肉型脊柱畸形病例术后效果不佳，患者需要付出巨大的代价才能使得外科医疗团队逐渐成熟。因此，我们尝试通过本书来解决上述问题，本书中的脊柱畸形对象不仅包括儿童脊柱畸形，也适用于成人脊柱畸形。总的来说，本书有以下几个特点：①它是多位经验丰富的大师级外科医生的经验总结；②它提出了两个全新的治疗概念，即根据疾病特异性制定手术策略和多学科协作治疗。

Harms 研究小组一直专注于对青少年特发性脊柱畸形的预防与矫形的研究，神经肌肉型脊柱畸形的围术期的治疗方案是该小组最新的研究成果。该小组主要聚焦于特定神经发育障碍的分子遗传学基础，这项专门针对神经性肌萎缩和营养不良的研究改善了神经肌肉型脊柱畸形患者的预期寿命和生活质量，降低了脊柱手术的风险。本文提到的多学科协作团队涉及神经科学（神经康复和脊髓监测）、脊柱（骨科或神经外科医生作为团队主体）、手术（泌尿外科，VATS，整形外科）、麻醉、重症监护、康复（矫形，物理 / 职业治疗）、GI、放射学、传染病和家庭支持（专业护理，研究协调员和病例管理员）。这些虚拟团队根据 Harms 研究小组出版的《脑性麻痹儿童脊柱侧凸的前瞻性数据库研究》和患者教育手册《导航您的旅程：指导您和您的家人》所标注的原则，在患者有需要时提供最佳医疗服务。

本书还介绍了对患者康复的评估、助行器改良以及非手术治疗策略，特别是对疾病特异性手术治疗策略的制定、适应证 / 禁忌证、血液学和胃肠 / 营养评估进行了详细介绍。本书还试图阐明需要暂停手术的事项（是否存在特异的肺部问题、泌尿系影像学问题及其他）。本书每个部分都包括详细的疾病风险获益情况，患者与家属术后期望值以及需要重症监护的时机（稳定性或进行性疾病、先天性或综合征性以及成人退变性脊柱畸形）。

该书特别阐述了一些手术技术的优缺点，包括术中体位的摆放、牵引，术前和术中各种具体问题，前路松解（胸腰椎前路，TLIF，视频辅助胸腔镜和 VCR），用于早发性脊柱侧凸（EOS）的特殊内置物（VEPTR，生长棒，腰骶段固定）等。

这本书信息量巨大，甚至包括了一些在儿科脊柱手术中少见的手术技巧（如 TLIF 可以部分代替前路松解）。鉴于我们已经进入了一个医疗补偿不确定且具潜在挑战性的新时期，生存质量评价问题成为现代手术团队需要考量的重要问题。

Harms 研究小组浓厚的科研兴趣使得他们出版了大量关于脊柱外科生物力学、手术技术及手术器械的极具创新性的文献，其成员在各种学会中发挥了学术领导作用。这本书能够使我们更好地处理合并严重复杂神经肌肉型病变的脊柱畸形患者。我很幸运地参与并见证了这些大师级外科医生的技术进展，并为他们所取得的成就感到由衷的自豪。本书将成为致力于神经肌肉型脊柱畸形诊疗的脊柱外科医生的标准参考用书。

Alvin H. Crawford, MD, FACS, Hon Caus. GR.

Past President, Scoliosis Research Society

Founding Director, Crawford Spine Center

Professor Emeritus, Pediatrics and Spine

University of Cincinnati College of Medicine

序

　　神经肌肉型脊柱侧凸是一种临床较常见的疾病，同时该疾病的患病群体多样、模式复杂，给小儿骨科和脊柱外科医生带来了巨大挑战。多数医生通过积累经验来不断改进治疗策略和手术技术，使得相同的治疗方法在经验不同的外科医生治疗下作用完全不同。目前，神经肌肉型脊柱侧凸的治疗资源较少，导致经验尚浅的年轻医生或者面临复杂手术的资深医生很难获得在该领域拥有更丰富经验的专家的帮助。

　　本书的目的是分享神经肌肉型脊柱侧凸大师级外科医生的经验，包括手术关键技术、如何避免继发问题、并发症处理等。此外，作者还通过文献和 Harms 团队的研究成果提供循证医学证据来支持的相关信息。本书适合有一定神经肌肉型疾病的基础知识以及拥有治疗麻痹性脊柱畸形经验的读者阅读使用。

　　第一部分：手术与保守治疗。在这部分内容中，我们将讨论术前计划和术中问题（麻醉和神经电生理监测），还将讨论儿科矫形外科医生比较熟悉而经脊柱专科培训医生比较陌生的髋关节半脱位或脱位的处理。神经肌肉型脊柱侧凸合并髋关节半脱位或脱位，对于脊柱外科医生无疑是一个特别的挑战。通常有 3 种神经肌肉型疾病多合并髋关节半脱位或脱位：①脊髓损伤；②脊髓脊膜膨出；③脑瘫。然而，髋关节脱位其实最常见于败血症，因此任何亚急性、经影像学明确的髋关节脱位都必须进行穿刺和后续检查，以排除败血症。对于排除感染的病例，考虑到关节手术的血栓发生率相对高，应首先治疗脊柱畸形，然后进行髋关节手术。围术期应预防深静脉血栓形成并对手术后髋关节的异位骨化进行处理，这对脊柱外科医生来说又是一个挑战。本部分的最后一章包括并发症的预测，以及为患者家属进行风险收益比评估。

　　第二部分：疾病特异性诊断。疾病特异性诊断是治疗神经肌肉型脊柱侧凸的关键。对于不同诊断的神经肌肉型脊柱侧凸患者，不能采用相同的手术策略和技术。根据脊柱生长情况，手术干预年龄可能完全不同，部分疾病需要在脊柱生长期干预，如脊髓性肌萎缩（第 11 章）。同一类型的神经肌肉型脊柱侧凸的矢状面参数可能完全不同，因此在制定治疗策略时必须将矢状面参数纳入考虑。继发于脑瘫的脊柱畸形，特别是脊柱前凸增加（第 7 章）或脊柱后凸增加的患者（第 14 章），其治疗策略与其他神经肌肉型脊柱侧凸有明显不同。在这两章中作者将介绍一些新的矫形技术，并讨论如何使用这些技术。例如，对于过度前凸的畸形患者可使用复位螺钉，对于胸椎后凸患者建议将固定棒从近端开始放置固定等。

　　在第 8 章中，Gabos 医生将讨论三个手术策略。这三个手术策略显著改善了合并骨髓增生异常综合征的脊柱畸形患者术后效果：①在没有椎板的部位进行后路腰椎椎间融合术（PLIFs）；②使用

S2AI 螺钉固定骨盆，保证术后内置物低切迹同时坚强固定；③在整形外科医生帮助下关闭切口，可显著降低感染率。

在第 9 章中，Samdani 和 Betz 医生讨论了脊髓损伤患者的治疗方案以及术前计划中需要考虑的事项。例如，许多脊髓损伤患者通过代偿性脊柱运动来帮助他们将手举到嘴边或脸部，以进食或梳理。通过手术恢复此类患者的脊柱矢状面生理性曲线，将让这些患者不能进行上述代偿运动，从而会使其丧失自理能力。对这些患者需要在术前计划中设定特殊的脊柱矢状面曲线，手术适当减少腰椎前凸并增加腰椎后凸，可以模拟他们在轮椅上的术前坐姿。作者还将讨论如何进行术前评估，以及确定矢状面矫形角度，并如何在术中完成。

第三部分：手术技术。神经肌肉型脊柱侧凸矫正的一个关键是多数病例需要骶髂关节固定。在第 16 章中，Shah 医生将提出多种固定方案，包括新的骶髂螺钉置钉方法以到达内置物低切迹。部分外科医生术前使用第 18 章所述的 halo 股骨牵引技术来纠正部分骨盆倾斜，但我们强调在脊柱前凸增加患者中使用该技术可能会适得其反。此类患者需要通过屈髋来代偿脊柱前凸的增加。

第四部分：术后管理与并发症。在第四部分中，讨论了神经肌肉型脊柱侧凸患者术后管理和可能发生的并发症。最常见且更具破坏性的是伤口感染，Milby 和 Cahill 医生通过循证医学证据讨论了预防和治疗此并发症的建议。此外，在这一部分中还讨论了 Harms 研究团队近 5 年来对脑瘫合并脊柱侧凸手术（第 26 章）患儿的生存质量评价结果。

我们感到非常荣幸能有机会将这些经验通过本书介绍给各位读者。另外，我们对 Carolyn Hendrix 和 Sarah Landis 的编辑工作表示衷心感谢。

Amer F. Samdani, MD

Randal R. Betz, MD

致　谢

没有本书各个章节的作者的不懈努力，我们是无法完成如此庞大的工程的。此外，我们还要感谢 Thieme 医学出版公司的 Sarah Landis 和 Nikole Connors 对我们的坚定支持。 我们也要感谢 Setting Scoliosis Straight 基金会的执行 / 研究总监 Michelle Marks 及其工作人员对 Harms 研究小组研究数据和项目的细致管理。最后，我们要感谢费城 Shriners 医院学术助理 Carolyn Hendrix 不可或缺的组织和编辑工作。

目　录

第一部分
手术与保守治疗

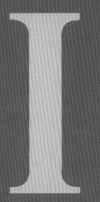

1 术前评估与优化

著者：Michael P. Kelly, Scott J. Luhmann

翻译：李一凡　李志鲲

摘要： 由于常合并多系统合并疾病，小儿神经肌肉型脊柱畸形手术很复杂。与青少年特发性脊柱侧凸（AIS）相比，其并发症的发生率可能超过25%。必须进行多学科的会诊，以尽量降低发生并发症的风险。同样，围术期团队应精通此类复杂脊柱畸形患者的处理。由于营养不良很常见，而且此类手术均为择期手术而不是急诊手术，所以术前需要优化、调整患者的营养状态。有些并发症是固定不变的，如心肌病和癫痫。因此，要避免这些潜在的陷阱，必须了解围术期对这些合并疾病的处理方法。体格检查，包括患者的体位状态，也是不可忽视的，有助于明确患者的要求并协助制订手术方案。针对僵硬曲度的X线影像学评估可以明确手术融合节段。磁共振（MRI）可以用于排除髓内病变。CT扫描有助于确定内固定的位置，并可提示脊柱背侧骨缺损区域，如脊柱裂或既往手术部位。最后，术前探视时必须明确术后预期的需求，以便在出院时家属和护理人员可以做好准备。

关键词： 心肌病，临床指标，神经肌肉型脊柱侧凸，围术期处理，围术期计划，肺功能，影像学评估。

1.1 引言

因为经常会合并可能会影响术中、术后进程和结果的多种并发症，所以小儿神经肌肉型脊柱畸形是最具挑战性的疾病之一[1]。这些患者比青少年特发性脊柱侧凸（AIS）患者更容易发生围术期并发症，并发症的发生率近25%，特别是感染[2-5]。仔细的术前评估和优化将有助于减少神经肌肉脊柱手术相关并发症的发生。此外，其他专业专家的参与可以对风险分层、手术计划和决策以及最终知情同意发挥十分重要的作用。

神经肌肉型脊柱侧凸是一种多病因的异质性疾病，每例患者的术前评估都不同。神经肌肉疾病可表现为多种形式，从高肌张力（痉挛型）到低肌张力（松弛型）。脑性瘫痪（CP）本身就是一种异质性诊断，需要再次了解疾病潜在的状态，以便进行适当的术前优化。根据作者的经验，通过标准化的方法，以及适用于所有患者的标准检查表，对所有神经肌肉性疾病患者进行术前评估，不管诊断如何，都是有帮助的。一份详细的标准化清单，将有助于最大限度地避免数据的遗漏，从而可以改善对这一复杂人群的评估结果。

一些治疗成人脊柱畸形的小组已经证明，术前多学科会诊和标准化的护理方案能够减少并发症的发生并改善预后[6-8]。建立这些护理路径的基础是对文献中的证据进行回顾。由神经外科和骨科/脊柱外科医生、麻醉师、营养师和内科医师组成的多学科小组，利用回顾性研究的方法来确定术前、术中和术后护理规程[6,7]。研究表明，术前的多学科会诊可以减少术后并发症，降低术后30天再住院率[6]。Zeeni等的研究表明，良好的术中护理方案可以缩短手术时间，减少异体输血的需要[8]。目前强调团队化的护理方式，很少有违反原则的报道（2.6%）。虽然没有公开的证据，但是，应该重点关注这种方法在神经肌肉型脊柱畸形中的作用。至少，可以通过电子邮件进行"虚拟"会诊，使得其中所有的关注点都可以得到解决，同时对复杂的手术方案进行优化。

1.2 病史与系统回顾

所有的术前评估都是从全面采集病史和系统回顾开始的。联合用药在神经肌肉型脊柱侧凸中很常见，所有使用过的药物都必须记录下来，特别是心脏药物，如 β- 受体阻滞剂和钙通道阻滞剂。除了请心内科会诊外，对这些药物的使用情况应与麻醉小组讨论，以确保适当的围术期管理。部分降压药停药后会引起反跳性高血压，这是危险的，并会导致手术延误。部分肌营养不良病例可能存在心律失常，可能需要预防性抗凝治疗。因此，术前需要多学科会诊，适当的风险分层，停用抗凝药物与短时使用桥接替代药物，如依诺肝素。术后的抗凝计划应在术前制订好。

1.2.1 心肺系统

必须详尽无遗地回顾心肺系统疾病病史。呼吸道疾病和肺部并发症，在神经肌肉型脊柱畸形患者中很常见[4]。全面的病史要包括关于任何先前的睡眠—呼吸障碍病史和睡眠研究的细节。手术医生还必须知道患者是否有肺炎、哮喘、既往的呼吸系统疾病和任何长期气管插管的病史。建议所有被限制在轮椅上的、肺活量低于预期 80% 的患儿接受肺心病专家的会诊[9]。邀请一名肺心病专家会诊可以优化术前计划。此外，肺科医生熟悉患者的病史、基本状况和术前检查，以便更快速和适当地实施术后肺部护理。在条件允许的情况下，应进行肺

功能测试（PFTS）。但在某些情况下，由于患者的认知水平或配合度低，肺功能测定无法进行。测定 PFT 的其他方法包括全身容积图、气体稀释和弥散能力，这些方法比肺功能测定方法复杂，在神经肌肉型脊柱疾病中的作用尚未得到证实。在不能测定肺活量的情况下，至少应该用脉搏血氧饱和度法来评估氧血红蛋白饱和度。PFTs 的优点是允许患者和护理人员更准确地进行知情讨论，同时有助于术后护理计划的制订。某些情况下，如果预计需要延长机械通气时间和重症监护时间，则应该在术前进行气管切开[10]。虽然术前改善 PFTs 的干预措施不太可能获得成功，但术前了解当前的肺功能对患者和护理人员是必需的，因为脊柱侧凸手术后可能导致肺功能突然下降[11]。低 PFTs（用力肺活量 <30%）不是手术的绝对禁忌证[12, 13]。但是，有低 PFTs 的神经肌肉型脊柱疾病患者可能更容易出现围术期并发症，如肺炎、呼吸机时间延长和术后气管切开[10, 14]。无创间歇性正压通气方法可用于拔管后，有助于避免气管切开[15, 16]。

"困难气道"应在进入手术室和开始麻醉诱导前确定，包括严重的颈胸部畸形和面—气道比低的患者。在这些病例中，术前评估应包括耳鼻咽喉科（ENT）会诊，以满足术后可能的气管切开的需要。被认为有"困难气道"的患者在他们的病历以及病房中都标有明确的标志和耳鼻喉科紧急联系号码，以提醒护理人员这种特殊情况，以便在气道受损的情况下进行创伤护理。

如前所述，心血管的异常在部分肌营养不良症患者中很常见，但在其他形式的神经肌肉型脊柱疾病中则完全不常见，如脑瘫和脊髓膜膨出[17]。肌肉营养不良症，如 Duchenne 肌营养不良症和 Becker 肌营养不良症通常与心肌病有关。认识到这一点很重要，因为心肌病可能

没有引起注意，但这很有可能是导致患者死亡的原因。此外，肌营养不良症患者的表现各不相同，心肌受累可能比骨骼肌更严重。除了辅助制订围术期处理计划外，早期发现心肌病也为保护性治疗提供了干预的机会。从历史上看，心电图（ECG）和超声心动图一直被用于评估心脏状态。然而最近的研究发现，心脏 MRI 可以在心电图或超声心动图改变出现之前有效识别心肌病[17]。

Duchenne 和 Becker 肌肉萎缩症

此类患者的心肌病的鉴别诊断可能由于深层骨骼肌病变而延迟。在 DMD 中，心肌病通常在脊柱融合手术前的 3~7 年就已经发生。所有活到 30 岁以上的 DMD 患者都有心肌病。心排血量减少和心律失常是 DMD 和 BMD 最常见的并发症。目前推荐的心肌病筛查包括对男孩每两年一次进行心电图和超声心动图检查，直到10 岁，然后每年一次；对女孩则建议 16 岁以后每 5 年做一次心电图和超声心动图。在没有DMD 和 BMD 的女孩身上也已经发现了心肌病的证据，如果其亲属患有这些疾病，则必须对这些患者进行心脏评估。目前的证据支持使用血管紧张素转换酶（ACE）抑制剂，或者在那些 ACE 抑制剂不能耐受的患者中使用血管紧张素受体阻滞剂（ARB）。

先天性肌营养不良 / 强直性肌营养不良

这是一组异质性肌肉疾病，伴有不同程度的心肌病。Ⅰ型肌强直性营养不良（Steinert 病）会对心肌带来严重的影响，可能会导致房性心律失常和室性心律失常，并与猝死有关。筛查包括每年进行一次心电图和超声心动图检查，每两年进行一次 Holter 检查。术前管理包括放置起搏器 / 除颤器。手术期间放置起搏器也是可以的。

1.3 神经病学

对于有癫痫发作史的患者，了解癫痫发作的历史是非常有必要的，包括先前的癫痫发作、最近的癫痫发作和当前的抗癫痫药物使用情况，以及最新的血清药物浓度。除了控制癫痫发作，神经科医生还可以为患者提供特殊的药物管理策略，使患者不再服用丙戊酸，因为丙戊酸可能会导致在手术中对血液产品的需求增加[18]。在许多情况下，神经肌肉型疾病可能会影响肠道和膀胱功能，对此应在术前评估中仔细询问。神经源性膀胱患者，如脊髓脊膜膨出患者，通常有细菌定植于尿道 / 膀胱，并可能需要留置导尿。尿失禁患者手术后应使用阻塞性敷料，并且在术后换药时采用相同的敷料，以确保伤口密封不透水，从而最大限度地降低粪便和尿液污染的风险。如果排尿控制有问题，那么就需要留置导尿管，直到手术伤口上皮化。如果患者曾接受过治疗脑积水的分流手术，则在脊柱手术前必须由神经外科医生确定其功能是否正常，通常需要对头部进行 CT 扫描。相关文献报告了脊柱手术引起无功能分流，继发急性脑积水扩张导致急性术中死亡的情况[19]。

某些情况下会先进行脊柱手术，如巴氯芬泵置入或神经根切断术。如果泵已置入，则必须知道泵管进入椎管的入口位置，以协助确定手术入路。此外，必须了解导管的路径，以降低手术过程中损坏导管的风险。最后，除了上次填充泵的时间，还必须知道泵的内容物。鞘内注射巴氯芬的有效剂量比口服给药要高得多。据报道，巴氯芬戒断导致的死亡与泵损坏有关。虽然有一些外科医生要求患者在术前关闭巴氯芬泵，但并不是所有的病例都需要如此。巴氯芬戒断的症状包括痉挛、发热和血压升高[20]。为了避免死亡，必须确认巴氯芬戒断，围术期护理小组成员必须了解巴氯芬戒断的症状。术前重要的是需要有医生专门负责置入并管理巴氯芬泵，以防术中、术后出现问题。如果怀疑术后出现巴氯芬戒断症状，重要的是要尽早识别。口服或鞘内注射巴洛芬有助于评估。在记录手术史的时候，询问既往发生的围术期并发症，包括恶性高热，也是有帮助的[21]。Duchenne肌营养不良症和Becker营养不良症与恶性高热以及类似的情况有关，包括因使用琥珀酰胆碱而产生的横纹肌溶解和高钾血症，所以这些患者应避免服用这种药物。

对内分泌系统的回顾在包括糖尿病病史和皮质类固醇药物使用史，后者的使用在DMD患者中是常见和有效的[22]。更常见的情况是，皮质类固醇的长期使用和营养不良使这些患者处于骨量减少或骨质疏松的危险之中。由于CT扫描已经用于通过测量椎体的Hounsfield单位（HU）来估计骨密度，所以我们并不常规地通过双能X线吸收法检查骨密度（BMD）[23]。治疗骨量减少/骨质疏松症的药物包括抑制骨吸收药物（如双磷酸盐）和促进骨形成药物（如特立帕肽）。在儿童骨质疏松症患者中，双磷酸盐已被证明可有效地增加骨密度[24]。双磷酸盐可能阻碍早期骨愈合和融合，因此术后早期应避免使用[25]。尽管有证据表明特立帕肽可以加速骨融合，而且多用于成年患者，但目前还没有特立帕肽在神经肌肉型脊柱疾病融合术中作用的相关研究[26]。

1.4 血液学

慢性疾病导致的贫血是这些患者中最常见的血液学异常，是由许多与严重的神经肌肉型疾病相关的系统性疾病所造成的。对此，应强调注意术前的营养摄入，包括适当补充铁[27]。术前针对贫血进行治疗的药物干预包括重组促红细胞生成素（EPO）。虽然EPO能够提高血红蛋白水平，但在一系列神经肌肉型脊柱疾病的患者中没有发现明显的收益，而且输血率与未治疗的患者相似。Vitale等得出结论：虽然有效，但EPO不是有成本效益的干预[28]。神经肌肉型脊柱疾病手术治疗的术前计划应包括使用抗纤溶剂，如氨甲环酸，因为这已被证明可以减少儿童脊柱侧凸手术的术中失血[29]。

1.5 体格检查

体格检查首先应评估患者的认知状态。运动功能分类系统（Gmfcs）可用于描述疾病的全身性影响程度[30]。更严重的患者更易出现脊柱侧凸的渐进性加重[31]。了解疾病负担的严重性，对于疾病的预测和照顾者的知情同意是很重要的。

应该对头部的控制能力和坐姿进行评估。许多畸形都会存在与脊柱侧凸有关的骨盆倾斜，特别是在使用轮椅的患者中，骨盆倾斜会导致褥疮并且难以定位。弛缓性神经肌肉型疾病的常存在脊柱后凸，并且可导致维持水平凝视困难。由于手术目标是恢复从头到骨盆的脊柱的稳定，所以外科医生必须了解头部相对于骨盆的直立位置。

如果患者能够合作，则应该进行标准的运动和感觉检查。某些情况下，僵硬的痉挛会引起上肢和/或下肢的屈曲挛缩，使得术中患者的定位非常困难。髋、膝关节的肌肉和肌腱松解偶尔是必要的。外科医生应该在术前进行定位，并在手术室里处理好这些问题。应尽可能地再次检查反射，包括腹部反射和病理反射，如持续阵挛、不对称阵挛和足底反射（Babinski征）。虽然这些病理反射可能是神经肌肉型疾病的结果，但在没有预期发现的情况下，应考虑椎管内病变（如肌营养不良）。应该检查皮肤，再次寻找椎管内病变的皮肤特征，如深部结节或毛发斑块。有脊髓脊膜膨出时应仔细检查腰椎，并与 MRI 或 CT 扫描对照。脊髓脊膜膨出患者的腰椎后路手术可能很复杂，必须制订详细的手术计划，在显露脊柱的同时不引起医源性硬膜损伤。某些情况下，存在脊椎侧裂时可以使用椎管旁（Wiltse）入路，保留皮肤以覆盖下面的硬膜。这些患者通常曾经有硬膜内手术史。这可能使术中神经监测数据复杂化，如果可能，在手术前必须进行 Stagnara 唤醒试验。

应检查软组织和瘢痕，以确保有足够的组织残留，以便闭合伤口。这也适用于翻修手术，特别是那些复杂的深部伤口感染。在软组织不足以覆盖伤口的情况下，经常会请整形外科协助闭合伤口。在某些极端情况下，我们将在脊柱手术前几个月放置扩张器，以增加局部可用的组织量。

1.6 影像学

首先应拍摄直立负重位、后前（PA）位和侧位（LAT）的脊柱 X 线片。如果患者是可以活动的，应该拍摄站立的全身 X 线片。然后拍摄仰卧位 X 线片，包括前后位（AP）和侧位（LAT）。因为这样通常会获得一些被动的、去除重力的矫正，所以可以用于评估脊柱畸形的柔韧性。助手分别在颅骨和下肢处轻轻牵引，拍摄牵引位片，对评估脊柱柔韧性也很有帮助[32]。这些特别适用于存在骨盆倾斜的情况。在许多情况下，我们可以在高位髂骨侧股骨远端置入牵引针，以帮助骨盆保持水平。侧位屈曲位片也用于评估患者的柔韧性。摄取俯卧位推压位片，针对畸形施加三点弯曲力，可以更好地观察畸形脊柱的柔韧性。

承重位脊柱全长片可以通过专门的 EOS X 线照相机等获取。对于门诊患者，站立位摄片是必不可少的，特别是双下肢不等长和骨盆倾斜的患者，这样可以了解整个脊柱冠状面的排列情况。同样，侧位脊柱全长片可以对骨盆参数和脊柱轮廓进行全面评估。对于那些无法站立的患者，可以嘱其坐在可透射 X 线的椅子上，负重位 X 线片有助于外科医生了解整体的坐姿平衡情况[33]。悬吊位 X 线片可以用来评估青少年特发性脊柱侧凸的曲度柔韧性[34]。这些悬吊位 X 线片可以有助于评估神经肌肉型脊柱畸形，特别是骨盆的倾斜可以在术中通过牵引和后路内固定所能达到的矫正程度。

为了评估骨骼成熟度，可能需要单独的骨盆 AP 位影像来准确评估髂突[35]。显著后凸的患者可以仰卧在背部支撑物上，保持过伸状态拍摄侧位片。这可以帮助确定畸形的刚度和是否需要额外的截骨术。

高级影像学检查，如 CT 或 MRI 并不常规使用。在任何有神经系统检查异常的病例中，我们都会拍摄全脊柱 MRI。在放射科医生的帮助下，在 MRI 影像上检查是否有脊髓空洞、Chiari 畸形、脊髓栓系、脂肪丝或其他脊髓内病变。如果发现椎管内有病变，则需要请神经外科会诊，以评估是否需要在脊柱矫形手术前进行干预。MRI 在脊膜膨出的病例中是必要的，因为这将有助于手术的安全显露。术前 CT 扫描对于脊柱发育不良的病例很有用，如脊髓膜膨出和其他先天性畸形。尽管我们的首选是 CT 扫描，但透视或各类 X 线片同样可以提供很多关于椎弓根大小和椎体形态的信息。影像学检查将有助于制订手术计划，包括内置物的选择，因为有些情况下可能需要钩、螺钉和夹子的组合。

1.7 术后计划

最后，必须制订术后康复计划，需要在出院前预先设计好并在出院时实施。在手术前妥

善处理康复设施、改装轮椅或术后其他的特殊
需要，可以避免造成出院延误。必须与患者和
家属以及护理人员针对手术局限性和术后期望
进行详细讨论。很多患者和家属对术后康复的
持续时间感到惊讶，提前警告可以避免失望和
沮丧。讨论神经肌肉型脊柱侧凸的手术风险，
注意并发症的频率，无论是轻微还是严重的，
鉴于其相对频率来说，都是绝对必要的。同样，
因为提前说明了预期情况，所以这将有助于顺
利康复，而所有相关人员将理解康复的困难程
度。术前邀请相关医学专家会诊，如心脏病专
家和呼吸科专家，可以帮助设定预期和评估重
建脊柱手术的风险 / 效益。

1.8　小结

神经肌肉型脊柱畸形手术是脊柱手术中最
具挑战性的病理类型之一。在通常情况下，畸
形很严重，在治疗过程中需要卓越的技术。然
而，患者同样复杂，需要完整的术前评估和计
划，以实现可能的最佳结果。由于并发症在此
类手术中很常见，所以必须尽一切努力优化患
者的手术方案。医学合并疾病尤其是营养不良，
必须尽可能地加以解决。在合并疾病无法避免
的情况下，医生应对与之相关的任何特定表现
保持警惕。

参考文献

[1] Basques BA, Chung SH, Lukasiewicz AM, et al. Predicting short-term morbidity in patients undergoing posterior spinal fusion for neuromuscular scoliosis. Spine. 2015; 40(24):1910–1917

[2] Murphy NA, Firth S, Jorgensen T, Young PC. Spinal surgery in children with idiopathic and neuromuscular scoliosis. What's the difference? J Pediatr Orthop. 2006; 26(2):216–220

[3] Mackenzie WG, Matsumoto H, Williams BA, et al. Surgical site infection following spinal instrumentation for scoliosis: a multicenter analysis of rates, risk factors, and pathogens. J Bone Joint Surg Am. 2013; 95(9):800–806, S1–S2

[4] Sharma S, Wu C, Andersen T, Wang Y, Hansen ES, Bünger CE. Prevalence of complications in neuromuscular scoliosis surgery: a literature meta-analysis from the past 15 years. Eur Spine J. 2013; 22(6):1230–1249

[5] Duckworth AD, Mitchell MJ, Tsirikos AI. Incidence and risk factors for postoperative complications after scoliosis surgery in patients with Duchenne muscular dystrophy : a comparison with other neuromuscular conditions. Bone Joint J. 2014; 96-B(7):943–949

[6] Buchlak QD, Yanamadala V, Leveque JC, Sethi R. Complication avoidance with pre-operative screening: insights from the Seattle spine team. Curr Rev Musculoskelet Med. 2016; 9(3):316–326

[7] Halpin RJ, Sugrue PA, Gould RW, et al. Standardizing care for high-risk patients in spine surgery: the Northwestern high-risk spine protocol. Spine. 2010; 35(25):2232–2238

[8] Zeeni C, Carabini LM, Gould RW, et al. The implementation and efficacy of the Northwestern High Risk Spine Protocol.World Neurosurg. 2014; 82(6):e815–e823

[9] Finder JD, Birnkrant D, Carl J, et al. American Thoracic Society. Respiratory care of the patient with Duchenne muscular dystrophy: ATS consensus statement. Am J Respir Crit Care Med. 2004; 170(4):456–465

[10] Yuan N, Skaggs DL, Dorey F, Keens TG. Preoperative predictors of prolonged postoperative mechanical ventilation in children following scoliosis repair. Pediatr Pulmonol. 2005; 40(5):414–419

[11] Yuan N, Fraire JA, Margetis MM, Skaggs DL, Tolo VT, Keens TG. The effect of scoliosis surgery on lung function in the immediate postoperative period. Spine. 2005; 30(19):2182–2185

[12] Chong HS, Moon ES, Park JO, et al. Value of

preoperative pulmonary function test in flaccid neuromuscular scoliosis surgery. Spine. 2011; 36(21):E1391–E1394

[13] Gill I, Eagle M, Mehta JS, Gibson MJ, Bushby K, Bullock R. Correction of neuromuscular scoliosis in patients with preexisting respiratory failure. Spine. 2006; 31(21):2478–2483

[14] Kang GR, Suh SW, Lee IO. Preoperative predictors of postoperative pulmonary complications in neuromuscular scoliosis. J Orthop Sci. 2011; 16(2):139–147

[15] Bach JR, Sabharwal S. High pulmonary risk scoliosis surgery: role of noninvasive ventilation and related techniques. J Spinal Disord Tech. 2005; 18(6):527–530

[16] Khirani S, Bersanini C, Aubertin G, Bachy M, Vialle R, Fauroux B. Non-invasive positive pressure ventilation to facilitate the post-operative respiratory outcome of spine surgery in neuromuscular children. Eur Spine J. 2014; 23 Suppl 4:S406–S411

[17] Verhaert D, Richards K, Rafael-Fortney JA, Raman SV. Cardiac involvement in patients with muscular dystrophies: magnetic resonance imaging phenotype and genotypic considerations. Circ Cardiovasc Imaging. 2011; 4(1):67–76

[18] Winter SL, Kriel RL, Novacheck TF, Luxenberg MG, Leutgeb VJ, Erickson PA. Perioperative blood loss: the effect of valproate. Pediatr Neurol. 1996; 15(1):19–22

[19] Winston K, Hall J, Johnson D, Micheli L. Acute elevation of intracranial pressure following transection of non-functional spinal cord. Clin Orthop Relat Res. 1977(128):41–44

[20] Coffey RJ, Edgar TS, Francisco GE, et al. Abrupt withdrawal from intrathecal baclofen: recognition and management of a potentially life-threatening syndrome. Arch Phys Med Rehabil. 2002; 83(6):735–741

[21] Gurnaney H, Brown A, Litman RS. Malignant hyperthermia and muscular dystrophies. Anesth Analg. 2009; 109(4):1043–1048

[22] Lebel DE, Corston JA, McAdam LC, Biggar WD, Alman BA. Glucocorticoid treatment for the prevention of scoliosis in children with Duchenne muscular dystrophy: long-term follow-up. J Bone Joint Surg Am. 2013; 95(12):1057–1061

[23] Schreiber JJ, Anderson PA, Rosas HG, Buchholz AL, Au AG. Hounsfield units for assessing bone mineral density and strength: a tool for osteoporosis management. J Bone Joint Surg Am. 2011; 93(11):1057–1063

[24] Ward L, Tricco AC, Phuong P, et al. Bisphosphonate therapy for children and adolescents with secondary osteoporosis. Cochrane Database Syst Rev. 2007 (4):CD005324

[25] Hirsch BP, Unnanuntana A, Cunningham ME, Lane JM. The effect of therapies for osteoporosis on spine fusion: a systematic review. Spine J. 2013; 13 (2):190–199

[26] Lehman RA, Jr, Dmitriev AE, Cardoso MJ, et al. Effect of teriparatide ［ rhPTH (1,34) ］ and calcitonin on intertransverse process fusion in a rabbit model. Spine. 2010; 35(2):146–152

[27] Hals J, Ek J, Svalastog AG, Nilsen H. Studies on nutrition in severely neurologically disabled children in an institution. Acta Paediatr. 1996; 85(12):1469–1475

[28] Vitale MG, Privitera DM, Matsumoto H, et al. Efficacy of preoperative erythropoietin administration in pediatric neuromuscular scoliosis patients. Spine. 2007; 32(24):2662–2667

[29] Verma K, Errico T, Diefenbach C, et al. The relative efficacy of antifibrinolytics in adolescent idiopathic scoliosis: a prospective randomized trial. J Bone Joint Surg Am. 2014; 96(10):e80

[30] Gorter JW, Ketelaar M, Rosenbaum P, Helders PJ, Palisano R. Use of the GMFCS in infants with CP: the need for reclassification at age 2 years or older. Dev Med Child Neurol. 2009; 51(1):46–52

[31] Persson-Bunke M, Hägglund G, Lauge-Pedersen

H, Wagner P, Westbom L. Scoliosis in a total population of children with cerebral palsy. Spine. 2012; 37 (12):E708–E713

[32] Vaughan JJ, Winter RB, Lonstein JE. Comparison of the use of supine bending and traction radiographs in the selection of the fusion area in adolescent idiopathic scoliosis. Spine. 1996; 21(21):2469–2473

[33] Bouloussa H, Dubory A, Seiler C, Morel B, Bachy M, Vialle R. A radiolucent chair for sitting-posture radiographs in non-ambulatory children: use in biplanar digital slot-scanning. Pediatr Radiol. 2015; 45(12):1864–1869

[34] Lamarre ME, Parent S, Labelle H, et al. Assessment of spinal flexibility in adolescent idiopathic scoliosis: suspension versus side-bending radiography. Spine. 2009; 34(6):591–597

[35] Gupta MC, Wijesekera S, Sossan A, et al. Reliability of radiographic parameters in neuromuscular scoliosis. Spine. 2007; 32(6):691–695

2 非手术治疗

著者：Stefan Parent

翻译：李一凡　林斌珍

摘要： 脊柱侧凸是神经肌肉型疾病中常见的畸形。这种脊柱畸形通常出现于早期，在生长过程中进展迅速，甚至在骨骼成熟后仍会继续发展。本章详细讨论了小儿神经肌肉型脊柱畸形的非手术治疗和针对这些特殊病例的治疗方案，以及最新的科学证据。但是，小儿神经肌肉型脊柱畸形的非手术治疗也有局限性。明确了解这种疾病的自然历史，包括预期寿命和功能结果，可以帮助确定治疗目标。支具使用有助于限制某些类型的神经肌肉型脊柱畸形的进展，和/或推迟手术，但是对痉挛性畸形往往是无效的。受累程度越高的患者，患脊柱畸形的风险越高，病情进展的风险也越大。

关键词： 巴氯芬泵，肉毒毒素，支具，脑性瘫痪，Charcot-Marie-Tooth 疾病，皮质类固醇，杜氏肌营养不良，Friedreich 共济失调，神经肌肉脊柱侧凸，脊柱肌萎缩，雷特综合征，轮椅改装。

2.1　背景介绍

脊柱畸形通常与神经肌肉型疾病有关。使用脊柱侧凸的标准方法测量（通过 Cobb 方法测量在冠状面上的曲度大于 10°）时，脊柱侧凸畸形的患病率远高于一般人群，在某些类型中从 15% 至 80% 不等。相比之下，青少年特发性脊柱侧凸的患病率仅为 2%~3%。这种差异被认为与神经肌肉型疾病的肌肉失衡有关，并且进

一步得到以下事实的支持，即受影响更严重的个体不仅具有更高的患病率，而且脊柱侧凸畸形更严重。报告的发病率范围较大，可能是由于不同研究中纳入的人群存在差异。患者的损伤、神经功能障碍以及影响患者的神经病学情况，将显著影响脊柱侧凸的患病率。在一项对门诊患儿的回顾性研究中，Balmer 和 MacEwen[1] 报告了脊柱侧凸大于 10° 的患者的患病率约为 21%。另外一篇研究报告指出，在住院的脑性瘫痪（更多涉及 CP）患者中脊柱侧凸的患病率要高得多。Thometz 和 Simon[2] 报告称，61% 的住院患者脊柱侧凸超过 10°，Saito 等[3] 报告的发病率约为 68%。脊柱侧凸的发病率似乎也和神经系统受累有关，更严重的受累表现为脊柱侧凸的更高发病率。Koop 等报道，30% 的四肢瘫患者脊柱侧凸超过 40°，而偏瘫、双下肢瘫患者的脊柱侧凸发生率分别为 10% 和 2%[4]。

2.1.1　远期进展风险

对于特发性脊柱侧凸，随着屈曲严重程度的增加，远期进展风险增加。Thometz 和 Simon 发现，当畸形小于 50° 时，成年 CP 患者的进展风险为每年 0.8%；而当曲度大于 50° 时，进展风险为每年 1.4 度[2]。在由 Saito 等进行的另一项针对成年患者的研究中，在 15 岁时，曲度超过 40° 的患者中有 85% 的患者进展至 60° 以上，而在曲度小于 40° 的患者中只有 13% 的患者进展到 60° 以上[3]。

2.2 患者管理和家庭期望

神经肌肉型疾病患者临床表现各异，从某些形式轻微的偏瘫，到全身性的、严重的四肢瘫和脑性瘫痪。这些广泛的临床表现决定了必须要为患者及其家庭提供个性化治疗方案。必须与护理人员公开交流，并在可能的情况下让患者参与，从而明确了解不同治疗方案的期望和限制。必须讨论非手术治疗与手术治疗的利弊，并且必须清楚地解释长期进展的风险。非手术治疗的目标也应明确表述，并应设定现实的期望。

2.3 支具

虽然支具使用已被证明对青少年特发性脊柱侧凸有效，但这并不适用于神经肌肉型脊柱畸形。尽管如此，许多临床医生仍使用支具作为改善坐姿平衡和限制年轻患者畸形进展的手段。支具似乎没有对肺功能带来的负面影响，甚至可能通过改善体位来减少呼吸做功[5]。在一项对 90 例患者的回顾性研究中，OlafSon 等发现只有 23 例神经肌肉型疾病患者使用支具预防了畸形曲度的进展[6]。60 例发生进展的患者中，41 例的主要原因是终止了佩戴支具，而另外 19 例患者虽有足够的支具治疗，但病情仍有进展。作者的结论是，在肌张力低和腰 / 胸腰段曲度小于 40° 的有行动能力的患者，以及腰 / 胸腰段屈曲痉挛的无行动能力的患者中，支具治疗更容易获得成功。Terjesen 等的一项研究发现，畸形的进展率仅受年龄和初始矫正时间的影响[7]。Renshaw 等报告，在另一项针对脑瘫患者支具治疗效果的研究中，46 例患者中只有 22% 获得成功（进展 <5°）。佩戴支具时曲度为 47° 的情况下，支具的矫正度较小（13°）[8]。

有研究表明，尽早开始支具固定，对于脊髓损伤（SCI）的患者可以延迟手术。Mehta 等[9]发现，如果当曲度小于 10° 时开始佩戴支具，不仅需要手术的患者的比例降低，而且与未佩戴支具的患者相比，手术时间常常从 4.2 年延迟至 8.5 年。在曲度小于 20° 的患者中，也可以观察到类似的趋势。

2.4 轮椅改装

更严重的患儿经常被限制在轮椅上。由于这些患儿通常难以得到有效支撑，因此定制的轮椅插件在改善坐姿平衡方面得到了广泛应用（图 2.1）。这些定制插件可以组合使用，无论有或没有支具。虽然不清楚这些插件是否对预防曲度进展或推迟手术有任何影响，但它们在日常活动中特别有用，因其有助于保持稳定的坐姿平衡。这些插件还可以在临床和放射学影像评估期间帮助患者坐在椅子上，以确认改善的位置和曲度减少的幅度。然而，尚不清楚这些定制插件在预防或减缓曲度进展方面是否有任何作用。

2.5 巴氯芬泵

虽然不是真正的非手术选择，但巴氯芬泵在脑瘫患者的术前或围术期可发挥重要作用。鞘内巴氯芬（ITB）泵置入被批准用于治疗包括脑瘫在内的与多种疾病相关的中到重度痉挛[10]。在脑瘫患儿中，ITB 治疗取得了很好的疗效[11]。一些研究已经表明，从护理者的角度来看，脑瘫患者的护理也得到了改善[12]并且变得易于进行[13]。

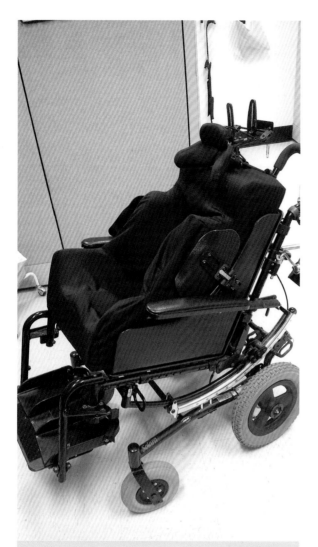

图 2.1 使用插件的改良轮椅，有助于改善患者的姿势

2.6 肉毒毒素注射

至少在一小部分患者中[14]，肉毒毒素注射作为延缓曲度进展的辅助措施已经取得了部分成功。Nuzzo 等发现，在 12 例使用肉毒毒素作为抗瘫痪治疗的患者中，疾病在短期随访中没有显著进展。

2.7 诊断的具体考虑

2.7.1 脑瘫

脑瘫患者在神经肌肉型脊柱侧凸患者中占有很高的比例。这些患者往往表现明显的痉挛，并倾向于有明显的畸形进展，特别是有明显痉挛性四肢瘫痪的患者。这些患者的痉挛可能对巴氯芬治疗有反应，但是有相关报道表明使用巴氯芬泵后，疾病也出现了明显进展[15]。其他报告没有显示脊柱侧凸进展有显著性差异[16]。

2.7.2 Duchenne 肌营养不良症

自从皮质激素开始用于治疗 Duchenne 肌营养不良症以来[17]，手术治疗率急剧下降[18, 19]。这是由于疾病过程被延缓，而且患者在生长突增前不会形成脊柱畸形。

皮质类固醇被认为可使 Duchenne 肌营养不良的男性患儿的肌肉力量初步增加，并减少了随着时间的流逝而失去的力量。发生脊柱畸形时应及早介入，以防后期出现心肺损害。为这些患者提供支具还没有被证明可有效预防畸形的发展，但可以推迟手术时间[20]。由于脊柱畸形往往发生在病程后期，此时患者行动困难，所以在此阶段仔细监测脊柱是否有任何发育畸形是很重要的。在使用皮质类固醇进行治疗前，多数作者建议早期行脊柱融合，因为肺功能会随着年龄的增长而降低。用力肺活量小于 35% 的患者，可能需要延长插管时间，并可能需要永久性的气管切开[21]。

2.7.3 脊髓性肌萎缩症

脊髓性肌萎缩症是一组涉及脊髓前角细胞的疾病，主要累及躯干肌，可造成呼吸功能受限。这些患者的非手术治疗计划通常是由其呼吸状态决定的。积极的呼吸治疗可以减轻对脊柱侧凸畸形和胸部限制性扩张的影响，但保守治疗往往不能阻止脊柱侧凸的进展及其对呼吸功能的影响。

2.7.4 Rett 综合征

Rett 综合征是一种神经发育障碍，由 MeCP 2 基因突变引起[22, 23]，约每 9 000 名活产婴儿中就有 1 例患儿。已发现的影响脊柱侧凸进展的因素包括行走状态和基因类型。部分已发表的论文发现基因类型与临床严重程度、几种共患病之间的关系，为治疗 Rett 综合征提供了基于证据和共识的指南[24]。这些指南指出，取主动坐位和躯干动作不能实现时，如果支具是可以接受的，应该用于骨骼不成熟的患者，以推迟手术时间。然而，目前还没有共识证明在 Rett 综合征中支具可以限制脊柱侧凸的进展[24]。

2.7.5 Charcot-Marie-Tooth 病

Charcot-Marie-Tooth 病（腓骨肌萎缩症，CMT）是一种遗传性感觉神经病，发病率约为 1/5 000[25]。它是一种常染色体显性遗传性疾病，有多种类型，根据其遗传病因来进行分类[26]。Karol 等[27] 对 45 例同样表现为脊柱侧凸的 CMT 病患者进行了队列研究，回顾了他们的临床经验。所有随访 1 年以上的患者（24/24 例）临床均有进展，16 例患者中只有 3 例成功治疗[27]。畸形通常与后凸增加有关，三分之一的曲度位于左胸。

2.7.6 Friedreich 共济失调

Friedreich 共济失调（FRDA）是一种脊髓、小脑的遗传性退化性疾病，是最常见的遗传性共济失调，在美国的患病率约为 1/50 000。突变基因位于 9 号染色体上。LaBelle 等在 78 例患者中评估了这种疾病的进展风险和自然病史[28]，得出的结论认为，若干脊柱畸形与青少年特发性脊柱侧凸相似，许多畸形不进展或者进展缓慢，而且与肌无力没有任何关系。因为进展率高，他们建议对曲度大于 60° 的患者行手术治疗，对曲度低于 40° 的患者观察随访；对曲度在 40° ~60° 者，建议手术治疗或观察，取决于患者在畸形开始时的年龄和 / 或进展的证据。由于这是一项针对 FRDA 患者脊柱侧凸自然病史的研究，因此没有具体评估支具的效果。疾病的早期发病和青春期前脊柱侧凸的存在，是影响疾病进展的主要因素[28]。

2.7.7 脊髓损伤

在美国，儿童脊髓损伤的总发生率为每 10 万名儿童 1.99 次，其中多数患者年龄在 15 岁以上。虽然 SCI 在儿童中比较罕见，但它可能对患者及其家庭造成毁灭性后果[29~32]。较年轻的患者更容易出现严重脊柱畸形，尤其是在青少年生长突增之前受伤时[33~35]。少量证据表明，曲度达到 20° 前开始支具治疗可能会延迟手术矫正的时间，而在达到 10° 前行支具治疗可能会阻止脊柱侧凸的进展[9]。基于这一证据和使用支具相对无害，建议在生长突增前积极处理这些曲度[32]。虽然使用支具通常被认为是一种低风险的治疗方法，但对于失去感觉的患者，如果没有适当的配合，可能会有发生压疮的风险，因此必须注意。

参考文献

［1］Balmer GA, MacEwen GD. The incidence and treatment of scoliosis in cerebral palsy. J Bone Joint Surg Br. 1970; 52(1):134–137

［2］Thometz JG, Simon SR. Progression of scoliosis after skeletal maturity in institutionalized adults who have cerebral palsy. J Bone Joint Surg Am. 1988; 70

(9):1290–1296

[3] Saito N, Ebara S, Ohotsuka K, Kumeta H, Takaoka K. Natural history of scoliosis in spastic cerebral palsy. Lancet. 1998; 351(9117):1687–1692

[4] Koop SE, Lonstein JE, Winter RB, Denis F. The natural history of spine deformity in cerebral palsy. Scoliosis Research Society Annual Meeting, Minneapolis, MN, September 24–27, 1991

[5] Leopando MT, Moussavi Z, Holbrow J, Chernick V, Pasterkamp H, Rempel G. Effect of a Soft Boston Orthosis on pulmonary mechanics in severe cerebral palsy. Pediatr Pulmonol. 1999; 28(1):53–58

[6] Olafsson Y, Saraste H, Al-Dabbagh Z. Brace treatment in neuromuscular spine deformity. J Pediatr Orthop. 1999; 19(3):376–379

[7] Terjesen T, Lange JE, Steen H. Treatment of scoliosis with spinal bracing in quadriplegic cerebral palsy. Dev Med Child Neurol. 2000; 42(7):448–454

[8] Renshaw TS, Green NE, Griffin PP, Root L. Cerebral palsy: orthopaedic management. Instr Course Lect. 1996; 45:475–490

[9] Mehta S, Betz RR, Mulcahey MJ, McDonald C, Vogel LC, Anderson C. Effect of bracing on paralytic scoliosis secondary to spinal cord injury. J Spinal Cord Med. 2004; 27 Suppl 1:S88–S92

[10] Lynn AK, Turner M, Chambers HG. Surgical management of spasticity in persons with cerebral palsy. PM R. 2009; 1(9):834–838

[11] Albright AL, Cervi A, Singletary J. Intrathecal baclofen for spasticity in cerebral palsy. JAMA. 1991; 265(11):1418–1422

[12] Gooch JL, Oberg WA, Grams B, Ward LA, Walker ML. Care provider assessment of intrathecal baclofen in children. Dev Med Child Neurol. 2004; 46(8):548–552

[13] Armstrong RW, Steinbok P, Cochrane DD, Kube SD, Fife SE, Farrell K. Intrathecally administered baclofen for treatment of children with spasticity of cerebral origin. J Neurosurg. 1997; 87(3):409–414

[14] Nuzzo RM, Walsh S, Boucherit T, Massood S. Counterparalysis for treatment of paralytic scoliosis with botulinum toxin type A. Am J Orthop. 1997; 26(3):201–207

[15] Ginsburg GM, Lauder AJ. Progression of scoliosis in patients with spastic quadriplegia after the insertion of an intrathecal baclofen pump. Spine. 2007; 32(24):2745–2750

[16] Senaran H, Shah SA, Presedo A, Dabney KW, Glutting JW, Miller F. The risk of progression of scoliosis in cerebral palsy patients after intrathecal baclofen therapy. Spine. 2007; 32(21):2348–2354

[17] Griggs RC, Moxley RT, III, Mendell JR, et al. Duchenne dystrophy: randomized, controlled trial of prednisone (18 months) and azathioprine (12 months). Neurology. 1993; 43(3, Pt 1):520–527

[18] Alman BA. Duchenne muscular dystrophy and steroids: pharmacologic treatment in the absence of effective gene therapy. J Pediatr Orthop. 2005; 25(4):554–556

[19] Alman BA, Raza SN, Biggar WD. Steroid treatment and the development of scoliosis in males with Duchenne muscular dystrophy. J Bone Joint Surg Am. 2004; 86-A(3):519–524

[20] Seeger BR, Sutherland AD, Clark MS. Orthotic management of scoliosis in Duchenne muscular dystrophy. Arch Phys Med Rehabil. 1984; 65(2):83–86

[21] Miller F, Moseley CF, Koreska J. Spinal fusion in Duchenne muscular dystrophy. Dev Med Child Neurol. 1992; 34(9):775–786

[22] Gabel HW, Kinde B, Stroud H, et al. Disruption of DNA-methylation-dependent long gene repression in Rett syndrome. Nature. 2015; 522(7554):89–93

[23] Amir RE, Zoghbi HY. Rett syndrome: methyl-CpG-binding protein 2 mutations and phenotype-genotype correlations. Am J Med Genet. 2000; 97 (2):147–152

[24] Downs J, Bergman A, Carter P, et al. Guidelines for management of scoliosis in Rett syndrome patients based on expert consensus and clinical evidence. Spine. 2009; 34(17):E607–E617

［25］ Holmberg BH. Charcot-Marie-Tooth disease in northern Sweden: an epidemiological and clinical study. Acta Neurol Scand. 1993; 87(5):416–422

［26］ Ouvrier R. Correlation between the histopathologic, genotypic, and phenotypic features of hereditary peripheral neuropathies in childhood. J Child Neurol. 1996; 11(2):133–146

［27］ Karol LA, Elerson E. Scoliosis in patients with Charcot-Marie-Tooth disease. J Bone Joint Surg Am. 2007; 89(7):1504–1510

［28］ Labelle H, Tohmé S, Duhaime M, Allard P. Natural history of scoliosis in Friedreich's ataxia. J Bone Joint Surg Am. 1986; 68(4):564–572

［29］ Reilly CW. Pediatric spine trauma. J Bone Joint Surg Am. 2007; 89 Suppl 1:98–107

［30］ Platzer P, Jaindl M, Thalhammer G, et al. Cervical spine injuries in pediatric patients. J Trauma. 2007; 62(2):389–396, discussion 394–396

［31］ Dogan S, Safavi-Abbasi S, Theodore N, Horn E, Rekate HL, Sonntag VK. Pediatric subaxial cervical spine injuries: origins, management, and outcome in 51 patients. Neurosurg Focus. 2006; 20(2):E1

［32］ Parent S, Dimar J, Dekutoski M, Roy-Beaudry M. Unique features of pediatric spinal cord injury. Spine. 2010; 35(21) Suppl:S202–S208

［33］ Dearolf WW, III, Betz RR, Vogel LC, Levin J, Clancy M, Steel HH. Scoliosis in pediatric spinal cord-injured patients. J Pediatr Orthop. 1990; 10(2):214–218

［34］ Lancourt JE, Dickson JH, Carter RE. Paralytic spinal deformity following traumatic spinal-cord injury in children and adolescents. J Bone Joint Surg Am. 1981; 63(1):47–53

［35］ Mayfield JK, Erkkila JC, Winter RB. Spine deformity subsequent to acquired childhood spinal cord injury. J Bone Joint Surg Am. 1981; 63(9):1401–1411

3 神经肌肉型脊柱畸形的手术指征

著者：Cheryl R. Lawing, Michael P. Kelly, Paul D. Sponseller
翻译：桑尚　李志鲲

摘要：神经肌肉型脊柱畸形的矫形手术有比较严重的围术期并发症。充分了解围术期并发症，并且患者及其家属、陪护人员共同做充分的准备，才可以最大限度地确保手术安全。总的来说，这种脊柱畸形的固定难度较大，需要在术前充分讨论。绝大多数的神经肌肉型脊柱畸形都超过 40°。同样，对超过 90°的畸形进行矫形的风险更大，所以在严重畸形出现前进行矫形手术是比较谨慎的做法。脊柱生长技术，如生长棒或生长滑轮系统，对于早期的神经肌肉型脊柱畸形的矫形效果较好。Duchenne 肌肉营养不良是一种特殊的畸形，使用糖皮质激素可以延缓脊柱畸形的进展并减少手术。现在，许多神经肌肉型脊柱畸形患者的生存期都延长了。但是，应对接受脊柱矫形的患者给予足够的关注，从而降低严重脊柱畸形的远期风险，如肺功能差和皮肤护理困难等问题。在更加先进的基因和药物疗法出现之前，导航下的脊柱融合手术是治疗神经肌肉型脊柱畸形的标准方法。

关键词：脊髓麻痹，Duchenne，指征，神经肌肉型脊柱侧凸，脊髓损伤，脊髓型肌肉萎缩，综合征型脊柱侧突。

3.1 患者健康因素

在为神经肌肉型脊柱侧凸患者制订手术计划前，手术医师应当确保患者足够健康，能够耐受手术的风险，并且衡量手术潜在的风险与手术收益[1-4]。由于神经肌肉型脊柱侧凸患者多有多种合并症，手术团队也应当关注除神经肌肉系统之外的问题。这部分内容回顾了对患者进行术前评估时应着重关注的一些方面。

3.1.1 呼吸系统

很多神经肌肉型脊柱侧凸患者的呼吸系统都受神经肌肉型系统疾病和脊柱畸形的影响。这种情况常出现于冠状面脊柱畸形达 100°的脊髓瘫痪，以及 Duchenne 肌肉萎缩症（DMD）并有 20°的脊柱畸形和进展性肌无力患者[5]。由于认知合并疾病的存在，难以做到对每例患者都进行肺功能检查（PFT）；但如果可能，应该检测肺活量。其他检查肺功能的方法还包括通气能力测试和气体稀释方法。在极端的病例中，较差的肺功能可能会妨碍手术。肺功能差的患者出现如呼吸机脱机时间延长、呼吸机相关的肺炎、气管切开等的概率较高。因此，对相关患者应采用相应的措施，来防范此类并发症的出现[5]。

3.1.2 心血管系统

神经肌肉型脊柱畸形手术患者发生心搏骤停的风险虽然是其他类型的儿童脊柱畸形手术的 3 倍[6]，这一类并发症的发生率并不高，通过与患者和陪护人员的沟通，可以有效应对此类并发症。应当对诊断为肌肉萎缩的患者（包括 DMD、Becker 肌萎缩和其他类型的肌萎缩患者）给予特殊的关注。这类患者有早期的心肌病，术前评估必须包括心电图和心脏超声[7]。先天性肌萎缩同样与心律不齐相关，因此建议术前置入起搏器。对于 DMD 患者的心血管疾病，进行适当的药物控制同样重要，包括血管紧张素转化酶抑制剂。

3.1.3 消化系统 / 营养

神经肌肉型脊柱畸形患者常发生营养不良，这使得术后并发症的发生率增高，包括感染、伤口愈合不良、假关节形成等[8]。进行术前白蛋白、前清蛋白、转铁蛋白的检查很有帮助，虽然在化验指标出现异常前，我们就可以通过患者的外观表现判断营养不良，但这些指标可以评价营养状况，并提醒手术医师关注严重的营养不良患者。对于有营养不良的患者，放置永久性的胃肠营养管并增加几个月的热量摄入能改善其营养状况[9]。部分学者已经开始在术前加用肠外营养，但此做法的优势并未明确，并且这种干预花费非常高，并且会给患者带来一些风险[10]。与消化科医师和营养咨询师沟通，可以有效改善患者的营养状况。为防止伤口污染和术后护理的方便，必须在术前对大便习惯进行评估。此类患者因行动不便往往会导致肥胖[11]。高 BMI 与严重畸形相关，而这部分患者都是高风险患者[12, 13]，并且肥胖也是先天性青少年脊柱畸形和成人脊柱矫形手术出现围术期并发症的高危因素[14, 15]。有理由相信肥胖对神经肌肉型脊柱畸形患者同样带来了较高的风险。当然，此类手术的并发症风险本来就已经很高了。

3.1.4 泌尿生殖系统

此类患者，尤其是脊膜膨出患者，发生排泄失禁或膀胱细菌定植的风险也比较高。虽然这些问题都不是脊柱手术的禁忌证，但是应当

在术前评估患者的排尿习惯。同样，术前了解患者的排尿习惯和手术相关的风险，并与患者和护理人员沟通可以预测术后并发症，进而优化术后护理。脊膜膨出患者及其护理人员可能会发现导尿困难，因此需要 Mitrofanoff 管或其他导尿方式来确保导尿安全和清洁。术前访视前应该对可能需要的措施进行讨论。在某些病例中，患者及其家属可能选择在脊柱融合手术前进行导尿手术。经常发生尿道感染的患者，需要考虑这种导尿手术，以降低菌血症扩散到脊柱的可能性。

3.1.5 行走状态

应该在术前评估患者的行走状态，因为这会影响对最下一节融合椎体的选择。同样，还应该充分关注行走时的骨盆状态。骶髂关节融合术会极大地影响行走步态力学，这一点对使用拐杖的患者非常重要。这些患者需要足够的躯干灵活性来代偿下肢瘫痪，然而骶髂关节融合术可能会改变此类患者的步态至不可接受的程度[16]。基于此原因，此类患者手术平面应该在 L4 以上，并且不要进行骶髂关节融合术。对于不能行走的患者，应当评估骨盆倾斜度和坐位不平衡的情况，因其会影响是否进行骶髂关节融合术的决定。

3.2 特殊指征

3.2.1 脑性瘫痪

脑性瘫痪患者的脊柱侧凸的发展，根据神经疾病严重程度的不同而改变；然而骨骼发育成熟前，脊柱畸形还是会继续进展的（图 3.1，图 3.2）。痉挛性脑瘫的特征是早期发生并进展，一直持续到骨骼成熟[17]。四肢瘫痪和卧床不起的患者预后最差[18]。40° 以及更严重的脊柱畸

形，到了成年后会发展成为更严重的脊柱侧凸，所以有的学者会考虑在骨骼发育成熟后进行手术治疗[19, 20]。使用巴氯芬泵者的脊柱侧凸可能比未使用巴氯芬泵者发展更快，并且当曲度发展到40°或以上时，可行手术干预。然而，这些结论尚未得到广泛认可，但都强调了充分讨论的重要性[22-24]。

当脊柱侧凸达到90°时，矫形手术的风险明显升高。所以，当患者年幼时，如果侧凸达到此角度，建议通过手术干预。此时，使用支具是无效的。为了防止出现曲轴现象并维持足够的躯干高度，重建手术必须在侧凸到达90°前的9~10年进行。脊柱侧凸大于90°的10岁左右的患者，最适宜进行此类手术[25]。

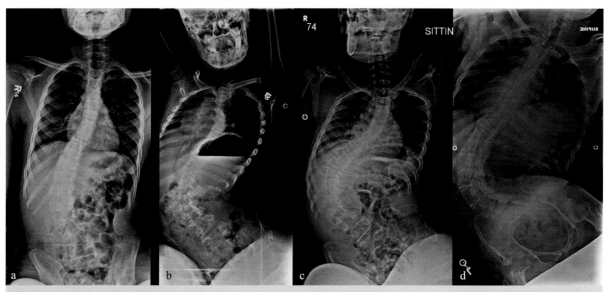

图3.1　1例脑瘫、四肢麻痹患者的神经肌肉型脊柱侧凸在6年间的进展情况。注意图示的骨盆倾斜和腰椎前凸畸形（d）

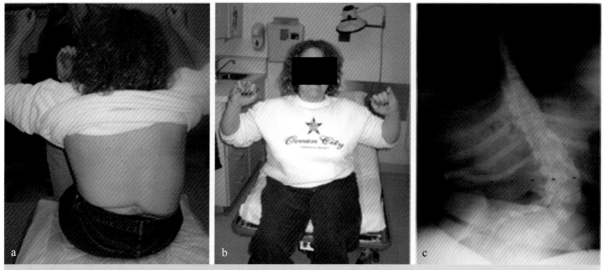

图3.2　1例脊膜膨出患者伴有严重的神经肌肉型脊柱畸形。由于没有严重的骨盆倾斜，所以患者可以保持坐姿平衡，无须手术

脑瘫的脊柱侧凸患者使用生长棒矫形很有帮助，但感染率会超过 30%[26]。研究显示，当有骨盆倾斜时，骶髂关节融合术对远端固定的效果优于骶骨螺钉（骶髂关节融合术可以纠正67%的骨盆倾斜度，而骶骨螺钉可以纠正40%的骨盆倾斜度；骶髂关节融合术可以纠正47%的脊柱侧凸度，而骶骨螺钉可以纠正29%的骨盆倾斜度）。推荐使用双棒系统，因为此系统矫形效果更好[26,27]。与融合手术相比，使用生长棒系统进行矫形时发生置入物相关并发症风险更高，因此应当尽可能地推迟生长棒的置入[28]。垂直可延长钛肋骨（VEPTR）对于早期原发性神经肌肉型脊柱侧凸有效[29]。肋骨—骨盆重建手术避免了对脊柱的破坏，可使患者最大限度地从手术中获益。磁性生长棒系统需要有限的脊柱融合，延长时无须再次手术。此系统用于治疗早期原发性脊柱侧凸有较好的前景，包括神经肌肉型侧凸[30,31]。

手术入路的选择是至关重要的。后路手术的矫形效果很好，与前后路联合手术的效果相似；同时前路手术后患者在 ICU 的住院时间较短，术后并发症较少[32,33]。但是，对于严重或是僵硬的畸形，前路手术的优势是可以缩短脊柱，降低肌张力[34]。常使用巴氯芬泵，但不能减少并发症的出现或影响手术效果[35]。之前已经讲过，优化手术方案对病情复杂的患者极为重要。

3.2.2 Duchenne 肌营养不良症

Duchenne 肌营养不良症是由 X 染色体相关的抗肌萎缩蛋白编码基因隐性突变引起的。历史上，与 Duchenne 肌营养不良症相关的进行性肌营养不良使得脊柱侧凸逐渐加重，并使手术干预成为必要。脊柱侧凸往往出现在儿童不能行走后，表现为逐渐加重的胸/腰椎 C 形弯曲麻痹。在常规使用类固醇类药物进行治疗后，

Duchenne 肌营养不良症的手术指征发生了较大变化。糖皮质激素的使用可以将患者的行走时间延长 2.5 年，但会降低肺功能[36]。对 Duchenne 肌营养不良症患者 15 年的随访发现，使用地夫可特（泼尼松的一种变体）的患者，20% 出现了脊柱侧凸；而不使用类固醇类激素的患者中，92% 的患者出现了脊柱侧凸。78% 的使用糖皮质激素的患者可以避免手术，只有 8.3% 的非类固醇激素的患者不需要手术。糖皮质激素治疗也不是没有风险。在使用地夫可特的患者中，出现白内障的风险非常高（高达 70%）[37]。虽然需要进一步的研究来确定合适的使用剂量，但是糖皮质激素对脊柱矫形手术的好处是非常肯定的，并且可以减少融合手术的需求。

历史上，当脊柱侧凸到达 20° 时即建议行手术治疗，主要目的是减少侧凸对心肺功能的影响[38]。这一方面是由于塌陷畸形相关的限制性疾病导致进展性呼吸肌无力，另一方面是由于生长棒无法控制畸形的发展。然而，随着糖皮质激素的应用，可以避免脊柱融合术或推迟手术时间，直至侧凸达到 50° 或影响坐位平衡再行手术[39,40]。值得注意的是，前路手术有进一步影响肺功能的可能，因此此种手术方式并不恰当。如果选择非手术治疗，应当进行肺功能试验并且对患者进行随访，观察其肺功能是否有进行性减退。脊柱融合手术可以阻止肺功能减退，对此类患者，应当考虑手术[41]。此外，肺活量到达 1 900 mL 时，脊柱畸形的进展会很快，尤其是小于 14 岁的患者[42]。

目前的共识是脊柱融合术应该在用力肺活量（FVC）小于预测值的 30%~35% 前进行，虽然 FVC 小于此值并非手术禁忌，并且有此类成功手术的报道[43,44]。Marsh 等做了对比研究，将 FVC <30%（均值 24%）的患者与 FVC >30% 的患者进行了对比，发现两组术后呼吸机通气的时间和住院时间都相似。此研究排除了 1 例

FVC <30% 组需要气管切开的患者。两组总的并发症发生率都为 30%，进一步说明 FVC <30% 的患者也可以手术[44]。另外，Kennedy 等发现，FVC <30%（平均 21.6%）的患者对手术的满意率更高，没有严重的并发症，术后即刻拔管[45]。然而，亦有记录表明，FVC <30% 的患者，术后使用呼吸机的时间会延长，并且呼吸相关并发症会增加，所以应该仔细权衡此类患者手术的利弊。应该意识到 FVC 在术后会继续减低，这是疾病进展的结果。所以，术前与患者家属沟通非常重要[45, 46]。

心肌病往往提示更严重的疾病，因此需要在制订手术方案时着重考虑。心电图往往能显示异常，同时需要做超声心动图来评估左心室功能。最常见的异常是心室壁活动异常，是由左心室膨胀引起的[47]。应该在术前行超声心动图检查，并且请多学科团队协助评估患者病情[48]。与心电图不同，超声心动图可以预测围术期死亡率[49]。术前评估心脏功能正常也不能排除所有的风险。曾报道有 1 例患儿术前评估心脏功能正常（FVC 87%，心电图正常），却发生了心因性死亡[50]。术前与麻醉团队讨论非常重要，因为 DMD 患者可能在麻醉时发生横纹肌溶解，并造成高钾血症、心搏骤停，这种反应类似恶性高热[47]。

3.2.3 脊膜膨出

脊柱侧凸小于 20° 的脊膜膨出的患者的侧凸不太可能加重，然而患者活动程度、行走能力，以及最后完整的椎弓根壁都会影响疾病的进展，所以在进行治疗时，这些因素也要充分考虑[51, 52]。在对 46 例患者的一项回顾性研究中，Müller 等[52]概述了基于 Cobb 角的脊柱侧凸程度的进展，发现小于 20° 的侧凸每年只加重约 1.2°，20°~39° 的侧凸每年进展约 3.8°，而侧凸超过 40° 的患者平均每年加重约 12.5°。还

有学者发现，侧凸超过 50° 时坐姿平衡就会受影响，因此推荐手术治疗。其他学者认为只有出现了皮肤损伤或坐姿平衡被破坏时才有明确的手术指征，因为脊膜膨出患者出现手术并发症的风险非常高[53]。脊柱融合手术对患者的生活质量改善的作用不明确，有些研究表明冠状位的脊柱畸形与患者对疾病的感受或者肢体功能没有相关性。因此，对此类患者进行手术干预时应当仔细权衡利弊[54]（图 3.3）。

对能行走的患者，应着重考虑平面控制，因为骨盆融合术可能会影响患者的活动能力[55]。当侧凸凸点在 T12 以上并有轻微的腰椎旋转时，可以行骨盆缩短融合术。手术应该与神经外科医师合作，来解决脊髓栓系和功能分流问题。

3.2.4 脊髓性肌肉萎缩症

脊髓性肌肉萎缩症（SMA）包括一系列疾病。诊断为 I 型 SMA 后 3~6 个月的患者，通常都不能翻滚或者坐下，生存期只有 2 年。II 型 SMA 患者确诊 18 个月后，通常不能坐。这一类患者通常只能活到青年时期。III 型或 IV 型患者可以行走，如果得到好的照料，寿命一般正常。有 60%~95% 的 I~III 型 SMA 患者会患有进展性脊柱侧凸，这类疾病的自然病程中往往有进展性呼吸功能受损，造成此问题的原因是肋骨塌陷进而造成胸廓的三角形畸形[56]（图 3.3）。这类患者使用支具治疗无效，胸廓受限可能会出现严重的肺部并发症[57]。生长棒可以提高躯干高度（平均每年 1.2 cm ± 0.6 cm）和胸肺比（术前 8.6 ± 0.15，术后 0.94 ± 0.21）。然而，这种增加却没有一组对照研究中增加得多。该研究对比了婴幼儿先天性脊柱侧凸与青少年型脊柱侧凸（躯干生长每年 2.3 cm ± 3.3 cm，胸肺比分别为 0.93 ± 0.12 和 1.01 ± 0.08）。最重要的是，尽管使用了生长棒，SMA 患者的肋骨塌陷仍然会加重，而先天性对照组却没有这种情况。这

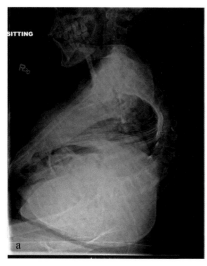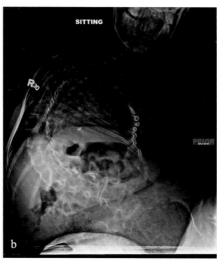

图 3.3　1 例神经肌肉萎缩患者出现了典型的 C 形脊柱侧凸畸形和后凸畸形。由于此患者畸形较为严重，在行前脊柱融合术前做了 2 周的 halo 重力牵引治疗

应该是由进展性肋间肌无力造成的[58]。

对这类早期出现脊柱侧凸的患者行融合手术的时间一直有争论。由于 I 型 SMA 患者的预后极差，所以不应对早发侧凸患者行手术干预。近期研究着重于鞘内使用 Nusinersen，这种药可能有助于延长 I 型 SMA 患者的生存期[59]。如果这种药物或者其他基因疗法有效，则可用于治疗 I 型 SMA 患者的脊柱侧凸。Zebala 等提出，在骨骼未成熟并有开放软骨的情况下，其他类型 SMA 的患者也可行融合术[60]。Fujak 等推荐对 10~12 岁的患者行脊柱融合术，因为脊柱融合术术后矫形丢失（每年约 1°）相对于使用伸缩杆矫形丢失（每年约 2.7°）更少，原因是这个年龄段的男性患者身高已达期望最大值的 80%~84%（女孩为 84%~91%）[61]。Mesfin 等推荐若 9 岁及以下儿童脊柱侧凸超过 70° 时应该使用生长棒来矫形，10 岁及以上的患儿则从后路脊柱融合术（PSF）中获益更大[56]。随着椎弓根螺钉的应用，一般不再使用前路脊柱融合术。

3.2.5　脊髓损伤

神经肌肉型脊柱侧凸常伴有创伤性脊髓损伤（SCI）。由于患儿骨骼发育不成熟，所以受伤时间越早，侧凸进展的风险就越高[62, 63]。受伤发生在青春期生长高峰之前，出现神经肌肉型脊柱侧凸的概率为 97%，远远高于受伤发生在青春期生长高峰之后（概率为 52%）[64]。这种脊柱侧凸是由僵直和瘫痪造成的，而不是受伤时骨折造成的[65]。无影像学异常的 SCI（SCIWORA）在年轻患者中更为常见，在儿童脊髓损伤中的总发生率为 20%[66]。SCIWORA 在颈椎比在胸椎更常见，此水平的损伤较胸椎水平的损伤更容易影响躯体运动。

一项包含 123 例 SCI 患者的队列研究表明，早期行支具固定对治疗此病有效，但如弯曲超过 20°，这种方法只能延缓侧凸的进展[67]。只有冠状位畸形小于 10° 的患者才能从使用支具中获益，但这种改变可能是疾病的自然进程，并非支具的作用。Mehta 等发现，侧凸超过 20° 的患者畸形更容易进展，这部分患者往往也进行了手术。SCI 患者使用支具治疗不是没有风险的，如有感觉减退，则出现压疮的风险较高。因为使用支具会严重影响儿童正常肢体的活动，所以儿童的顺从性较差[68]。

Dearolf 等[64]发现，在骨骼成熟前出现 SCI 的患者行脊柱矫形手术的风险为 67%。在一项包含 217 例 SCI 患儿的研究中，Mulcahey 等[63]发现 12 岁以下的患儿发生脊柱损伤后，需要行脊柱融合术的概率是 12 岁以上儿童的 3.7 倍。

SCI 的程度（完全损伤与部分损伤）与侧凸加重的风险无相关性，只有发生损伤时的年龄与侧凸加重的风险相关。

伴有 SCI 的神经肌肉型脊柱侧凸患者的手术方式与普通的神经肌肉型脊柱侧凸患者相似。由于骨骼发育未成熟的患者风险较高，应考虑对进展到一定程度的脊柱侧凸进行生长调制。对于生长受限、冠状位屈曲超过 45° 或因骨盆倾斜导致坐位不稳的患者，可以行脊柱融合手术。在骨盆倾斜的患者中，可以考虑骶髂融合术。治疗医师应该对骨骼未发育成熟患者的侧凸进展给予高度关注，并密切监控患者的病情。一旦侧凸进展严重，应对患者进行标准的手术治疗[69]。

3.2.6　关节挛缩

关于关节挛缩患者脊柱侧凸的发生率，不同研究的结论有所不同，发生率从 2.5% 至 69% 不等[70-72]。在一项包括 46 例关节挛缩患者的回顾性研究中，对可以行走的患者，如果侧凸小于 30°，则支具治疗有效；但是对于不能行走的侧凸超过 30° 的患者，支具治疗通常无效，多需要手术治疗[72]。其他研究表明，支具治疗无效，侧凸通常是进展性的[71, 73]。

这类患者通常在早期即发生侧凸，需要考虑通过治疗来保证患者的生长[71, 74]。现已证实，垂直可扩张假体钛肋骨（VEPTR）对于纠

正胸腔容积的扩张是非常成功的，10 例患者中有 6 例患者节段近端交界性后凸超过 20°（平均 45°）。在同一研究中，治疗后可以达到预期胸腔容积的 89%。

根据文献报道，在众多的侧凸类型中，长段胸腰段侧凸是最常见的，并且伴有较高的骨盆倾斜发生率[75]。在 Drummond 和 Mackenzie 的研究中，50% 的患者有先天性脊柱畸形，但是其他报道并没有这种情况[71, 75, 76]。这些侧凸常伴有骨盆的病理改变和腰椎的过度前凸[71]。需要考虑骨盆的运动范围，因为骨盆融合后会影响骨盆活动小于 90° 的患者的行走功能[16, 72]。然而，Herron 等发现了在不做骨盆融合术的 6 例患者中，有 3 例患者出现了 L4 以下的侧凸进展[71]。O'Brien 等描述了 halo- 股骨髁上牵引辅助前后路联合融合手术治疗重度僵硬型非特发性脊柱侧凸治疗效果佳[77]。术前谈话要告知患者及家属伴随关节挛缩的脊柱侧凸往往是僵直的，很难完全矫正[73, 76]。

3.2.7　神经肌肉型脊柱侧凸综合征

Rett 综合征

90% 的 Rett 综合征患者会出现脊柱侧凸，并且 Rett 综合征越严重，风险越高[78]。多数 Rett 综合征患者可以活到成年，因此对此类患者进行脊柱侧凸矫形手术非常重要。此类患者的长期生存率是比较高的，澳大利亚的登记数据显示，20 年的生存率为 78%，25 年的生存率为 72%，37 年的生存率为 60%[79]。一项新的研究发现，70% 的患者生存期达到 45 年[80]。

由于 Rett 综合征相对罕见，因此专门成立了一个共识专家小组来研究其治疗[81]。肌张力减退、学步晚、Cobb 角增大、处于生长高峰期、携带侧凸风险基因（p.R168X, p.R255, p.R270X）的患者，发生脊柱侧凸的风险较高，推荐对于

此类患者应每6个月进行一次临床监护，并且提高临床监测的强度。对侧凸超过25°的骨骼未发育成熟患者，推荐每6个月进行影像学监测。对于此类患者，推荐每年行全脊柱的影像学检查直到骨骼发育成熟、侧凸稳定。使用支具对于延缓侧凸的进展没有帮助，但有助于维持坐姿。使用支具的弊端包括皮肤激惹、影响躯干的力量和活动度、影响呼吸、加重胃食管反流等。最终，脊柱融合手术有助于使患者坐直，这可以减轻护理人员的工作压力[82]。

如果Cobb角超过45°，推荐行手术干预。不建议等到骨骼发育成熟再进行矫形手术，因为这个过程中侧凸畸形会加重。然而，过早进行侧凸矫形手术可能会出现曲轴现象、躯干长度减低等并发症。如果体重下降正常值的5%且白蛋白低于3.5 mg/dL，需考虑患者的BMI和营养水平，并在术前进行静脉补液[81]。

根据Downs等提出的专家共识，对于Rett综合征患者，标准的治疗方式是后路脊柱融合术[81]；伴有骨盆倾斜的患儿如不能行走，可能需要融合至骨盆。然而，什么程度的骨盆倾斜需要融合至骨盆，对此并没有达成共识。

Friedreich 共济失调

Friedreich共济失调可能与脊柱侧凸相关。此病得到诊断的平均年龄是12岁，有约三分之二（63%）的此类患者会发生脊柱侧凸[83]。此病的脊柱侧凸表现为更为典型的原发性脊柱侧凸，而不是其他类型的神经肌肉型脊柱侧凸的长C形瘫痪型侧凸。在对77例患者的回顾性研究中，Milbrandt等发现双曲型侧凸最为常见（33%），其次为单胸弯（29%）[83]。区别这种侧凸与原发性侧凸相的两个关键发现是左胸段侧凸发生率（22%）和脊柱后凸发生率（24.5%）较高。其他研究者发现，此病出现后凸畸形的概率高达45%~66%[69, 70]。

对于诊断时间是否影响疾病的发展目前有争论。Milbrandt等没有发现两者的相关性，而Labelle等发现诊断时间越早（在15岁之前），疾病进展越快[83, 84]。肌无力程度、行走状态、侧凸的形态与侧凸的进展无相关性[84]。支具治疗对此类患者效果有限。Milbrandt等发现，单用支具治疗的成功率只有20%[83]。Tsirikos和Smith发现只有29%的患者不再需要手术[85]。

由于有进展的可能，推荐在侧凸超过40°时行脊柱融合手术[84]。融合至骨盆不是强制性的，但是对于少数骨盆倾斜患者来说是有必要的。最重要术前评估是心肺功能评估，因为此类患者常有心肌病和限制性肺部疾病。如超声心动图示严重的肥大型心肌病和左心室功能不全，则可能需要暂停手术[85]。

家族性自主神经功能障碍症（Riley-Day综合征）

家族性自主神经功能障碍症在骨最主要表现为脊柱侧凸。此病是常染色体显隐性遗传病，主要发生在德系犹太人中。在不同的研究中，此病的脊柱侧凸发生率为83%~90%[86-88]。在原发性脊柱侧凸中，与神经肌肉型脊柱侧凸常见的长C形侧凸畸形不同，此病的侧凸主要表现为单纯的胸段侧凸和双曲畸形[89]。然而，约一半的侧凸凸向左侧。侧凸可以单发，但合并后凸畸形的情况更为常见，这一特点是其与原发性脊柱侧凸的又一个不同点[86, 87]。脊柱侧凸典型的发病时间较早，超过一半的患者在10岁时诊断为脊柱侧凸[87]。胸段畸形进展速度约为每年5°，腰段畸形的进展速度约为每年4°，后凸畸形进展速度约为每年5°[87]。Kaplan等在对51例患者进行的一项回顾性研究中也发现了相似的进展速度，后凸畸形的进展平均为每年9°[88]。

多数此类患者都可以生存到成年，所以对此类患者脊柱侧凸的治疗变得越来越重要[87]。Hayek 等对使用支具治疗的此类患者开展了回顾性研究，发现有 89% 的患者在使用支具后侧凸仍然继续加重，11% 的患者侧凸虽然没有加重，但是这部分人最初的畸形也比较轻微，平均只有 21°。其他研究表明，使用支具使患者的获益最少是由于患者的依从性差，原因是肺功能、患者的情绪和皮肤问题（患者对疼痛敏感）[86, 88, 89]。

历史上，脊柱融合术的适应证是冠状位上 Cobb 角超过 40°，或者矢状位上 Cobb 角超过 80°[86, 88, 89]。这些患者易出现肺部感染，使用呼吸机有助于避免出现更多的肺部并发症。Rubery 等报道了通过单纯后路手术成功治愈了 22 例患者中的 20 例[89]。与其他类型的神经肌肉型脊柱侧凸不同，对此型脊柱侧凸行更短节段的融合手术效果可能更好[88]。不管采用什么入路或融合节段，都需要花很多的精力来在术前进行优化。关键是需要做好对家族性自主神经异常的风险控制，如营养问题、精神问题、肺部感染问题等[89]。

共济失调性毛细血管扩张

共济失调性毛细血管扩张（A-T）是一种逐渐加重的神经组织退化性疾病，为常染色体隐性遗传。在学会走路不久，患者就出现共济失调，本体感觉也随着年龄的增长而减退。在 10 岁以后，患者就只能依赖轮椅活动了[90]。现在，这些患者的生存期都延长了，绝大多数都可以超过 25 岁，部分患者寿命甚至超过 60 岁。然而，早期研究报道的此类患者只有 11% 可以生存超过 30 岁[91, 92]。

总体来说，与 A-T 相关的脊柱侧凸的文献报道较少。根据本章作者的经验，在 9 岁以后，患者行走往往需要协助；15 岁后，患者往往丧失行走能力。绝大多数患者在 13 岁以后已经不能独立坐稳了。10% 的患者（共 21 例）出现了脊柱侧凸。在这些出现脊柱侧凸的患者中，有 90%（19 位）通过使用支具得到了有效治疗。有 2 例患者需要手术，其腰椎侧凸度分别是 82° 和 70°。此 2 例患者进行了长段融合至骨盆的重建手术，没有出现并发症。

需要注意这类患者可能患有白血病和淋巴瘤。他们对射线非常敏感，因此在行侧凸的监测时要限制影像检查的使用。在青少年生长的高峰期，对侧凸的监控尤其重要，此时每年做一次影像学检查就足够了。这些患者通常有免疫抑制，容易出现感染[90]。

3.3 小结

神经肌肉型脊柱侧凸的治疗，应该根据特殊的病程发展情况来选择。在选择治疗方法时，应与患者家属和其他医学专家充分沟通，并综合考虑患者生存期、并发症的发生率和肢体功能受限情况。

参考文献

[1] Duckworth AD, Mitchell MJ, Tsirikos AI. Incidence and risk factors for postoperative complications after scoliosis surgery in patients with Duchenne muscular dystrophy: a comparison with other neuromuscular conditions. Bone Joint J. 2014; 96-B(7):943–949

[2] Mackenzie WG, Matsumoto H, Williams BA, et al. Surgical site infection following spinal instrumentation for scoliosis: a multicenter analysis of rates, risk factors, and pathogens. J Bone Joint Surg Am. 2013; 95(9):800–806, S1–S2

[3] Murphy NA, Firth S, Jorgensen T, Young PC. Spinal surgery in children with idiopathic and neuromuscular scoliosis. What's the difference? J Pediatr Orthop. 2006; 26(2):216–220

[4] Sharma S, Wu C, Andersen T, Wang Y, Hansen ES, Bünger CE. Prevalence of complications in neuromuscular scoliosis surgery: a literature meta-analysis from the past 15 years. Eur Spine J. 2013; 22(6):1230–1249

[5] Kang GR, Suh SW, Lee IO. Preoperative predictors of postoperative pulmonary complications in neuromuscular scoliosis. J Orthop Sci. 2011; 16(2):139–147

[6] Menga EN, Hirschfeld C, Jain A, et al. Intraoperative cardiopulmonary arrest in children undergoing spinal deformity correction: causes and associated factors. Spine. 2015; 40(22):1757–1762

[7] Verhaert D, Richards K, Rafael-Fortney JA, Raman SV. Cardiac involvement in patients with muscular dystrophies: magnetic resonance imaging phenotype and genotypic considerations. Circ Cardiovasc Imaging. 2011; 4(1):67–76

[8] Sponseller PD, LaPorte DM, Hungerford MW, Eck K, Bridwell KH, Lenke LG. Deep wound infections after neuromuscular scoliosis surgery: a multicenter study of risk factors and treatment outcomes. Spine. 2000; 25(19):2461–2466

[9] Briassoulis G, Zavras N, Hatzis T. Malnutrition, nutritional indices, and early enteral feeding in critically ill children. Nutrition. 2001; 17(7–8):548–557

[10] Lapp MA, Bridwell KH, Lenke LG, Baldus C, Blanke K, Iffrig TM. Prospective randomization of parenteral hyperalimentation for long fusions with spinal deformity: its effect on complications and recovery from postoperative malnutrition. Spine. 2001; 26(7):809–817, discussion 817

[11] Skalsky AJ, Dalal PB. Common complications of pediatric neuromuscular disorders. Phys Med Rehabil Clin N Am. 2015; 26(1):21–28

[12] Gilbert SR, Savage AJ, Whitesell R, Conklin MJ, Fineberg NS. BMI and magnitude of scoliosis at presentation to a specialty clinic. Pediatrics. 2015; 135(6):e1417–e1424

[13] Upasani VV, Caltoum C, Petcharaporn M, et al. Does obesity affect surgical outcomes in adolescent idiopathic scoliosis? Spine. 2008; 33(3):295–300

[14] Hardesty CK, Poe-Kochert C, Son-Hing JP, Thompson GH. Obesity negatively affects spinal surgery in idiopathic scoliosis. Clin Orthop Relat Res. 2013; 471(4):1230–1235

[15] Sing DC, Yue JK, Metz LN, et al. Obesity is an independent risk factor of early complications after revision spine surgery. Spine. 2016; 41(10):E632–E640

[16] Gutierrez EM, Bartonek A, Haglund-Akerlind Y, Saraste H. Characteristic gait kinematics in persons with lumbosacral myelomeningocele. Gait Posture. 2003; 18(3):170–177

[17] Saito N, Ebara S, Ohotsuka K, Kumeta H, Takaoka K. Natural history of scoliosis in spastic cerebral palsy. Lancet. 1998; 351(9117):1687–1692

[18] Hodgkinson I, Berard C, Chotel F, Berard J. Pelvic obliquity and scoliosis in non-ambulatory patients with cerebral palsy: a descriptive study of 234 patients over 15 years of age [in French]. Rev Chir Orthop Repar Appar Mot. 2002; 88(4):337–341

[19] Majd ME, Muldowny DS, Holt RT. Natural history of scoliosis in the institutionalized adult cerebral palsy population. Spine. 1997; 22(13):1461–1466

[20] Kalen V, Conklin MM, Sherman FC. Untreated scoliosis in severe cerebral palsy. J Pediatr Orthop. 1992; 12(3):337–340

[21] Ginsburg GM, Lauder AJ. Progression of scoliosis in patients with spastic quadriplegia after the insertion of an intrathecal baclofen pump. Spine. 2007; 32(24):2745–2750

[22] Senaran H, Shah SA, Presedo A, Dabney KW, Glutting JW, Miller F. The risk of progression of scoliosis in cerebral palsy patients after intrathecal baclofen therapy. Spine. 2007; 32(21):2348–2354

[23] Shilt JS, Lai LP, Cabrera MN, Frino J, Smith BP. The impact of intrathecal baclofen on the natural history of scoliosis in cerebral palsy. J Pediatr Orthop. 2008;

28(6):684–687

[24] Rushton PR, Nasto LA, Aujla RK, Ammar A, Grevitt MP, Vloeberghs MH. Intrathecal baclofen pumps do not accelerate progression of scoliosis in quadriplegic spastic cerebral palsy. Eur Spine J. 2017; 26(6):1652–1657

[25] Yaszay B, Sponseller PD, Shah SA, et al. Performing a definitive fusion in juvenile CP patients is a good surgical option. J Pediatr Orthop. 2016:(e:-pub ahead of print)

[26] McElroy MJ, Sponseller PD, Dattilo JR, et al. Growing Spine Study Group. Growing rods for the treatment of scoliosis in children with cerebral palsy: a critical assessment. Spine. 2012; 37(24):E1504–E1510

[27] Sponseller PD, Yang JS, Thompson GH, et al. Pelvic fixation of growing rods: comparison of constructs. Spine. 2009; 34(16):1706–1710

[28] Fujimori T, Yaszay B, Bartley CE, Bastrom TP, Newton PO. Safety of pedicle screws and spinal instrumentation for pediatric patients: comparative analysis between 0- and 5-year-old, 5- and 10-year-old, and 10- and 15-year-old patients. Spine. 2014; 39(7):541–549

[29] Abol Oyoun N, Stuecker R. Bilateral rib-to-pelvis Eiffel Tower VEPTR construct for children with neuromuscular scoliosis: a preliminary report. Spine J. 2014; 14(7):1183–1191

[30] Dannawi Z, Altaf F, Harshavardhana NS, El Sebaie H, Noordeen H. Early results of a remotely-operated magnetic growth rod in early-onset scoliosis. Bone Joint J. 2013; 95-B(1):75–80

[31] Cheung KM, Cheung JP, Samartzis D, et al. Magnetically controlled growing rods for severe spinal curvature in young children: a prospective case series. Lancet. 2012; 379(9830):1967–1974

[32] Beckmann K, Lange T, Gosheger G, et al. Surgical correction of scoliosis in patients with severe cerebral palsy. Eur Spine J. 2016; 25(2):506–516

[33] Teli MG, Cinnella P, Vincitorio F, Lovi A, Grava G, Brayda-Bruno M. Spinal fusion with Cotrel-Dubousset instrumentation for neuropathic scoliosis in patients with cerebral palsy. Spine. 2006; 31(14):E441–E447

[34] Imrie MN, Yaszay B. Management of spinal deformity in cerebral palsy. Orthop Clin North Am. 2010; 41(4):531–547

[35] Yaszay B, Scannell BP, Bomar JD, et al. Harms Study Group. Although inconvenient, baclofen pumps do not complicate scoliosis surgery in patients with cerebral palsy. Spine. 2015; 40(8):E504–E509

[36] Alman BA, Raza SN, Biggar WD. Steroid treatment and the development of scoliosis in males with Duchenne muscular dystrophy. J Bone Joint Surg Am. 2004; 86-A(3):519–524

[37] Lebel DE, Corston JA, McAdam LC, Biggar WD, Alman BA. Glucocorticoid treatment for the prevention of scoliosis in children with Duchenne muscular dystrophy: long-term follow-up. J Bone Joint Surg Am. 2013; 95(12):1057–1061

[38] Smith AD, Koreska J, Moseley CF. Progression of scoliosis in Duchenne muscular dystrophy. J Bone Joint Surg Am. 1989; 71(7):1066–1074

[39] Kinali M, Messina S, Mercuri E, et al. Management of scoliosis in Duchenne muscular dystrophy: a large 10-year retrospective study. Dev Med Child Neurol. 2006; 48(6):513–518

[40] Suk KS, Lee BH, Lee HM, et al. Functional outcomes in Duchenne muscular dystrophy scoliosis: comparison of the differences between surgical and nonsurgical treatment. J Bone Joint Surg Am. 2014; 96(5):409–415

[41] Galasko CS, Williamson JB, Delaney CM. Lung function in Duchenne muscular dystrophy. Eur Spine J. 1995; 4(5):263–267

[42] Yamashita T, Kanaya K, Yokogushi K, Ishikawa Y, Minami R. Correlation between progression of spinal deformity and pulmonary function in Duchenne muscular dystrophy. J Pediatr Orthop. 2001; 21(1):113–116

［43］ Brook PD, Kennedy JD, Stern LM, Sutherland AD, Foster BK. Spinal fusion in Duchenne's muscular dystrophy. J Pediatr Orthop. 1996; 16(3):324–331

［44］ Marsh A, Edge G, Lehovsky J. Spinal fusion in patients with Duchenne's muscular dystrophy and a low forced vital capacity. Eur Spine J. 2003; 12(5):507–512

［45］ Kennedy JD, Staples AJ, Brook PD, et al. Effect of spinal surgery on lung function in Duchenne muscular dystrophy. Thorax. 1995; 50(11):1173–1178

［46］ Miller F, Moseley CF, Koreska J, Levison H. Pulmonary function and scoliosis in Duchenne dystrophy. J Pediatr Orthop. 1988; 8(2):133–137

［47］ Muntoni F, Bushby K, Manzur AY. Muscular Dystrophy Campaign Funded Workshop on Management of Scoliosis in Duchenne Muscular Dystrophy 24 January 2005, London, UK. Neuromuscul Disord. 2006; 16(3):210–219

［48］ Manzur AY, Kinali M, Muntoni F. Update on the management of Duchenne muscular dystrophy. Arch Dis Child. 2008; 93(11):986–990

［49］ Corrado G, Lissoni A, Beretta S, et al. Prognostic value of electrocardiograms, ventricular late potentials, ventricular arrhythmias, and left ventricular systolic dysfunction in patients with Duchenne muscular dystrophy. Am J Cardiol. 2002; 89(7):838–841

［50］ Granata C, Merlini L, Cervellati S, et al. Long-term results of spine surgery in Duchenne muscular dystrophy. Neuromuscul Disord. 1996; 6(1):61–68

［51］ Müller EB, Nordwall A, Odén A. Progression of scoliosis in children with myelomeningocele. Spine. 1994; 19(2):147–150

［52］ Trivedi J, Thomson JD, Slakey JB, Banta JV, Jones PW. Clinical and radiographic predictors of scoliosis in patients with myelomeningocele. J Bone Joint Surg Am. 2002; 84-A(8):1389–1394

［53］ Guille JT, Sarwark JF, Sherk HH, Kumar SJ. Congenital and developmental deformities of the spine in children with myelomeningocele. J Am Acad Orthop Surg. 2006; 14(5):294–302

［54］ Khoshbin A, Law PW, Caspi L, Wright JG. Long-term functional outcomes of resected tarsal coalitions. Foot Ankle Int. 2013; 34(10):1370–1375

［55］ Mazur J, Menelaus MB, Dickens DR, Doig WG. Efficacy of surgical management for scoliosis in myelomeningocele: correction of deformity and alteration of functional status. J Pediatr Orthop. 1986; 6(5):568–575

［56］ Mesfin A, Sponseller PD, Leet AI. Spinal muscular atrophy: manifestations and management. J Am Acad Orthop Surg. 2012; 20(6):393–401

［57］ Evans GA, Drennan JC, Russman BS. Functional classification and orthopaedic management of spinal muscular atrophy. J Bone Joint Surg Br. 1981; 63B (4):516–522

［58］ McElroy MJ, Shaner AC, Crawford TO, et al. Growing rods for scoliosis in spinal muscular atrophy: structural effects, complications, and hospital stays. Spine. 2011; 36(16):1305–1311

［59］ Chiriboga CA, Swoboda KJ, Darras BT, et al. Results from a phase 1 study of nusinersen (ISIS-SMN(Rx)) in children with spinal muscular atrophy. Neurology. 2016; 86(10):890–897

［60］ Zebala LP, Bridwell KH, Baldus C, et al. Minimum 5-year radiographic results of long scoliosis fusion in juvenile spinal muscular atrophy patients: major curve progression after instrumented fusion. J Pediatr Orthop. 2011; 31(5):480–488

［61］ Fujak A, Raab W, Schuh A, Kreß A, Forst R, Forst J. Operative treatment of scoliosis in proximal spinal muscular atrophy: results of 41 patients. Arch Orthop Trauma Surg. 2012; 132(12):1697–1706

［62］ Cirak B, Ziegfeld S, Knight VM, Chang D, Avellino AM, Paidas CN. Spinal injuries in children. J Pediatr Surg. 2004; 39(4):607–612

［63］ Mulcahey MJ, Gaughan JP, Betz RR, Samdani AF, Barakat N, Hunter LN. Neuromuscular scoliosis in children with spinal cord injury. Top Spinal Cord Inj

Rehabil. 2013; 19(2):96–103

[64] Dearolf WW, III, Betz RR, Vogel LC, Levin J, Clancy M, Steel HH. Scoliosis in pediatric spinal cord-injured patients. J Pediatr Orthop. 1990; 10(2):214–218

[65] Bergström EM, Henderson NJ, Short DJ, Frankel HL, Jones PR. The relation of thoracic and lumbar fracture configuration to the development of late deformity in childhood spinal cord injury. Spine. 2003; 28(2):171–176

[66] Pang D. Spinal cord injury without radiographic abnormality in children, 2 decades later. Neurosurgery. 2004; 55(6):1325–1342, discussion 1342–1343

[67] Mehta S, Betz RR, Mulcahey MJ, McDonald C, Vogel LC, Anderson C. Effect of bracing on paralytic scoliosis secondary to spinal cord injury. J Spinal Cord Med. 2004; 27 Suppl 1:S88–S92

[68] Sison-Williamson M, Bagley A, Hongo A, et al. Effect of thoracolumbosacral orthoses on reachable workspace volumes in children with spinal cord injury. J Spinal Cord Med. 2007; 30 Suppl 1:S184–S191

[69] Parent S, Dimar J, Dekutoski M, Roy-Beaudry M. Unique features of pediatric spinal cord injury. Spine. 2010; 35(21) Suppl:S202–S208

[70] Fassier A, Wicart P, Dubousset J, Seringe R. Arthrogryposis multiplex congenita. Long-term follow-up from birth until skeletal maturity. J Child Orthop. 2009; 3(5):383–390

[71] Herron LD, Westin GW, Dawson EG. Scoliosis in arthrogryposis multiplex congenita. J Bone Joint Surg Am. 1978; 60(3):293–299

[72] Yingsakmongkol W, Kumar SJ. Scoliosis in arthrogryposis multiplex congenita: results after nonsurgical and surgical treatment. J Pediatr Orthop. 2000; 20(5):656–661

[73] Daher YH, Lonstein JE, Winter RB, Moe JH. Spinal deformities in patients with arthrogryposis. A review of 16 patients. Spine. 1985; 10(7):609–613

[74] Astur N, Flynn JM, Flynn JM, et al. The efficacy of rib-based distraction with VEPTR in the treatment of early-onset scoliosis in patients with arthrogryposis. J Pediatr Orthop. 2014; 34(1):8–13

[75] Drummond DS, Mackenzie DA. Scoliosis in arthrogryposis multiplex congenita. Spine. 1978; 3(2):146–151

[76] Greggi T, Martikos K, Pipitone E, et al. Surgical treatment of scoliosis in a rare disease: arthrogryposis. Scoliosis. 2010; 5:24

[77] O'Brien JP, Dwyer AP, Hodgson AR. Paralytic pelvic obliquity. Its prognosis and management and the development of a technique for full correction of the deformity. J Bone Joint Surg Am. 1975; 57(5):626–631

[78] Riise R, Brox JI, Sorensen R, Skjeldal OH. Spinal deformity and disability in patients with Rett syndrome. Dev Med Child Neurol. 2011; 53(7):653–657

[79] Anderson A, Wong K, Jacoby P, Downs J, Leonard H. Twenty years of surveillance in Rett syndrome: what does this tell us? Orphanet J Rare Dis. 2014; 9:87

[80] Tarquinio DC, Hou W, Neul JL, et al. The changing face of survival in Rett syndrome and MECP2-related disorders. Pediatr Neurol. 2015; 53(5):402–411

[81] Downs J, Bergman A, Carter P, et al. Guidelines for management of scoliosis in Rett syndrome patients based on expert consensus and clinical evidence. Spine. 2009; 34(17):E607–E617

[82] Larsson EL, Aaro S, Ahlinder P, Normelli H, Tropp H, Oberg B. Long-term follow-up of functioning after spinal surgery in patients with Rett syndrome. Eur Spine J. 2009; 18(4):506–511

[83] Milbrandt TA, Kunes JR, Karol LA. Friedreich's ataxia and scoliosis: the experience at two institutions. J Pediatr Orthop. 2008; 28(2):234–238

[84] Labelle H, Tohmé S, Duhaime M, Allard P. Natural history of scoliosis in Friedreich's ataxia. J Bone Joint Surg Am. 1986; 68(4):564–572

[85] Tsirikos AI, Smith G. Scoliosis in patients with Friedreich's ataxia. J Bone Joint Surg Br. 2012; 94(5):684–689

[86] Bar-On E, Floman Y, Sagiv S, Katz K, Pollak RD, Maayan C. Orthopaedic manifestations of familial dysautonomia. A review of one hundred and thirty-six patients. J Bone Joint Surg Am. 2000; 82-A(11):1563–1570

[87] Hayek S, Laplaza FJ, Axelrod FB, Burke SW. Spinal deformity in familial dysautonomia. Prevalence, and results of bracing. J Bone Joint Surg Am. 2000; 82-A (11):1558–1562

[88] Kaplan L, Margulies JY, Kadari A, Floman Y, Robin GC. Aspects of spinal deformity in familial dysautonomia (Riley-Day syndrome). Eur Spine J. 1997;6(1):33–38

[89] Rubery PT, Spielman JH, Hester P, Axelrod E, Burke SW, Levine DB. Scoliosis in familial dysautonomia. Operative treatment. J Bone Joint Surg Am. 1995; 77 (9):1362–1369

[90] Gatti R. Ataxia-Telangiectasia. In: Pagon RA, Adam MP, Ardinger HH, et al., eds. GeneReviews(R). Seattle, WA: University ofWashington; 1993

[91] Dörk T, Bendix-Waltes R, Wegner RD, Stumm M. Slow progression of ataxiatelangiectasia with double missense and in frame splice mutations. Am J Med Genet A. 2004; 126A(3):272–277

[92] Morrell D, Cromartie E, Swift M. Mortality and cancer incidence in 263 patients with ataxia-telangiectasia. J Natl Cancer Inst. 1986; 77(1):89–92

4 术中注意事项：麻醉、脊髓监测和出血量的评估

著者：Paul D. Kiely, Akhil A. Tawari, Jahangir K. Asghar, Harry L. Shufflebarger
翻译：胡瑞熙　刘祥胜

摘要： 强烈推荐建立一支多学科团队，成员包括经验丰富的外科医生、儿科医生、麻醉师、儿科呼吸内科医生、心脏病专家和物理治疗师，来挑战神经肌肉型脊柱侧凸的治疗。除常规术前评估外，所有病例均需进行营养、胃肠道、肺功能评估，以及多导睡眠图检查和二维超声心动图检查。神经肌肉型脊柱疾病患者的呼吸和心脏并发症发生率较高，可为其提供非限制性正压通气呼吸训练方案。静脉麻醉对神经肌肉型疾病患者有很多好处，因为这种药物的作用时间很短，通常是首选。患者术中易出现大量失血和热调节异常，手术室工作人员必须有适当的预防和纠正措施，包括控制性低血压麻醉、自体血回输系统、输血（红细胞、新鲜冷冻血浆、冷沉淀、抗纤溶素）和温度探头的使用。术中脊髓监测可能显示信号不一致，但是初始基线读数幅度下降50%应该被认为有显著差异。

关键词： 麻醉，神经肌肉型脊柱侧凸，体感诱发电位，氨甲环酸。

4.1 引言

神经肌肉型脊柱侧凸是脊柱肌肉功能紊乱的结果。病因可以是神经系统疾病，也可以是肌肉疾病。与青少年特发性脊柱侧凸（AIS）不同，神经肌肉型脊柱侧凸通常在早期出现，在幼儿期和青春期的生长阶段可迅速进展，并可能在骨骼成熟后继续进展。手术干预是复杂的，

但是生活质量、潜在疾病的自然病史和增加的并发症发生率都值得在进行任何手术干预前仔细考虑。本章主要介绍神经肌肉型脊柱疾病患儿在手术中所面临的麻醉、神经监测、后路脊柱融合及内固定时的失血等方面的挑战。

手术那天可能是神经肌肉型脊柱侧凸患儿生命中最危险的一天！护理小组的所有成员必须尽其最大努力。必须事先制订全面的计划并保持警惕。在整个手术过程中持续讨论患者的病情，对优化手术和减轻手术并发症至关重要。在脊柱畸形矫形手术中，尽管术前对患者的手术规划很周全，但术中情况往往会发生变化。善于沟通的团队成员能够及早发现这些变化，并采取行动防止出现不利结果。外科医生必须能够在突发情况出现时做出快速、复杂的决定，通常必须改变手术的目标和计划。我们强烈鼓励有奉献精神的团队成员——经验丰富的麻醉、护理、放射学、神经生理学和外科等专业人员，定期参与复杂的脊柱畸形手术。

4.2 麻醉

神经肌肉型脊柱疾病患儿面临许多麻醉挑战，而且发生围术期并发症的风险较高，尤其是呼吸系统和心血管系统方面的问题[1,2]。因此，这些患儿需要特别的预防措施，包括通过多学科协同治疗的方法来优化管理。作者对所有病例均采用和推荐相同的麻醉团队。在手术开始

时讨论显露期间的低血压麻醉［一般指平均动脉压（MAP）< 75 mmHg］、开始供血时低估计失血量（EBL）和插入棒时大于 80 mmHg 的 MAP 目标等血压管理目标。

4.2.1 术前管理

术前对合并疾病进行评估和处理是关键，因此强烈推荐组建多学科团队进行管理。在我们的医疗中心，多学科团队由整形外科医生、儿科医生、呼吸内科医生、心脏病专家、经验丰富的麻醉师和物理治疗师组成。诊断检查通常包括血常规、肝肾功能电解质、凝血功能、营养状况、胃肠功能评估及肺功能测试。若是患儿合作，则可以做多导睡眠图和二维超声心动图。

特别需要关注的是神经肌肉型脊柱侧凸患儿的呼吸系统。根据儿童住院患者数据库（HCUP KID）的医疗成本与利用项目显示，神经肌肉型脊柱侧凸患者术后发生误吸和需要机械通气的可能性是人工髋关节置换患者的 10 倍，发生肺炎的可能性是人工髋关节置换患者的 5 倍[3, 4]。肺功能障碍通常比 AIS 患者更为严重和频繁。呼吸系统并发症的高发是由于神经肌肉型脊柱侧凸患儿的呼吸系统和咽部肌肉常受累，以及睡眠—呼吸系统暂停的高发[5]。进展性畸形可引起限制性肺病，加重慢性呼吸功能不全。麻醉药物的使用会抑制呼吸系统，导致失代偿，尤其是神经肌肉传导紊乱患者。对于等待脊柱手术的神经肌肉型脊柱侧凸患者，术前优化呼吸系统可能是一种有效的辅助手段。Khirani 等[6, 7]对 13 例计划行脊柱手术的患者采用了呼吸训练计划。在此计划中，每天进行 30 分钟无创正压通气和机械通气，至少在术前进行1~4周。所有患者术后均未出现呼吸系统并发症，突出了脊柱手术术前优化的潜在作用。

在神经肌肉型脊柱侧凸患者中，心搏骤停是围术期和术后死亡的第二大常见原因[2, 8]。在此类患者中，心肌和传导通路往往受影响，但许多患者没有临床表现[8]，是因为他们受限于肌肉功能紊乱而不能进行剧烈运动，因而往往不知道这种潜在的心脏异常。利用超声心动图了解其心脏储备功能是非常重要的，因为在这些脆弱的患者中，围术期和术后的压力可能导致心力衰竭。挥发性麻醉剂是一种心脏抑制剂，能降低肌质钙的可用性，也降低了收缩丝对钙的反应性[9]。挥发性麻醉药也可能引起心律失常，这是由于心脏对儿茶酚胺敏感，以及麻醉剂对电压门控钾通道的抑制作用，而电压门控钾通道是膜复极化所必需的。延长 QT 间隔，再加上琥珀胆碱诱导的横纹肌溶解引起的高钾血症，可能会导致心律失常[8, 10]。除了心电图、胸片和超声心动图外，心内科检查也有助于在术前鉴别这些敏感患者。心肌病患者应在术前进行优化，欧洲肌肉萎缩症协会联盟建议在术前 4 个月进行治疗[11]。

患者的肠功能需要评估，因为坐轮椅的患者常有肠动力障碍。患有神经肌肉型脊柱侧凸的儿童，便秘时肠内充满液体，导致肺功能下降。营养充足也很重要，因为营养不良往往伴发脑瘫（CP）和（营养不良性）肌营养不良，导致咀嚼和吞咽肌肉功能障碍和反流性食管炎。营养不良可能导致伤口愈合不良、感染、疲劳和冷漠。

4.2.2 围术期管理

术前对下肢和上肢挛缩进行评估，可指导术中患者的体位摆放。所有病例在 Jackson 脊柱手术台上均取俯卧位。这些框架式脊柱工作台是强制性的，以适应在屈曲牵引下处于低位的髋关节和膝关节。在肩部和肘部屈曲挛缩的情况下，手臂可以置于体侧或直接放在框架上。为了避免形成压疮，必须使用足够的泡沫和凝胶垫。

神经肌肉型脊柱侧凸矫形手术比 AIS 手术的失血量更大。对所有病例，作者均常规采用正中线、外周线、动脉线入路。

体温的测量和控制也非常重要，因为神经肌肉型脊柱侧凸患者容易受体温调节的影响[5]。建议在所有情况下使用温度探头。体温过低可能是由于肌肉不活动使产生的热量减少，全身麻醉时周围血管扩张可使这种情况更复杂。诱导前应保持患者的体温正常，必要时使用空气加热系统和加温液维持体温[12]。在部分神经肌肉型疾病患者中，体温过低可加重肌张力障碍和横纹肌溶解。高热可能继发于肌肉活动增加，伴肌痛和恶性高热。对于恶性高热患者，应高度怀疑伴有肌营养不良和肌痛。如有不明原因的心动过速伴潮气末二氧化碳浓度升高，应提醒麻醉师注意潜在的发热相关并发症[13, 14]。

在全身麻醉中使用挥发性药物是有争议的，如 DMD，过去因其与恶性高热有关而被禁止使用。虽然这一联系现在被认为是不充分的，但为了避免发生横纹肌溶解，建议使用清洁麻醉机行全静脉麻醉[15]。研究表明，一氧化二氮、强效吸入麻醉剂和肌肉松弛剂会影响神经的生理信号[16, 17]。此外，心血管系统功能失代偿可由挥发性药物引起的，因其具有导致心脏抑制和心律失常的特性。由于作用时间短，静脉麻醉对神经肌肉紊乱的患者有许多好处。然而，因为可能出现自主神经功能障碍和心血管衰竭，同时也必须加以注意。

术前抗生素使用克林霉素，每 6 小时重复一次，3~4 小时后更换手术服和手套[18]。

4.2.3 术后管理

研究表明，神经肌肉型疾病患者术后发生心肺并发症、自主神经功能障碍、肌强直和横纹肌溶解症的风险增加[2, 6]。呼吸衰竭是这些患者最常见的死亡原因，延髓性麻痹导致误吸，咽部和呼吸肌张力差以及阻塞性睡眠—呼吸暂停都是可能的原因[6]。应尽早拔管，以防止呼吸肌进一步减弱，但要考虑到肺不张、误吸、感染和呼吸衰竭的风险。在手术室拔管的比例是可变的，并且高度依赖患者自身情况，但在我们的临床上通常在 70%~80%。术后立即拔管的决定取决于患者的肺基线状态、手术开始时插管的困难程度以及是否有熟练掌握紧急气道技术的团队。DMD 患者以及术前 FVC 预测低于 30%、血流动力学不稳定和手术时间超过 8~10 小时的患者，术后更容易需要呼吸机支持。心肌病和传导异常可能导致术后的发病率和死亡率增高[2, 3]。因此，神经肌肉型脊柱侧凸患者应被视为心脏病高危群体，应进行适当的有创监测，并在必要时给予正性肌力药物。

自主神经功能障碍并不少见，可导致低血压。全麻过程中胃动力障碍可导致反流和误吸[19]。在使用拟交感神经药物时，由于 NMS 患者的受体和受体的敏感性增加，因而剂量应有所调整。肌强直挛缩可引起营养不良型或非营养不良型肌强直。收缩是由反复的动作电位引起的，这些动作电位导致钠离子流入和氯离子流出，使神经兴奋[10]。肌强直收缩可由阿片类药物、抗胆碱酯酶和琥珀酰胆碱药物等引起。环境因素也可能是原因之一，包括酸中毒、环境温度变化和颤抖。如果出现肌张力障碍，应使用钠通道阻断药物，如抗心律失常药物和局部麻醉剂。

横纹肌溶解可能与挥发性药物、肌强直和去极化神经肌肉阻滞剂有关[15]。症状包括代谢性酸中毒、高钾血症、肌红蛋白尿和肌酸激酶升高。治疗包括停用相关药物和纠正高钾血症。

4.3 脊髓监测

医源性脊髓损伤仍然是脊柱融合手术最具破坏性的并发症，症状从感觉障碍到截瘫。脊柱侧凸手术中，急性神经并发症的发生率为 0.5%~0.72%[20]。神经肌肉型脊柱侧凸矫形手术的神经损伤发生率远高于 AIS[21]，可能与术中失血量大有关，这种大量失血会损伤脊髓的血供。此外，骨科医生偶尔会采用牵张技术来矫正最严重、最僵硬的神经肌肉型脊柱侧凸。

术中脊髓电生理监测是降低矫形手术中脊髓损伤风险的关键。自 1977 年 Nash 等关于在脊柱手术中进行脊髓监测的开创性论文发表以来，脊髓监测的重要性不断提高[22]。在此之前，检测脊髓损伤的唯一方法是 Stagnara 唤醒试验，包括术中唤醒患者和观察下肢自主运动[23]。虽然唤醒测试仍然被认为是评估整体运动功能的标准，但对于智力障碍、肌无力或两者兼有的神经肌肉型脊柱疾病患者来说，并不总是有效。此外，脊髓缺血性损伤可能不会在术后立即表现出来，患者可能在苏醒试验时能够主动移动下肢，但在手术麻醉后出现麻痹。

与唤醒测试不同，脊髓监测以一种连续的方法来评估脊髓的完整性。神经信息监测可以早期发现可逆的神经功能障碍，从而及时采取干预措施，防止永久性神经损伤的发生。MacEwen 等已经证明，神经系统损伤的恢复与位置不当器械的移除速度成正比[24]。术中单纯使用体感诱发电位监测脊髓的运动束或脊髓灰质是不够的，因为体感诱发电位是由脊髓感觉后柱介导的[25]。经颅电运动诱发电位（MEPs）是一种脊柱手术中实时监测脊髓运动功能的有效方法[26]。Schwartz 等报道，经颅 MEP 检测进展性神经损伤的敏感性为 100%，而 SSEP 仅为 43%[27]。MEP 除了敏感性更高外，与 SSEP 相比，可以提前平均 5 分钟发现脊髓运动性损伤[27]。

经颅 MEP 和 SSEP 对进展性脊髓损伤的敏感性差异，被认为与运动通路的血供有关。脊髓前角运动神经元和脊髓运动神经元间质代谢速率高，易受血供变化的影响。由于畸形矫形手术中的多数神经损伤被认为是缺血性的，经颅 MEP 在这些手术操作中更有可能率先发现改变[28]。经颅 MEP 在腹主动脉瘤修补和脊柱手术中鉴别脊髓缺血方面已被证明是可靠的[29]。

然而，术中脊髓监测在神经肌肉型脊柱疾病中是可变的，反映了潜在的神经通路的异常，尤其是在 CP 或 CMT（遗传性运动感觉神经病）患者中[6]。Hammelt 等对 66 例 CP 患者进行了评估，88% 的患者仅能建立可信的基线 SSEP[28]。Noordeen 等回顾性分析了 99 例接受神经肌肉型脊柱侧凸矫形手术的患者［55 例 DMD，30 例脊髓肌萎缩症（SMA），14 例其他］，98% 的患者有 SSEP 提示[17]。由于担心可能引起癫痫发作，许多作者无法在 NMS 患者中常规使用经颅 MEP。然而，Salem 等最近发现，在接受后路脊柱融合的 NMS 患者中，经颅 MEP 于术中或术后不会引起癫痫发作，也与癫痫发作患者的癫痫控制情况无关[30]。由于对信号变化的敏感性和特异性较低，导致在 NMS 患者中进行一致并可靠的追踪是困难的，假阳性 SSEP 的存在通常是由低血压、麻醉深度和温度变化引起的。然而，与初始基线相比，50% 的幅度下降应该被认为是显著的，明确提示有脊髓损伤的风险[25, 27]。

4.4 出血与处理

神经肌肉型脊柱侧凸患者的脊柱后路融合手术，比 AIS 患儿的脊柱后路融合手术有更大的出血量和更高的输血要求[30]。出血增加被认为与若干因素有关，包括凝血因子的耗竭、较长的手术时间和融合结构、营养不良、使用抗惊厥发作药物等。Kannan 等将神经肌肉型脊柱侧凸患者与行后路脊柱融合的 AIS 患者进行对比，发现神经肌肉型脊柱侧凸组凝血因子Ⅶ的消耗更大[31]。Brenn 等还发现两组凝血因子存在差异，神经肌肉型脊柱侧凸组的凝血因子减少，凝血参数延长［部分凝血活酶时间（PTT）和凝血酶原时间（PT）］[32]。NMS 组营养状况差，抗惊厥药物治疗会使血小板计数降低，干扰肝脏代谢和凝血因子（因子Ⅷ）的产生[33]，从而增加术中出血。丙戊酸已被证明可引起血小板减少和凝血异常。Chambers 等报告，服用丙戊酸钠的患者血液损失增加了 26%[34]。因此，替代用药可在术前开始使用。此外，在术前、术中和术后必须密切监测凝血情况，尤其是出血时间。

控制低血压麻醉、使用自体血回输系统，术中使用新鲜冷冻血浆（FP）、低温沉淀和抗纤溶剂（AF）等策略，可减少脊柱融合术中失血。1982 年，Lawhon 等强调，可控性低血压麻醉（MAP < 90 mmHg）与失血减少 49% 和血液制品需求减少 42% 有关[35]。抗纤溶剂包括抑肽酶、氨甲环酸（TXA）和 6- 氨基己酸（EACA），已被证明可以降低 AIS 和神经肌肉型脊柱侧凸患者的手术失血量，但不能降低输血率[36~38]。Verma 等已经证明，在手术显露期间维持平均动脉压在 75 mmHg 或以下，对于最大化抗纤溶作用至关重要[37]。抑肽酶是一种丝氨酸蛋白酶抑制剂，可抑制激肽释放酶、血浆蛋白和血小板活化因子。然而，自 2007 年以来，由于接受心脏手术的患者死亡率较高，美国食品与药品监督管理局禁止生产和使用抑肽酶。氨甲环酸是一种赖氨酸类似物，可阻断纤溶酶原分子上赖氨酸结合位点，抑制纤维蛋白溶解。6- 氨基己酸是一种赖氨酸类似物，通过与纤溶酶原结合和阻断纤维蛋白结合来抑制纤维蛋白溶解[39]。

Dhawale 等在 2012 年进行了一项多中心回顾性研究，评估了 AF 药物在减少小儿 CP 后路脊柱融合术中出血方面的作用，以及输血的安全性和有效性[40]。其中，44 例患者接受抗纤溶剂治疗（30 例使用氨甲环酸，14 例使用 6- 氨基己酸），40 例未使用抗纤溶药物（NAF）。AF 组平均 EBL 为 1 684 mL，NAF 组平均 EBL 为 2 685 mL（P=0.002）。NAF 组有更多的自体血回输量。输血总量无明显差异，无不良反应病例。AF 组住院时间呈下降趋势。在减少 EBL 和自体血回输方面，氨甲环酸比 6- 氨基己酸更有效。与 NAF 相比，本研究显示 AF 在 CP 患儿脊柱融合过程中显著降低了术中 EBL。有趣的是，目前尚无随机对照试验比较氨甲环酸与其他 AF 在小儿神经肌肉型脊柱侧凸中的疗效。

其他减少神经肌肉型脊柱侧凸手术出血的策略包括：在 DMD 患者中使用单一棒行内固定[41]。41 例 DMD 患者早期行有限内固定，以保持足够的坐姿，改善术后控制。Cawley 等发现，该手术所用时间为 96 分钟，术中总失血量为 2 300 mL，与采用标准双棒加椎弓根螺钉内固定技术的 DMD 患者相比明显降低[41]。

作者在术前计算血红蛋白降至 10 g/dL 时患者可能失去的血容量，并输入红细胞（PRBCs），使血红蛋白在整个过程中保持在 10 g/dL 以上。同时，为所有神经肌肉型脊柱侧凸患者至少准备 4 个单位的匹配血液。大量输血创伤方案［包括输入新鲜红细胞或血浆的比例更高（>0.5）］可用于减少由低纤维蛋白原血症引起的失血[42]。

4.5 显露

在有巴氯芬泵的情况下，脊柱后路融合对于外科医生来说既有挑战性又费劲。虽然通常可以绕过并保留导管，但导管的路径仍应在术前影像中仔细评估。作者经常遇到导管在插入鞘内前于中线处成结，使得导管容易被破坏。

在导管破裂的情况下，可以与其他系统重新吻合，也可以取出导管，在脊柱融合后置入新导管。

后弓不完整，软组织覆盖差，使得骨髓增生异常病例的解剖非常具有挑战性。通常采用标准的正中切口进行骨膜下剥离，同时也能促进脊髓栓系的松解。小心地将脊膜从黄韧带下分离出来。由于缺乏正常的后部解剖结构，外科医生应首先识别正常的骨性解剖，然后再对缺失的后部结构进行手术。部分作者主张使用倒 Y 形切口，整形外科医生可协助皮瓣闭合。然而，脊髓栓系的松解不能以这种方法进行[43]。

神经肌肉型脊柱侧凸患者较 AIS 患者更容易发生创面并发症，故应仔细缝合创面。作者对所有神经肌肉型脊柱侧凸病例均使用编织缝线，以实现快速和安全的伤口闭合。部分作者还主张将多层塑料闭合技术用于神经肌肉型脊柱侧凸的脊柱后路融合术。Ward 等报道，当多层封闭由经验丰富的整形外科医生来进行时，术后伤口并发症发生率明显较低（0 比 19%；P=0.007）[44]。

参考文献

[1] Aboussouan LS. Sleep-disordered breathing in neuromuscular disease. Am J Respir Crit Care Med. 2015; 191(9):979–989

[2] Bianco F, Pane M, D'Amico A, et al. Cardiac function in types II and III spinal muscular atrophy: should we change standards of care? Neuropediatrics. 2015; 46(1):33–36

[3] Fauroux B, Quijano-Roy S, Desguerre I, Khirani S. The value of respiratory muscle testing in children with neuromuscular disease. Chest. 2015; 147(2):552–559

[4] Witt WP, Weiss AJ, Elixhauser A. Overview of hospital stays for children in the United States, 2012. Healthcare Cost and Utilization Project (HCUP) Statistical Brief #187. Rockville, MD: Agency for Healthcare Research and Quality; 2014

[5] Lee HJ, Kim KS, Jeong JS, Kim KN, Lee BC. The influence of mild hypothermia on reversal of rocuronium-induced deep neuromuscular block with sugammadex. BMC Anesthesiol. 2015; 15:7

[6] Khirani S, Ramirez A, Aubertin G, et al. Respiratory muscle decline in Duchenne muscular dystrophy. Pediatr Pulmonol. 2014; 49(5):473–481

[7] Khirani S, Dabaj I, Amaddeo A, Ramirez A, Quijano-Roy S, Fauroux B. The value of respiratory muscle testing in a child with congenital muscular dystrophy. Respirol Case Rep. 2014; 2(3):95–98

[8] Petri H, Sveen ML, Thune JJ, et al. Progression of cardiac involvement in patients with limb-girdle type 2 and Becker muscular dystrophies: a 9-year follow-up study. Int J Cardiol. 2015; 182:403–411

[9] Latham GJ, Lopez G. Anesthetic considerations in myofibrillar myopathy. Paediatr Anaesth. 2015; 25(3):231–238

[10] Algalarrondo V, Wahbi K, Sebag F, et al. Abnormal sodium current properties contribute to cardiac electrical and contractile dysfunction in a mouse model of myotonic dystrophy type 1. Neuromuscul Disord. 2015; 25(4):308–320

[11] Pruijs JE, van Tol MJ, van Kesteren RG, van Nieuwenhuizen O. Neuromuscular scoliosis: clinical evaluation pre- and postoperative. J Pediatr Orthop B. 2000; 9(4):217–220

[12] Montisci A, Maj G, Zangrillo A, Winterton D, Pappalardo F. Management of refractory hypoxemia during venovenous extracorporeal membrane oxygenation for ARDS. ASAIO J. 2015; 61(3):227–236

[13] Fukushima A, Chazono K, Hashimoto Y, et al. Oseltamivir produces hypothermic and neuromuscular effects by inhibition of nicotinic acetylcholine receptor functions: comparison to procaine and bupropion. Eur J Pharmacol. 2015; 762:275–282

[14] Heytens L, Forget P, Scholtès JL, Veyckemans F.

The changing face of malignant hyperthermia: less fulminant, more insidious. Anaesth Intensive Care. 2015; 43(4):506–511

[15] Scalco RS, Gardiner AR, Pitceathly RD, et al. Rhabdomyolysis: a genetic perspective. Orphanet J Rare Dis. 2015; 10(1):51

[16] Ecker ML, Dormans JP, Schwartz DM, Drummond DS, Bulman WA. Efficacy of spinal cord monitoring in scoliosis surgery in patients with cerebral palsy. J Spinal Disord. 1996; 9(2):159–164

[17] Noordeen MH, Lee J, Gibbons CE, Taylor BA, Bentley G. Spinal cord monitoring in operations for neuromuscular scoliosis. J Bone Joint Surg Br. 1997; 79(1):53–57

[18] Lonstein JE, Koop SE, Novachek TF, Perra JH. Results and complications after spinal fusion for neuromuscular scoliosis in cerebral palsy and static encephalopathy using Luque Galveston instrumentation: experience in 93 patients. Spine. 2012; 37(7):583–591

[19] He Z, Tonb DJ, Dabney KW, et al. Cytokine release, pancreatic injury, and risk of acute pancreatitis after spinal fusion surgery. Dig Dis Sci. 2004; 49(1):143–149

[20] Thuet ED, Winscher JC, Padberg AM, et al. Validity and reliability of intraoperative monitoring in pediatric spinal deformity surgery: a 23-year experience of 3436 surgical cases. Spine. 2010; 35(20):1880–1886

[21] Fehlings MG, Kelleher MO. Intraoperative monitoring during spinal surgery for neuromuscular scoliosis. Nat Clin Pract Neurol. 2007; 3(6):318–319

[22] Nash CL, Jr, Lorig RA, Schatzinger LA, Brown RH. Spinal cord monitoring during operative treatment of the spine. Clin Orthop Relat Res. 1977(126):100–105

[23] Vauzelle C, Stagnara P, Jouvinroux P. Functional monitoring of spinal cord activity during spinal surgery. Clin Orthop Relat Res. 1973(93):173–178

[24] MacEwen GD, Bunnell WP, Sriram K. Acute neurological complications in the treatment of scoliosis. A report of the Scoliosis Research Society. J Bone Joint Surg Am. 1975; 57(3):404–408

[25] Schwartz DM, Sestokas AK, Dormans JP, et al. Transcranial electric motor evoked potential monitoring during spine surgery: is it safe? Spine. 2011; 36(13):1046–1049

[26] Schwartz DM, Sestokas AK, Hilibrand AS, et al. Neurophysiological identification of position-induced neurologic injury during anterior cervical spine surgery. J Clin Monit Comput. 2006; 20(6):437–444

[27] Schwartz DM, Auerbach JD, Dormans JP, et al. Neurophysiological detection of impending spinal cord injury during scoliosis surgery. J Bone Joint Surg Am. 2007; 89(11):2440–2449

[28] Hammett TC, Boreham B, Quraishi NA, Mehdian SM. Intraoperative spinal cord monitoring during the surgical correction of scoliosis due to cerebral palsy and other neuromuscular disorders. Eur Spine J. 2013; 22 Suppl 1:S38–S41

[29] Tucker SK, Noordeen MH, Pitt MC. Spinal cord monitoring in neuromuscular scoliosis. J Pediatr Orthop B. 2001; 10(1):1–5

[30] Salem KM, Goodger L, Bowyer K, Shafafy M, Grevitt MP. Does transcranial stimulation for motor evoked potentials (TcMEP) worsen seizures in epileptic patients following spinal deformity surgery? Eur Spine J. 2016; 25(10):3044–3048

[31] Kannan S, Meert KL, Mooney JF, Hillman-Wiseman C, Warrier I. Bleeding and coagulation changes during spinal fusion surgery: a comparison of neuromuscular and idiopathic scoliosis patients. Pediatr Crit Care Med. 2002; 3(4):364–369

[32] Brenn BR, Theroux MC, Dabney KW, Miller F. Clotting parameters and thromboelastography in children with neuromuscular and idiopathic scoliosis undergoing posterior spinal fusion. Spine. 2004; 29(15):E310–E314

[33] Winter SL, Kriel RL, Novacheck TF, Luxenberg

MG, Leutgeb VJ, Erickson PA. Perioperative blood loss: the effect of valproate. Pediatr Neurol. 1996; 15(1):19–22

[34] Chambers HG, Weinstein CH, Mubarak SJ, Wenger DR, Silva PD. The effect of valproic acid on blood loss in patients with cerebral palsy. J Pediatr Orthop. 1999; 19(6):792–795

[35] Lawhon SM, Kahn A, III, Crawford AH, Brinker MS. Controlled hypotensive anesthesia during spinal surgery. A retrospective study. Spine. 1984; 9(5):450–453

[36] Samdani AF, Belin EJ, Bennett JT, et al. Major perioperative complications after spine surgery in patients with cerebral palsy: assessment of risk factors. Eur Spine JJ. 2016; 25(3):795–800

[37] Verma K, Errico T, Diefenbach C, et al. The relative efficacy of antifibrinolytics in adolescent idiopathic scoliosis: a prospective randomized trial. J Bone Joint Surg Am. 2014; 96(10):e80

[38] Gill JB, Chin Y, Levin A, Feng D. The use of antifibrinolytic agents in spine surgery. A meta-analysis. J Bone Joint Surg Am. 2008; 90(11):2399–2407

[39] Peters A, Verma K, Slobodyanyuk K, et al. Antifibrinolytics reduce blood loss in adult spinal deformity surgery: a prospective, randomized controlled trial. Spine. 2015; 40(8):E443–E449

[40] Dhawale AA, Shah SA, Sponseller PD, et al. Are antifibrinolytics helpful in decreasing blood loss and transfusions during spinal fusion surgery in children with cerebral palsy scoliosis? Spine. 2012; 37(9):E549–E555

[41] Cawley DT, Carmody O, Dodds MK, McCormack D. Early limited instrumentation of scoliosis in Duchenne muscular dystrophy: is a single-rod construct sufficient? Spine J. 2015; 15(10):2166–2171

[42] Sadacharam K, Brenn BR, He Z, Zhang Y. Improving Outcomes after Neuromuscular Scoliosis Surgery: Have We Learned from Massive Transfusion Protocols? The Anesthesiology Annual Meeting; 2014

[43] Mayfield JK. Severe spine deformity in myelodysplasia and sacral agenesis: an aggressive surgical approach. Spine. 1981; 6(5):498–509

[44] Ward JP, Feldman DS, Paul J, et al. Wound closure in nonidiopathic scoliosis: does closure matter? J Pediatr Orthop. 2017; 37(3):166–170

5 脊柱侧凸合并髋关节脱位的独特挑战和治疗

著者：Firoz Miyanji, Randal R. Betz

翻译：桑尚　林斌珍

摘要： 脑瘫患者出现髋关节脱位的概率为 25%~30%。目前广泛认可的是，患者神经损害情况越严重，髋关节脱位发生率就越高。根据髋关节脱位的程度，即髋关节是否有半脱位（移位指数 MI>30%）或脱位的风险（MI 大于50%），可对患者进行分类。髋关节半脱位和脊柱侧凸哪个先发生，文献未达成共识。应告知患儿家长对患儿脊柱侧凸或骨盆倾斜的矫形并不能避免以后髋关节半脱位的发生，这类手术也不会加重髋关节半脱位或脱位。目前的共识是，对患儿脊柱侧凸和髋关节脱位 / 半脱位的治疗应该分别独立进行。

关键词： 髋关节脱位，骨盆倾斜，神经肌肉型脊柱侧凸。

5.1 引言

脑瘫（CP）患儿出现脊柱或者骨盆畸形的风险较高。这些畸形在严重脑瘫患儿中出现的风险最高。疼痛、坐位困难、压疮等问题，可能由脊柱侧凸或髋关节脱位分别或共同引起。虽然很多学者尝试评估脑瘫患者这两种骨骼异常的发生、发展和相关性，但至今尚未达成共识。

5.1.1 脑瘫患儿的髋关节半脱位

脑瘫患儿出现髋关节半脱位的概率为 25%~30%[1, 2]。目前的共识是神经系统损害越严重，骨盆半脱位的发生率越高。髋关节周围肌肉（通常是屈肌、内收肌及内侧腘绳肌）的过度活动和失衡导致肌腱挛缩，并最终造成关节挛缩。这种肌肉不平衡会导致下肢处于典型的屈曲、内收和内旋的畸形位置。

正常情况下，髋臼和股骨头的发育是一致的，这种一致性对这两个结构的生长都是必要的。脑瘫患儿的髋关节在出生时是正常的。在承重、肌肉平衡方面的异常和肌肉僵直，导致了股骨头和髋臼的改变，并造成逐渐加重的关节半脱位。脑瘫患儿易出现内收肌、髂腰肌和腘绳肌的肌肉不平衡、肌紧张，最终导致股骨近端从髋臼中脱出。股骨头位置异常会导致髋臼外侧壁受到过多的压力，进而使髋臼发育受限或干扰髋臼的正常发育。髋臼形态变得异常，进而发生髋关节半脱位。髋关节半脱位的发生包括股骨头的结构异常和髋关节的结构异常。髋关节和股骨头的形态异常会导致髋关节脱位。由于特殊的屈曲、内收和内旋畸形位置和肌肉牵拉，髋关节后脱位最常见。

对于脑瘫患儿，偏移百分比（MI）是评估其髋关节状态最常用的方法（图 5.1）。这一方法测量未被骨性髋臼顶覆盖的骨性股骨头的面

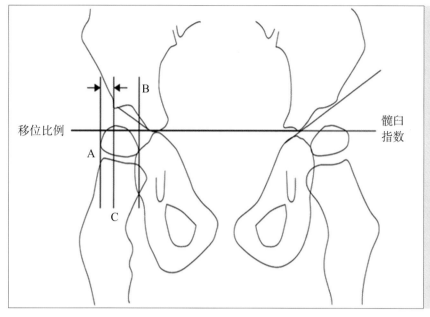

图 5.1　对骨盆半脱位移位程度
的测量

积，与髋臼发育指数密切相关。所以，当前者测量值增加时，后一项指数也会增加。Miller 等[3]和 Reimers[4]根据患者髋关节脱位的程度，即髋关节是否有半脱位（移位指数 MI>30%）或脱位的风险（MI 大于 50%），对患者的病情进行分类。在脑瘫患儿中，MI 以平均每年 5.5% 的速度快速增加[4]。神经损害的严重程度与发生髋臼脱位的风险直接相关。患儿若有持续的髋内收，不能自主运动，不能承重，并且难以维持头部和躯干稳定，则发生髋关节脱位的风险最高。

5.1.2　骨盆倾斜

骨盆倾斜指的是骨盆在水平面和额状面发生倾斜。固定的骨盆倾斜是由骨盆上、下的挛缩造成的。因为骨盆可以作为端椎，所以骨盆上倾斜继发于严重的脊柱侧凸。多数研究表明，随着脊柱侧凸的加重，骨盆倾斜程度也会加重。

盆下型骨盆倾斜是由骨盆位置的异常，肌肉对骨盆的牵拉不平衡造成的。骨盆倾斜的患者会同时有冠状面的骨盆旋转和矢状面的骨盆倾斜，每例患者的两种异常的程度都不相同。骨盆内收挛缩、外展无力、髂胫束挛缩、内侧腘绳肌紧张等，都会导致盆下型骨盆倾斜。

5.1.3　风疹畸形

Letts 等[5]提出了"风吹样髋关节综合征"的概念，即髋关节脱位、骨盆倾斜和脊柱侧凸三联征。在该学者报道的病例中，发生率为 13.3%。此病的临床表现是患者的一侧股骨指向中线（内收），而对侧的髋关节和股骨偏离中线（外展）。Letts 等[5]回顾研究了 22 例风吹样髋关节综合征患者，发现 15 例首先表现为髋关节半脱位，随后发生髋关节脱位；16 例患者先出现髋关节脱位，随后继发骨盆倾斜，还有 12 例患者随后出现脊柱侧凸。作者总结认为，该疾病按时间出现的顺序是骨盆半脱位、骨盆倾斜，最终是逐渐加重的脊柱侧凸。他们提出髂胫束僵直会导致骨盆半脱位，接着是骨盆倾

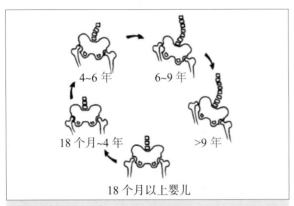

图 5.2 Letts 等提出的骨盆半脱位、骨盆倾斜和脊柱侧凸发生的先后顺序 ［引自 Letts, M., Shapiro, L., Mulder, K., et al. (1984). The windblown hip syndrome in total body cerebral palsy. J Pediatr Orthop. 4(1), 55-62 ］

斜，最后是脊柱侧凸（图 5.2）。虽然作者也发现有 12 例患儿的脊柱侧凸出现在骨盆半脱位和骨盆倾斜后，有 6 例患儿的脊柱侧凸出现在骨盆半脱位和骨盆倾斜前。值得注意的是，有 17 例患者的骨盆倾斜和脊柱侧凸的方向在髋关节半脱位的对侧，有 5 例患者这些异常出现在同侧。这一结论对之前的结论，即骨盆半脱位、骨盆倾斜、脊柱侧凸按时间顺序出现是一种挑战。但是，作者强烈建议应该保持髋关节的稳定性，这样可以防止髋臼半脱位，从而阻止骨盆倾斜和脊柱侧凸的发展。

Cooperman 等[6]认为髋关节、脊柱和骨盆的畸形是相互联系的。虽然其他学者也发现有 6 例患者出现单侧髋关节脱位时骨盆却保持在水平位置，并且没有脊柱侧凸，但是他们发现更多的单侧髋关节脱位与骨盆倾斜和脊柱侧凸是相互关联的。作者发现解决了单侧的髋关节脱位后，骨盆有可能恢复水平位，进而可以降低脊柱侧凸出现的风险。

更多的文献报道也进一步证实了髋关节与脊柱畸形程度呈正相关这一结论[7~9]。Porter 等[10]

报道了髋关节脱位和脊柱侧凸的发生有强相关性。Kalen 等[11]也提到了髋关节脱位和脊柱侧凸的相关性。

然而，有其他学者挑战了骨盆半脱位、骨盆倾斜、脊柱侧凸按顺序依次出现这一结论[12~17]。Lonstein 等[18]通过对 464 例患者的研究发现，髋关节脱位、骨盆倾斜和脊柱侧凸，在病情严重、依赖轮椅活动的患者中出现的概率较高。在队列研究中他们发现，骨盆半脱位发生率为 57%，骨盆倾斜的发生率为 58%，脊柱侧凸的发生率为 82%，并没有发现髋关节脱位、骨盆倾斜和脊柱侧凸之间的相关性。同样，Pritchett 等[12]研究了 80 例髋关节不稳的脑瘫患者，发现其中 35 例患者有单侧或双侧的髋关节不稳，但骨盆是水平的，而且没有患者出现严重的脊柱侧凸。45 例患者中，38 例有骨盆倾斜，32 例有严重的脊柱侧凸。在 38 例骨盆倾斜的患者中，髋关节脱位出现在骨盆位置较高的一侧。作者认为髋关节不稳于骨盆倾斜和脊柱侧凸之间有相关性，但是彼此之间没有因果关系。他们得出结论认为脊柱侧凸和骨盆倾斜与神经损害程度相关，与髋关节脱位的机制无关。

Young 等[19]在包括 33 例患者的一个亚组里发现了肌张力不对称与风吹样畸形方向之间的关系，髋关节畸形指向肌张力更低的一侧。他们在另外一项包含 22 例患者的小样本研究中发现，侧凸方向与肌张力减低的方向没有相关性。在另外一项包含 26 例患者的小样本研究中，他们没有发现脊柱侧凸方向与风吹样畸形方向的相关性。

Abel 等[20]虽然假设髋关节半脱位与侧凸突出的方向和骨盆倾斜抬高不位于同一侧，但是他们对 37 例脑瘫患儿的研究结论却不支持这一点。他们发现，髋关节半脱位与股骨内收的程度呈强相关，与骨盆倾斜的程度呈弱相关。他们发现，在患者年幼时，盆下型骨盆畸形主要表现为不对称的髋内翻，然而，随后出现的风吹样畸形看上去主要与进展性的骨盆倾斜和旋转以及脊柱侧凸相关。

Senaran 等[13] 的最新前瞻性研究发现，在绝大多数单侧髋关节脱位患者中，半脱位出现在骨盆倾斜明显且较高的一侧，但髋关节脱位和脊柱侧凸的发展之间并没有明显的相关性。其他报道则认为髋关节半脱位、骨盆倾斜和脊柱侧凸三联征之间的相关性较弱[14]。

5.1.4 风吹样畸形三联征的手术意义

尽管许多文献报道的结论不明确或相互矛盾，许多研究者仍然感觉风吹样畸形三联征即髋关节脱位、骨盆倾斜和脊柱侧凸之间有相关性[6, 8, 9, 21, 22]。这三种畸形出现的顺序仍然没有完全阐明，早期学者强调了保持骨盆发育一致和稳定性可以避免骨盆倾斜和随之而来的脊柱侧凸[5, 23]。然而，Garg 等更新的研究挑战了早期学者的观点[24]。他们通过对 98 例患者长达 21 年的研究发现，即使在股骨近端做了内翻截骨术（VDRO）来处理髋关节脱位，脊柱侧凸的 Cobb 角仍然会明显加重。行 VDRO 手术的平均年龄为 6 岁。除此之外，他们没有发现增大的 Cobb 角对预测髋关节脱位的复发有重要意义。因此，作者得出结论，对脑瘫患儿的骨盆半脱位和脊柱侧凸的治疗应该分别进行。

最新的关于脑瘫患儿行脊柱融合术对骨盆病理状态的矫正效果的研究来自 Crawford 等[21]。作者回顾性地研究了 47 例行后脊柱融合术的患者，随访超过 6 年。他们发现，17% 的患者在通过脊柱融合术纠正了骨盆倾斜后却继发了新的髋关节脱位 / 半脱位。然而，出现髋关节脱位的一侧与骨盆倾斜的方向无关。虽然作者认为新出现的髋关节脱位 / 半脱位是由于骨盆倾斜矫形手术造成的，但是这也可能只是髋关节畸形的自然病程。

5.1.5 作者选择的治疗方法

对脑瘫患者行手术干预应当由手术医师、患者、患者家庭和护理人员共同商议后做出决定。对髋关节和脊柱畸形的矫形治疗目标应当明确，我们的选择是髋关节和脊柱畸形的矫形手术应当分别独立进行。重要的是要告知家属下肢的形态在脊柱侧凸和骨盆倾斜矫形术后会立即发生改变；然而，对脊柱侧凸或者骨盆倾斜进行矫形后，并不能避免未来出现髋关节脱位的风险，也不会有加速髋关节半脱位 / 脱位的风险。在 Reimer MI 指数增加和髋关节有风险的情况下，没有严重脊柱侧凸的患者应考虑做髋关节手术，通过 X 线检查随访来明确脊柱侧凸是否会加重。当髋关节脱位风险、严重骨盆倾斜以及脊柱侧凸并存时，我们认为稳定脊柱、纠正骨盆倾斜的手术应先于髋关节手术进行。这么做会使骨盆恢复水平位置，可以为股骨和髋臼正确匹配提供稳定的基础，并且可以治疗其他下肢问题。

对髋关节周围有严重的内收屈曲畸形挛缩的患者，如果由于软组织挛缩行脊柱手术时无法摆放体位，则可能需要在行脊柱稳定手术前先行软组织松解。虽然部分学者认为软组织松解（尤其是骨盆屈曲畸形挛缩患者）有助于矫正骨盆畸形和过度的腰椎前凸，我们没有发现这种手术方式的必要性。我们选择独立处理骨盆和脊柱的畸形。

出现骨盆挛缩后，为了方便手术体位的摆放，可以将患者的下肢悬吊起来以改善患者骨盆或膝关节的屈曲挛缩。为了防止患者滑落，可用安全带将患者绑在手术台上（图 5.3）。目前，我们在此类患者的手术中使用 halo 股骨髁上牵引，发现这种方法对矫正严重的骨盆倾斜非常有帮助，并且对髋关节挛缩明显的患者行脊柱手术时的体位摆放亦有帮助（图 5.4）。牵引对纠正患者严重的腰椎前凸也很有效。

同样值得注意的是，在选择用螺钉固定髂骨翼时，应该选择合适的通道，应在相对腰骶枢点尽可能靠前的位置，并且不进入髋关节，即髂骨厚度最大的坐骨切口上方约 15 mm 处。

但是这种做法可能会对未来可能需要的髋臼手术造成限制，并且在行脊柱矫形手术中骨盆固定这一步时，需要使用更短的螺钉或入钉方向更倾向水平。替换方法是，如果髋关节手术势在必行，可考虑移除髂骨螺钉并行骨盆截骨（图 5.5）。

5.2 小结

尽管有关于脑瘫患儿髋关节脱位、骨盆倾斜与脊柱侧凸三者之间相关性的报道，但是这三者之间的相关性仍然不确定。风吹样畸形三联征出现的顺序不确定，与之前学者的预测并不相同。早期研究强调了纠正骨盆半脱位/脱位对防止风吹样畸形和脊柱侧凸加重的重要性，但是近期的研究结论并不支持这一观点。脑瘫患儿的髋关节半脱位、骨盆倾斜、脊柱侧凸这

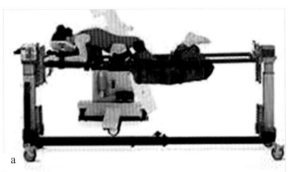
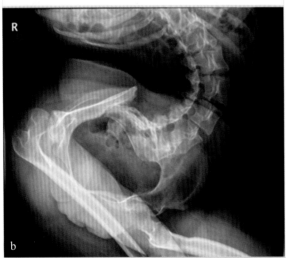

图 5.3 （a）严重髋关节屈曲畸形患者在 Jackson 手术床上的传统手术体位摆放。（b）术前骨盆正位片显示患者有严重的髋内翻畸形

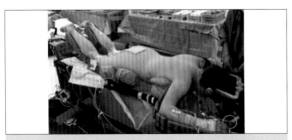

图 5.4 术中 halo- 股骨髁牵引

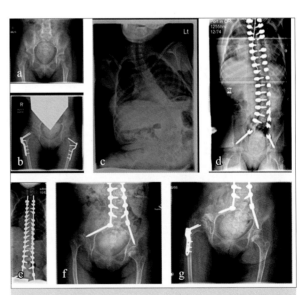

图 5.5 1 例 12 岁的脑瘫患者出现了右侧髋臼半脱位（a）并做了股骨和骨盆截骨手术（b）。尽管该患者的骨盆已经稳定，到 14 岁时，她的脊柱侧凸明显加重了（c）。该患者通过脊柱前后路手术来矫正脊柱畸形（d，e）。在脊柱融合手术 2 年后，该患者再次出现了右侧髋关节半脱位（f）。为了进行骨盆截骨手术，将右侧髂骨翼的螺钉更换成较短的螺钉（g）

个"可怕的三联征",可能彼此的自然病程进展比之前想象的独立性要高,并且此三联征与神经系统的损害程度和患者的僵直程度相关度更高。因此,对脊柱侧凸和骨盆半脱位/脱位的治疗应该独立进行。

参考文献

［1］ Cornell MS. The hip in cerebral palsy. Dev Med Child Neurol. 1995; 37 (1):3–18

［2］ Onimus M, Allamel G, Manzone P, Laurain JM. Prevention of hip dislocation in cerebral palsy by early psoas and adductors tenotomies. J Pediatr Orthop. 1991; 11(4):432–435

［3］ Miller F, Bagg MR. Age and migration percentage as risk factors for progression in spastic hip disease. Dev Med Child Neurol. 1995; 37(5):449–455

［4］ Reimers J. The stability of the hip in children. A radiological study of the results of muscle surgery in cerebral palsy. Acta Orthop Scand Suppl. 1980; 184:1–100

［5］ Letts M, Shapiro L, Mulder K, Klassen O. The windblown hip syndrome in total body cerebral palsy. J Pediatr Orthop. 1984; 4(1):55–62

［6］ Cooperman DR, Bartucci E, Dietrick E, Millar EA. Hip dislocation in spastic cerebral palsy: long-term consequences. J Pediatr Orthop. 1987; 7(3):268–276

［7］ Flynn JM, Miller F. Management of hip disorders in patients with cerebral palsy. J Am Acad Orthop Surg. 2002; 10(3):198–209

［8］ Terjesen T. The natural history of hip development in cerebral palsy. Dev Med Child Neurol. 2012; 54(10):951–957

［9］ Hägglund G, Andersson S, Düppe H, Lauge-Pedersen H, Nordmark E, Westbom L. Prevention of dislocation of the hip in children with cerebral palsy. The first ten years of a population-based prevention programme. J Bone Joint Surg Br. 2005; 87(1):95–101

［10］ Porter D, Michael S, Kirkwood C. Patterns of postural deformity in non-ambulant people with cerebral palsy: what is the relationship between the direction of scoliosis, direction of pelvic obliquity, direction of windswept hip deformity and side of hip dislocation? Clin Rehabil. 2007; 21(12):1087–1096

［11］ Kalen V, Conklin MM, Sherman FC. Untreated scoliosis in severe cerebral palsy. J Pediatr Orthop. 1992; 12(3):337–340

［12］ Pritchett JW. The untreated unstable hip in severe cerebral palsy. Clin Orthop Relat Res. 1983(173):169–172

［13］ Senaran H, Shah SA, Glutting JJ, Dabney KW, Miller F. The associated effects of untreated unilateral hip dislocation in cerebral palsy scoliosis. J Pediatr Orthop. 2006; 26(6):769–772

［14］ Loeters MJ, Maathuis CG, Hadders-Algra M. Risk factors for emergence and progression of scoliosis in children with severe cerebral palsy: a systematic review. Dev Med Child Neurol. 2010; 52(7):605–611

［15］ Cooke PH, Cole WG, Carey RP. Dislocation of the hip in cerebral palsy. Natural history and predictability. J Bone Joint Surg Br. 1989; 71(3):441–446

［16］ Gu Y, Shelton JE, Ketchum JM, et al. Natural history of scoliosis in nonambulatory spastic tetraplegic cerebral palsy. PM R. 2011; 3(1):27–32

［17］ Hodgkinson I, Bérard C, Chotel F, Bérard J. Pelvic obliquity and scoliosis in non-ambulatory patients with cerebral palsy: a descriptive study of 234 patients over 15 years of age. Rev Chir Orthop Repar Appar Mot. 2002; 88(4):337–341

［18］ Lonstein JE, Beck K. Hip dislocation and subluxation in cerebral palsy. J Pediatr Orthop. 1986; 6(5):521–526

［19］ Young NL, Wright JG, Lam P, et al. Windswept hip deformity in spastic quadriplegic cerebral palsy. Pediatr Phys Ther. 1998; 10(3)

［20］ Abel MF, Blanco JS, Pavlovich L, Damiano DL. Asymmetric hip deformity and subluxation in cerebral palsy: an analysis of surgical treatment. J

Pediatr Orthop. 1999; 19(4):479–485

[21] Crawford L, Herrera-Soto J, Ruder JA, Phillips J, Knapp R. The fate of the neuromuscular hip after spinal fusion. J Pediatr Orthop. 2015:[Epub ahead of print]

[22] Ko PS, Jameson PG, II, Chang TL, Sponseller PD. Transverse-plane pelvic asymmetry in patients with cerebral palsy and scoliosis. J Pediatr Orthop. 2011; 31(3):277–283

[23] Persson-Bunke M, Hägglund G, Lauge-Pedersen H. Windswept hip deformity in children with cerebral palsy. J Pediatr Orthop B. 2006; 15(5):335–338

[24] Garg S, Engelman G, Yoshihara H, McNair B, Chang F. The relationship of gross motor functional classification scale level and hip dysplasia on the pattern and progression of scoliosis in children with cerebral palsy. Spine Deform. 2013; 1(4):266–271

6 并发症的预测：手术时机的选择

著者：Mark F. Abel, Anuj Singla

翻译：童士超　张伟

摘要：脊柱畸形，包括脊柱侧凸和严重的矢状面畸形，在神经肌肉型疾病患者中很常见，但手术干预的指征尚存争议。患有脑性瘫痪、肌肉疾病和脊髓脊膜膨出的患者，常伴有心脏、肺、泌尿生殖系统和胃肠系统等的损害。他们脆弱的医学状况和很高的并发症发生率，再加上干预措施对生活质量影响的数据不足，使得决策尤其具有挑战性。本章介绍了这种伦理困境。此外，本章还讨论了脊柱畸形患者常见的各种神经肌肉型疾病。风险评估与并发症发生率相关。有一些指南可以用来降低风险，在风险过高而无法开始手术时提供医学阈值。

关键词：并发症、后凸、神经肌肉、预后、风险、脊柱侧凸。

6.1 引言

"希波克拉底誓言"的一般原则表明，医师应该停止可能对患者产生伤害的治疗。这一格言与许多神经肌肉型脊柱畸形如脊柱后凸和脊柱侧凸患者高度相关，包括那些患有脑性瘫痪（CP）、肌肉疾病、脊髓脊膜膨出以及一系列遗传综合征的患者。许多患者完全依赖父母或其他照护者来满足他们的日常需要，包括卫生和喂养。此外，患者常有多种合并疾病，包括智力残疾、关节挛缩、癫痫、需要鼻饲或胃造口术来处理的口腔运动障碍、心脏病（特别是在肌营养不良组），以及限制性和/或阻塞性的通气障碍。此外，脊柱畸形是进行性的、难

以通过非手术方法控制，但手术干预对患者整体生活质量的影响直到最近才被研究。

根据脊柱畸形的形态、大小和水平，手术矫形可以选择前路、后路或联合入路，术中或术前牵引。无论选择哪种手术技术，由于前面提到的合并疾病、畸形程度和骨质量差，这类患者的并发症发生率仍然很高。现有的医学文献明确定义了并发症的高发生率和严重性（25%~75%）[1]，然而手术矫形的绝对禁忌证还没有被很好地证明或定义。因此，手术的相对禁忌证仍是主观的。应根据患者的医学情况（及其自然病史）、相关的合并疾病、脊柱弯曲的特征，手术医生的经验以及医疗机构的可用资源，仔细权衡是否进行手术以及医生是否具有纠正这些高难度畸形的能力。

本章将回顾接受脊柱矫形手术的神经肌肉型疾病患者的术前风险评估。第一个目标是提供参数阈值，以确定是否应该进行脊柱重建手术。要记住，我们干预的主要目标是改善患者的生活质量，基本上意味着避免出现并发症，后者会使患者处于比术前更糟糕的状况。表6.1列出了外科医生应该特别警惕的手术干预的医疗参数。存在这些情况时，患者更可能患有严重的并发症。

第二个目的是为决策者提供相关指南。我们作为医生的角色是尽可能地教育患者及其家人，提供关于风险、收益和替代方案的不完整数据，使他们能够为孩子做出选择。家属为了获得对孩子的一点可见的好处，承担风险或接

受密集干预的意愿各不相同。在进行危及生命的手术之前，外科医生和护理团队必须与家庭建立良好合作关系。在儿童神经肌肉型脊柱畸形中，执行知情同意的过程可能与手术本身一样复杂。

6.2 风险评估

6.2.1 多学科参与

由于神经肌肉型疾病继发脊柱畸形的儿科患者诊疗的复杂性和多样性，需要多个专业的医学专家参与术前检查和分析。这些专家合作确定脊柱手术的风险以及减轻这些风险所需的干预措施。不应让脊柱外科医生独自获取并处理所有多系统的医学数据。多数医院系统，包括笔者所在的医院，都已经规范了术前、术中和术后护理途径管理。表6.2列出了作为我们医院护理途径标准的部分内容。第一章更全面地论述了术前评估。理想情况下，专家团队不仅可以协助评估和护理，还可以协助咨询和决策。对于复杂病例，多学科术前病例讨论会或电子邮件通信有助于决策。

6.2.2 特定疾病相关风险

脑性瘫痪（CP）

CP是儿童时期身体残疾的主要原因，是在发育中的未成熟大脑中发生的静态脑病，产生一系列运动、认知和神经缺陷。粗大运动功能分类系统（GMFCS）是一种国际分类系统，分为五类，旨在通过患者的运动能力来区分患者[3]。4级或5级患者需要协助运动，强调其肌肉功能不佳及其神经肌肉损害的严重性。由于CP在神经肌肉疾病中的高患病率以及该组脊柱畸形的高发病率，在有关"脊柱畸形手术的并发症发生率"的文献中，患有CP的患者占有很高的权重[4]。尽管脑部病变是静态的，但GMFCS 4级和5级的患者的脊柱畸形的发病率最高，接近50%，这是由于缺乏躯干平衡和存在肌张力异常[5]。此外，多数此类患者，特别是GMFCS 5级患者，还有其他重大的医疗残疾，包括癫痫发作、口腔运动功能障碍和反应性气道疾病等[6, 7]。出

表6.1 长节段（>13个节段）手术并发症风险增加的因素

1. BMI <5%或 > 95%
2. VC <40%的PFT；VC <1 L
3. 发绀性心脏病，pO$_2$ <90%
4. 心排血量 <50%
5. 凝血缺陷：INR> 1.7；血小板 <100 000
6. Cobb角 > 90°（牵引状态 > 70°）
7. 脊柱后凸 > 100°（靠枕伸展最大矫正 > 90°）
8. 腰椎前凸 > 120°（屈曲最大矫正 > 100°）

缩写：BMI，体重指数；INR，国际标准化率；PFT，肺功能检查；VC，肺活量

表6.2 笔者目前所用的实践指南中避免并发症的方法

1. 术前评估心肺功能和营养
2. 评估静脉通路
3. 麻醉前评估
4. 氨甲环酸：30 mg / kg；术中 10 mg /（kg·h）
5. 植骨时混合抗生素（万古霉素粉剂）
6. 考虑术中牵引。通过使用术中牵引，可以避免椎间盘切除、多发截骨和前路释放等微创技术[2]
7. 术中监测血液指标：CBC，纤维蛋白原，血小板，电解质
8. 视需要行ICU监测
9. 设定切合实际的矫形目标，限制手术范围，避免融合至骨盆
10. 如果可能，使用生长棒技术进行术后支持

缩写：CBC，全血细胞计数；ICU，重症监护病房

乎意料的是，在这些情况下，CP 患者的脊柱手术的并发症发生率为 25%~50%，而特发性脊柱侧凸患者的手术并发症发生率为 1%~3%[8]。此外，这些患者的脊柱侧凸更严重和更复杂（Cobb 角大于 90°），总手术时间更长并导致总失血量更大，所有这些因素都会导致严重并发症的发生[8]。这些患者也可发生一些可能会危及生命的潜在并发症[9]。最近的一系列研究发现，其死亡率为 1%~4%[9-12]。在评估了患者 / 家长对治疗满意度的情况下，需要长期住院、再次手术或死亡的并发症的发生会导致对干预的不满[13]。

总的来说，脊柱畸形患者的手术治疗确实可以提高 CPCHILD（看护人优先和残疾儿童健康指数）问卷的得分，这是一种经过验证的 HRQL（健康相关生活质量）量表[14]。改善主要在"移动和基本运动力"方面，平均而言，没有任何方面出现恶化[14, 15]。不幸的是，尽管手术报告了积极的变化，但是缺乏随机化研究使得对这些结果的相关性产生了疑问[16]。

肌肉疾病

在肌肉疾病患者中，Duchenne 肌营养不良（DMD）比例最高；因此，目前关于这个疾病组中脊柱畸形手术的信息最多。DMD 是一种进行性肌肉疾病，由 X 连锁的隐性基因引起，改变了对肌肉功能至关重要的抗肌萎缩蛋白的结构。疾病进展会造成心脏和肺功能的损害，甚至出现心肌病，最常见的是呼吸衰竭，也是主要死亡原因。几乎所有 DMD 患者在病情发展到不能步行后都会出现脊柱畸形[17]。类固醇的普遍使用显著地改变了 DMD 脊柱畸形的自然病史，因为脊柱畸形发生在较晚的年龄时，其严重程度较轻[17-19]。然而，即使进行脊柱手术，预期寿命的缩短和心肺功能的逐渐下降仍然是不可避免的[20]。脊柱手术的收益包括改善坐姿耐受性、减少护理要求[21]和减轻疼痛。脊柱稳

定术对肺功能、运动功能和存活率的影响存在争议，这在很大程度上是因为没有关于这个问题的临床试验或随机研究。Cheuk 等[22]发表的 Cochrane 综述报告了有争议的结果。一些研究报告肺功能恶化，预期寿命没有改善[17, 18]；而其他研究发现与未接受脊柱手术的患者相比，预后有所改善[23]。此外，脊柱融合后躯干延长和活动性丧失会妨碍上肢功能[23]。

Suk 等[24]最近发表的一项前瞻性观察报告，比较了 32 例选择非手术治疗的患者和 45 例接受手术治疗的 DMD 患者，使用功能测试（改良 Rancho 量表和手动肌肉测试）、有效 HRQL 问卷（肌肉萎缩症脊柱问卷）和肺功能测试（PFTs）进行调查。作者发现，手术患者如预期所示，具有更好的影像学表现和显著更高的 MDSQ 得分，后者仅在最终随访时给出；在力量或肺功能方面没有差异，但手术组的 PFT 下降率较低。基于这些结果，作者认为手术干预是有益的。

除了脊柱手术的这些不确定结果外，我们知道手术并发症的发生率高达 44%（20%~68%）[25, 26]，包括心搏骤停、大出血、脊髓损伤、肺炎、伤口裂开、感染、严重肠梗阻、假关节形成、疼痛和手—口功能困难[22]。这些并发症通常随脊柱侧凸严重程度而增加。

因此，自从 Kurz 等发表了经典报告[27]，建议在用力呼气量（FVC）降至 40%（表 6.1）前及早进行手术以来，对弛缓性肌营养不良症患者的一般治疗理念没有明显改变。与那个时代相比，DMD 患者中的糖皮质激素使用有明显的变化，使得患者的存活期更长，并延缓了脊柱畸形的进展[17]。因此，目前 DMD 的脊柱手术被推迟到脊柱侧凸大于 40°[18, 28]，尽管尚未就 Cobb 角阈值达成一致。此外，ICU（重症监护病房）护理的进展，包括使用双通道正压通气（BiPap）和积极的肺部治疗，使得即使 FVC 低于 40%，手术存活的可能性也更高；显然，

随着肺功能的下降，风险也更高。因此，当讨论手术或非手术治疗的问题时，需要考虑与家庭有关的多种因素。

笔者通过询问背痛的发生情况并观察坐姿平衡来进行评估。之前的肺部疾病和住院病史与系列 PFT 一起考虑。然后行坐位的矢状位和冠状位 X 线检查。脊柱侧凸与骨盆倾斜的存在，似乎与背痛、臀部疼痛以及坐姿不良有关，具有这些特征的患者往往最能从脊柱手术中获益。

脊髓脊膜膨出

脊髓脊膜膨出是一种复杂的先天性脊柱畸形，由妊娠前 4 周的神经管缺陷引起。脊髓脊膜膨出患者的脊柱畸形（脊柱后凸和脊柱侧凸）很常见，超过 80% 的患者最终发展为明显的脊柱畸形[29, 30]。然而，许多脊髓脊膜膨出和脊柱畸形患者确实具有进行日常生活活动的能力，如进食或更衣，他们经常可以独立行动或在轮椅上移动，使其与那些功能严重受限的 DMD 或 CP 儿童区分开来。因此，脊柱融合导致的功能下降是脊髓脊膜膨出患者的治疗中需要考虑的问题。对脊髓脊膜膨出患者行脊柱畸形手术的目的在于阻止病情发展（因为这种畸形在年轻时会多次发生）并改善坐姿[31]。通常骨盆倾斜或驼背畸形可导致压力集中和溃疡，因此次要目标可能是减轻这些皮肤问题。

手术带来的困境是并发症发生率高，与普遍存在的其他医疗损害有关。脊髓脊膜膨出患者的合并疾病包括智力障碍（尽管许多人智力正常）、需要分流的脑积水、脊髓栓系或进行性 Chiari 畸形。通常需要评估和影响脊柱手术决策的其他因素包括皮肤气肿、乳胶过敏、肾脏异常、泌尿道细菌定植、便尿失禁以及下肢错位[29]。这些患者的平均 FVC 也可能显著降低，平均为 59%，而肺功能损害可能与脊柱侧凸的严重程度无关[32]。

Singh 等[33]分析了脊髓脊膜膨出患者的麻醉问题和围术期并发症。这项包括 135 例患者的回顾性分析显示，术中心脏和呼吸系统疾病的发生率分别为 15.6% 和 11.1%，其中 2 例（1.5%）为心搏骤停。他们还报告了其他需要考虑的高发合并疾病，包括脑积水（67.4%）、Chiari Ⅱ 畸形（58.4%）和肾脏异常（9%）。这项研究强调了在脊柱手术前彻底评估和治疗 Chiari 畸形和 / 或脑积水的重要性，以避免严重并发症。这些患者的死亡往往与脑积水引起的颅内压急剧升高或脑脊液分流不全伴脑疝有关[31, 34]。在畸形矫形前确认分流畅通的重要性怎么强调也不为过[31, 33]。另一项研究[35]分析了导致这些患者猝死的危险因素，6 例年轻女性患者发生猝死。在 106 例患者的多因素分析中，该研究报告女性、睡眠—呼吸暂停、中脑延长 15 mm 或更长，MRI 显示其猝死的风险更高[35]。应注意相关异常的评估和治疗，尤其脑积水、分流状态以及睡眠—呼吸暂停。

皮肤覆盖不良、频繁的菌血症以及缺乏保护性感觉，共同导致了较高手术并发症发生率，如假关节形成、内置物失败和感染[35]。杆断裂或锚钉移位等器械问题，在所有患者中占 29%。此外，原脊髓脊膜膨出处皮肤覆盖差，加上缺乏保护性感觉，常导致伤口破裂和内置物感染。感染管理十分困难，尤其是革兰阴性菌，可导致肾功能受损患者的肾脏损害加重。同时，尿培养阳性和营养不良与手术部位感染的高风险密切相关，强烈建议在手术前纠正[36]。

因此，脊髓脊膜膨出患者脊柱畸形的手术矫治是一项高风险的工作，而生活质量指标的研究结果表明，改善是很难实现的。Wai 等设计了一份有效、可靠的评估表，评估脊柱畸形对脊髓脊膜膨出患者的影响[37, 38]。研究发现，脊柱畸形的存在与功能之间几乎没有联系[23, 38,

[39]。更令人担忧的是，Schoenmakers 等[40] 发现脊柱手术后可能出现功能丧失，包括进行转移或导管置入的能力。这些不良结果使人们质疑对脊髓脊膜膨出患者进行手术治疗的可能性，除非坐位或皮肤问题难以通过非手术手段（如调整坐位系统）进行治疗。

笔者倾向于尽量避免手术，除非可以通过短节段的切除和融合来治疗驼背畸形。驼背畸形常伴皮肤反复破裂、严重的髋关节屈曲挛缩和膈肌运动障碍。对于脊柱侧凸平衡的患者，不建议进行手术。

6.3 预测并发症：混合人群结果

一些报告分析了患者和手术医生的因素，试图预测脊柱畸形手术治疗的并发症。最近，Basques 等[4] 利用（美国）国家手术质量改进计划（NSQIP）数据库分析了 147 个变量，并确定了 940 例接受脊柱后路融合术（PSF）的神经肌肉型疾病患者的短期发病率预测因素。在这项调查中，作者发现 14% 的患者有不良事件（10.5% 有*严重*不良事件）。在多因素分析中，唯一独立的不良事件危险因素是美国麻醉师协会（ASA）分级 >3。研究人员还发现，27% 的患者住院时间延长（大于 7 天）与 ASA>3、有无癫痫发作、既往心脏手术、手术时间大于 470 分钟、融合大于 13 个节段有关。感染与体重指数（BMI）大于 95 百分位数、ASA>3 以及骨盆内固定有关。最后，8.1% 的患者在 30 天内再次入院，感染是最常见的原因，唯一显著的预测指标为 BMI 大于 95 百分位数。从这份报告中得出的结论显而易见：手术越复杂，融合度越高，融合长度越长，尤其是在肥胖患者中，感染或住院时间越长。ASA >3 与不良事件之间的关系可以说明神经肌肉型脊柱侧凸患者一般病情较重，因为多数 GMFCS 5 级患者属于 ASA 分级 3

级或以上。因此，ASA 分类不足以帮助预测并发症。

为了更好地鉴别发生并发症的风险，Jain 等[41] 报告了对 199 例 CP 患者（接受脊髓融合治疗神经肌肉型脊柱畸形的 GMFCS 5 级患者）的分析。研究人员根据他们认为会导致并发症的合并疾病的数量对患者进行了进一步分类，在亚分类中考虑了以下条件：胃空肠吻合管的存在，气管切开状态，癫痫发作史和非语言状态。根据患者是否有上述一种、两种或三种情况将患者分为三组，进行比较。作者发现，随着这些并存疾病的增加，并发症的发生率明显上升。事实上，49% 的有这三种情况的患者被发现有重大并发症，而术后死亡的 7 例中有 5 例属于 GMFCS 5.3 亚类。不幸的是，这是一项回顾性研究，所以在分析之前没有验证或计划子分类的细节。然而，这项研究确实为未来的子分类和风险评估提供了策略。

Nishnianidze 等[42] 回顾性分析了 10 个物理和功能领域中 18 种不同并发症的术前病情，试图确定 303 例接受脊柱融合术的 CP 患者的并发症预测因素，设计了术前和术后评分系统以进行分析。这些数据来自一个中心和一名外科医生，因此其通用性可能会受到质疑。3 例患者（1%）在手术中死于"心血管疾病"。术前评分与术后并发症评分无相关性。本研究的主要发现是胃造口管依赖患者并发症较多，尤其是感染和胰腺炎。

已评估营养状况对接受 PSF 的 CP 患者的康复和并发症的影响。术前血清白蛋白水平低于 3.5 mg%、血淋巴细胞总数低于 1 500 个 /mL，与较高的感染率和较多的围术期并发症有关[2]。然而，其他研究并没有重复这一发现[42]。

脊柱侧凸角度大小也与并发症发生率相关，但阈值尚未确定[9]。此外，由于缺乏 X 线摄影位置和灵活性评估的标准，研究受阻。通常使用 Cobb 角达到 70° 来表示前路手术的必要性，但是随着牵引[43]和截骨术的引入，有证据表明，常可以避免前路松解术（表 6.2）。

6.3.1 肺部并发症

肺部并发症是神经肌肉型脊柱侧凸患者最常见的并发症，尤其是伴有肌肉和麻痹性疾病患者，因其肺的基础功能较差[44]。下咽张力异常、呼吸肌无力、肺活量减少、分泌物过多、支气管痉挛等因素，均可导致患者呼吸储备减少。脊柱畸形手术会导致肺功能急性下降，尤其是在采用前路时。Yuan 等[8]研究了 24 例患者术前和术后每日床旁肺功能，报告术后第三天肺功能下降达 60%，一周内仍低于基线 50%，术后 1~2 个月才恢复至基线水平[8, 9]。这一下降可进一步加重先前存在的是呼吸储备不良，可能成为临床上导致呼吸骤停和死亡的重要原因[9]。在另一项研究中，Yuan 等[46]发现脊柱侧凸手术后 3 天以上需要机械通气的风险增加，与术前 1 秒末用力呼气量（FEV1）<40% 的预测值相关。研究中，需要长时间机械通气的患者的其他预测因素，包括肺活量（VC）<60% 预测值、吸气量（IC）<30 mL/kg、总肺活量（TLC）<60% 预测，和 / 或最大吸气压力（MIP）<60 cm[46]。

少数研究试图客观定义会增加并发症风险的肺功能变化。Padman 和 McNamara[46]分析了 38 例接受 PSF 治疗的神经肌肉型脊柱侧凸患者的术后并发症，并报告术前 VC 为 44% 的患者术后发生肺水肿的风险增加，VC 为 49% 的患者与平均 VC 为 64% 的无主要呼吸系统并发症患者相比也增加。从历史上看，FVC 小于 40% 的患者被认为是围术期并发症的高危人群[44]。Payo 等[44]回顾了 FVC 低于这一阈值的患者脊柱畸形手术治疗的结果，24 例患者接受脊柱融合内固定治疗。这些患者的畸形有多种神经原因，包括脊髓萎缩和肌肉疾病。尽管已做了大

量准备以尽量减少不良并发症，24 例患者中仍有 13 例（58%）出现并发症，包括 1 例死亡。术前干预包括术前 BiPAP、气管切开（1）、容积通气（1）、营养支持（9）和牵引。因此，严重畸形和基础功能差的患者，插管和机械通气时间延长的风险较高。术前肺功能评估有助于预测风险，避免并发症的发生。

6.3.2 心血管系统并发症

据报道，神经肌肉型脊柱侧凸患者有发生明显的出凝血障碍和可导致心搏骤停的电解质紊乱的危险[9, 10, 12]。与特发性脊柱侧凸患者相比，这些患者在手术中大量失血的风险（> 占估计总血容量的 50%）几乎高出了 7 倍[9, 47]。骨质疏松、凝血因子储备减少、血管平滑肌线粒体结构改变、纤溶活性增加等，均可影响止血，导致出血量增加，但无明显凝血障碍。癫痫的高发和丙戊酸的使用也是大量失血的额外危险因素[12, 48]。术中导致心搏骤停的主要因素有贫血（血红蛋白 ≤ 5 g%）、高钾血症（血钾 >5.5 mmol/L）和低钙血症（血钙 ≤ 1 mmol/L）。据报道，术中发生心搏骤停的风险随脊柱融合范围的扩大、BMI 降低、失血比例增加而增加。最后，有心脏功能障碍的患者，尤其是有心肌疾病的患者，在围术期发生心衰的风险较高。术前评估应包括心功能评估和围术期管理。

6.3.3 手术部位感染

手术部位感染是一种已知的脊柱手术并发症，包括从表面伤口愈合延迟到严重的全身感染和脓毒症。

Master 等[49]对 151 例神经肌肉型脊柱侧凸患者进行了分析，报告深部伤口感染的总发生率为 5.3%。脑室—腹腔分流术、认知障碍、严

重的神经系统损伤、癫痫非活动状态和发作史，是神经肌肉型脊柱侧凸矫形术后伤口感染的重要危险因素[9, 49, 50]。

Sponseller 等[50]研究了神经肌肉型脊柱侧凸患者行脊柱融合后深部伤口感染的发生率及其危险因素，报道深部伤口感染的总发生率为6.4%。据报道，存在胃造口/胃空肠造口管的患者感染发生率明显较高。胃空肠吻合管的存在，可能反映了潜在的营养不良状况和整体健康状况不佳。与高感染率相关的其他危险因素，包括年龄较大、脊柱畸形角度较大、术前血清白细胞计数较高、手术时间较长。

另一项研究观察了 1 002 例患儿行脊柱融合术后意外再入院和再手术[51]，报告手术部位感染和伤口并发症是 90 天内再入院和再手术的最常见原因。手术部位感染和相关并发症是 4 个最常见的再入院和再手术原因中的两个。最常见的再入院原因是切口裂开（1.8%）、切口深部感染（1.5%）、肺部并发症（1%）和切口浅表感染（0.9%）。相关危险因素包括范围大而僵硬的脊柱畸形，融合的水平更高[43]，联合入路，失血更多和住院时间更长。

6.4　临床案例

1 例患有严重神经肌肉型脊柱侧凸的 2.5 岁患儿（图 6.1），由于脊柱畸形程度严重且仍在进展而考虑行手术治疗。潜在的合并疾病包括线粒体肌病、胃空肠造口管依赖、气管切开状态，以及多发性胸部和耳部感染。手术计划包括脊柱近端和远端固定并用横杆连接，以尽量缩短手术时间。在手术中，患者经历了 2 次心搏骤停，需要复苏并破坏了无菌区。术后患者发生深部器械感染，需要手术引流并应用广谱抗生素。手术 2 周后患者出院，在家治疗 2 个月，因持续大范围缺氧性脑损伤最终决定停用呼吸机支

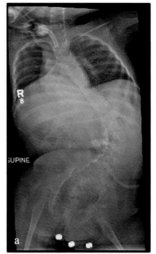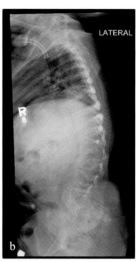
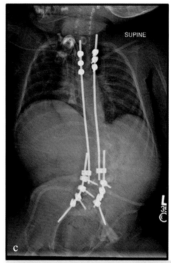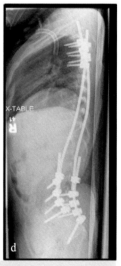

图 6.1　（a，b）继发于隐匿性线粒体肌病的神经肌肉型脊柱侧凸的卧姿正位与侧位片。（c，d）使用生长棒技术（椎弓根螺钉和侧向连接器）的手术矫正

持，患儿死亡。

6.5　严重神经肌肉型脊柱侧凸患者行脊柱融合的伦理考虑

如前所述，神经肌肉型脊柱畸形患者在医学上通常是脆弱的。研究结果是观察性的，生活质量参数是从父母或看护者那里获得的。因此，有人认为对于高危治疗方式如脊柱重建的

决定需要考虑伦理方面[16]。Whitaker等[16]提出了一个四主题模型以协助临床决策，其中医学适应证、患者偏好、生活质量和背景因素的因素是多种多样的，在决策中应加以考虑[16]。尽管有利于手术的医学适应证包括改善坐姿，但并发症发生率高和对自然病史的影响模糊可能不利于手术干预。生命质量方面的考虑，直到最近才在一项同时有对照的前瞻性研究中得到报道[50]。在本研究中，接受脊髓手术的CP患者报告的生活质量得分高于未接受手术的对照组。然而，不确定性依然存在，因为这不是一项随机比较研究，而且虽然使用的评估表得到了验证，但它们是由家长或护理人员而不是患者完成的。第四个也是最后一个因素包括环境特征，如社会、经济和法律考虑，因此它们是患者外部的。尽管资助模式正在改变，但积极治疗患者的传统仍在继续；尽管有风险，拒绝治疗被视为麻木不仁和漠不关心。此外，尽管医学领域的资助模式在不断变化，但我们仍然在收费服务环境中实践，这种环境通过设计来激励治疗。因此，在缺乏强有力的随机研究的情况下，治疗小组与患者家属必须尽可能透明地考虑适应证和风险。鉴于神经肌肉型疾患者群的异质性和缺乏标准路径，这种合作决策过程尤为重要。然而，每个机构都应该努力建立一致的护理团队和治疗路径，这些团队和路径以迭代的方式不断改进，并通过新的见解来指导治疗。表6.2显示了笔者所在机构使用的护理途径的要素。

6.6 小结

尽管医学管理和手术技术取得了重大进展，神经肌肉型脊柱侧凸患者的并发症发生率仍然很高（24%~75%）[1, 9]。此外，许多患者有进行性疾病，脊柱手术不会对预期寿命产生长期影响[13]。许多患者的功能障碍较严重，而手

术目的是提高生活质量，但我们衡量这种效果的能力是主观的，依赖于代理评估者。因此，作为外科医生，在神经肌肉型脊柱侧凸的手术治疗中必须非常谨慎。手术并发症会让家长和护理人员非常失望，大大增加了护理成本。通常情况下，患者术后的情况比术前更糟。即使在成功的案例中，尽管在许多护理方面（如定位、个人护理和舒适度）的满意度很高，但生活质量的整体改善可能很小。因此，避免手术可能是一个更谨慎的方法；在最严重的病例中，选择非手术措施，如改造轮椅和支撑可能是更好的决定[52]。表6.2显示了一些医学参数，如果患者存在这些情况，则应暂停脊柱重建手术。本章仅提供指导方针以帮助决策，因为手术绝对禁忌证也是相对的，并且取决于手术团队的专业知识、术者的技能以及医院管理这些复杂患者的能力。

参考文献

［1］Mohamad F, Parent S, Pawelek J, et al. Perioperative complications after surgical correction in neuromuscular scoliosis. J Pediatr Orthop. 2007; 27(4):392–397

［2］Jevsevar DS, Karlin LI. The relationship between preoperative nutritional status and complications after an operation for scoliosis in patients who have cerebral palsy. J Bone Joint Surg Am. 1993; 75(6):880–884

［3］Rosenbaum PL, Palisano RJ, Bartlett DJ, Galuppi BE, Russell DJ. Development of the Gross Motor Function Classification System for cerebral palsy. Dev Med Child Neurol. 2008; 50(4):249–253

［4］Basques BA, Chung SH, Lukasiewicz AM, et al. Predicting short-term morbidity in patients undergoing posterior spinal fusion for neuromuscular scoliosis. Spine. 2015; 40(24):1910–1917

［5］Persson-Bunke M, Hägglund G, Lauge-Pedersen H, Wagner P, Westbom L. Scoliosis in a total population of children with cerebral palsy. Spine. 2012; 37 (12):E708–E713

[6] Barsdorf AI, Sproule DM, Kaufmann P. Scoliosis surgery in children with neuromuscular disease: findings from the US National Inpatient Sample, 1997 to 2003. Arch Neurol. 2010; 67(2):231–235

[7] Blackmore AM, Bear N, Blair E, et al. Factors associated with respiratory illness in children and young adults with cerebral palsy. J Pediatr. 2016; 168:151–157

[8] Yuan N, Fraire JA, Margetis MM, Skaggs DL, Tolo VT, Keens TG. The effect of scoliosis surgery on lung function in the immediate postoperative period. Spine. 2005; 30(19):2182–2185

[9] Master DL, Son-Hing JP, Poe-Kochert C, Armstrong DG, Thompson GH. Risk factors for major complications after surgery for neuromuscular scoliosis. Spine. 2011; 36(7):564–571

[10] Tsirikos AI, Lipton G, Chang WN, Dabney KW, Miller F. Surgical correction of scoliosis in pediatric patients with cerebral palsy using the unit rod instrumentation. Spine. 2008; 33(10):1133–1140

[11] Menga EN, Hirschfeld C, Jain A, et al. Intraoperative cardiopulmonary arrest in children undergoing spinal deformity correction: causes and associated factors. Spine. 2015; 40(22):1757–1762

[12] Modi HN, Hong JY, Mehta SS, et al. Surgical correction and fusion using posterior-only pedicle screw construct for neuropathic scoliosis in patients with cerebral palsy: a three-year follow-up study. Spine. 2009; 34(11):1167–1175

[13] Watanabe K, Lenke LG, Daubs MD, et al. Is spine deformity surgery in patients with spastic cerebral palsy truly beneficial?: a patient/parent evaluation. Spine. 2009; 34(20):2222–2232

[14] Sewell MD, Malagelada F, Wallace C, et al. A preliminary study to assess whether spinal fusion for scoliosis improves carer-assessed quality of life for children with GMFCS level IV or V cerebral palsy. J Pediatr Orthop. 2016; 36 (3):299–304

[15] Difazio RL, Vessey JA, Zurakowski D, Snyder BD. Differences in health-related quality of life and caregiver burden after hip and spine surgery in non-ambulatory children with severe cerebral palsy. Dev Med Child Neurol. 2016; 58 (3):298:305

[16] Whitaker AT, Sharkey M, Diab M. Spinal fusion for scoliosis in patients with globally involved cerebral palsy: an ethical assessment. J Bone Joint Surg Am. 2015; 97(9):782:787

[17] Kinali M, Main M, Eliahoo J, et al. Predictive factors for the development of scoliosis in Duchenne muscular dystrophy. Eur J Paediatr Neurol. 2007; 11 (3):160–166

[18] Kinali M, Messina S, Mercuri E, et al. Management of scoliosis in Duchenne muscular dystrophy: a large 10-year retrospective study. Dev Med Child Neurol. 2006; 48(6):513–518

[19] Biggar WD, Harris VA, Eliasoph L, Alman B. Long-term benefits of deflazacort treatment for boys with Duchenne muscular dystrophy in their second decade. Neuromuscul Disord. 2006; 16(4):249–255

[20] Cervellati S, Bettini N, Moscato M, Gusella A, Dema E, Maresi R. Surgical treatment of spinal deformities in Duchenne muscular dystrophy: a long term follow-up study. Eur Spine J. 2004; 13(5):441–448

[21] Bridwell KH, Baldus C, Iffrig TM, Lenke LG, Blanke K. Process measures and patient/parent evaluation of surgical management of spinal deformities in patients with progressive flaccid neuromuscular scoliosis (Duchenne's muscular dystrophy and spinal muscular atrophy). Spine. 1999; 24(13):1300–1309

[22] Cheuk DK, Wong V, Wraige E, Baxter P, Cole A. Surgery for scoliosis in Duchenne muscular dystrophy. Cochrane Database Syst Rev. 2015; 10(10): CD005375

[23] Mercado E, Alman B, Wright JG. Does spinal fusion influence quality of life in neuromuscular scoliosis? Spine. 2007; 32(19) Suppl:S120–S125

[24] Suk KS, Lee BH, Lee HM, et al. Functional

outcomes in Duchenne muscular dystrophy scoliosis: comparison of the differences between surgical and nonsurgical treatment. J Bone Joint Surg Am. 2014; 96(5):409–415

[25] Mehta SS, Modi HN, Srinivasalu S, et al. Pedicle screw-only constructs with lumbar or pelvic fixation for spinal stabilization in patients with Duchenne muscular dystrophy. J Spinal Disord Tech. 2009; 22(6):428–433

[26] Modi HN, Suh SW, Yang JH, et al. Surgical complications in neuromuscular scoliosis operated with posterior- only approach using pedicle screw fixation. Scoliosis. 2009; 4:11

[27] Kurz LT, Mubarak SJ, Schultz P, Park SM, Leach J. Correlation of scoliosis and pulmonary function in Duchenne muscular dystrophy. J Pediatr Orthop. 1983; 3(3):347–353

[28] Arun R, Srinivas S, Mehdian SM. Scoliosis in Duchenne's muscular dystrophy: a changing trend in surgical management: a historical surgical outcome study comparing sublaminar, hybrid and pedicle screw instrumentation systems. Eur Spine J. 2010; 19(3):376–383

[29] Guille JT, Sarwark JF, Sherk HH, Kumar SJ. Congenital and developmental deformities of the spine in children with myelomeningocele. J Am Acad Orthop Surg. 2006; 14(5):294–302

[30] Iorio JA, Jakoi AM, Steiner CD, et al. Minimally invasive lateral interbody fusion in the treatment of scoliosis associated with myelomeningocele. Surg Technol Int. 2015; 26:371–375

[31] Carstens C, Schmidt E, Niethard FU, Fromm B. Spinal surgery on patients with myelomeningocele. Results 1971–1990. Z Orthop Ihre Grenzgeb. 1993; 131(3):252–260

[32] Patel J, Walker JL, Talwalkar VR, Iwinski HJ, Milbrandt TA. Correlation of spine deformity, lung function, and seat pressure in spina bifida. Clin Orthop Relat Res. 2011; 469(5):1302–1307

[33] Singh D, Rath GP, Dash HH, Bithal PK. Anesthetic concerns and perioperative complications in repair of myelomeningocele: a retrospective review of 135 cases. J Neurosurg Anesthesiol. 2010; 22(1):11–15

[34] Geiger F, Parsch D, Carstens C. Complications of scoliosis surgery in children with myelomeningocele. Eur Spine J. 1999; 8(1):22–26

[35] Jernigan SC, Berry JG, Graham DA, et al. Risk factors of sudden death in young adult patients with myelomeningocele. J Neurosurg Pediatr. 2012; 9(2):149–155

[36] Hatlen T, Song K, Shurtleff D, Duguay S. Contributory factors to postoperative spinal fusion complications for children with myelomeningocele. Spine. 2010; 35(13):1294–1299

[37] Wai EK, Owen J, Fehlings D, Wright JG. Assessing physical disability in children with spina bifida and scoliosis. J Pediatr Orthop. 2000; 20(6):765–770

[38] Wai EK, Young NL, Feldman BM, Badley EM, Wright JG. The relationship between function, self-perception, and spinal deformity: implications for treatment of scoliosis in children with spina bifida. J Pediatr Orthop. 2005; 25(1):64–69

[39] Khoshbin A, Vivas L, Law PW, et al. The long-term outcome of patients treated operatively and non-operatively for scoliosis deformity secondary to spina bifida. Bone Joint J. 2014; 96-B(9):1244–1251

[40] Schoenmakers MA, Gulmans VA, Gooskens RH, Pruijs JE, Helders PJ. Spinal fusion in children with spina bifida: influence on ambulation level and functional abilities. Eur Spine J. 2005; 14(4):415–422

[41] Jain A, Sponseller PD, Shah SA, et al. Harms Study Group. Subclassification of GMFCS level-5 cerebral palsy as a predictor of complications and healthrelated quality of life after spinal arthrodesis. J Bone Joint Surg Am. 2016; 98(21):1821–1828

[42] Nishnianidze T, Bayhan IA, Abousamra O, et al. Factors predicting postoperative complications following spinal fusions in children with cerebral palsy scoliosis. Eur Spine J. 2016; 25(2):627–634

[43] Keeler KA, Lenke LG, Good CR, Bridwell KH, Sides B, Luhmann SJ. Spinal fusion for spastic neuromuscular scoliosis: is anterior releasing necessary when intraoperative halo-femoral traction is used? Spine. 2010; 35(10):E427–E433

[44] Payo J, Perez-Grueso FS, Fernandez-Baillo N, Garcia A. Severe restrictive lung disease and vertebral surgery in a pediatric population. Eur Spine J. 2009; 18(12):1905–1910

[45] Yuan N, Skaggs DL, Dorey F, Keens TG. Preoperative predictors of prolonged postoperative mechanical ventilation in children following scoliosis repair. Pediatr Pulmonol. 2005; 40(5):414–419

[46] Padman R, McNamara R. Postoperative pulmonary complications in children with neuromuscular scoliosis who underwent posterior spinal fusion. Del Med J. 1990; 62(5):999–1003

[47] Edler A, Murray DJ, Forbes RB. Blood loss during posterior spinal fusion surgery in patients with neuromuscular disease: is there an increased risk? Paediatr Anaesth. 2003; 13(9):818–822

[48] Winter SL, Kriel RL, Novacheck TF, Luxenberg MG, Leutgeb VJ, Erickson PA. Perioperative blood loss: the effect of valproate. Pediatr Neurol. 1996; 15(1):19–22

[49] Master DL, Poe-Kochert C, Son-Hing J, Armstrong DG, Thompson GH. Wound infections after surgery for neuromuscular scoliosis: risk factors and treatment outcomes. Spine. 2011; 36(3):E179–E185

[50] Sponseller PD, Jain A, Shah SA, et al. Deep wound infections after spinal fusion in children with cerebral palsy: a prospective cohort study. Spine. 2013; 38(23):2023–2027

[51] Jain A, Puvanesarajah V, Menga EN, Sponseller PD. Unplanned hospital readmissions and reoperations after pediatric spinal fusion surgery. Spine. 2015;40(11):856–862

[52] Terjesen T, Lange JE, Steen H. Treatment of scoliosis with spinal bracing in quadriplegic cerebral palsy. Dev Med Child Neurol. 2000; 42(7):448–454

第二部分
疾病特异性诊断

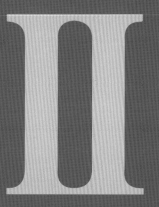

7 脑瘫患者的脊柱侧凸

著者：Paul D. Sponseller, Stuart L. Mitchell

翻译：唐亮　徐炜

摘要： 脑瘫患者的脊柱畸形手术治疗很复杂，而且是脊柱畸形手术中并发症发生率最高的手术之一。多数严重受累的患者，如总运动功能分级为Ⅳ级或Ⅴ级者，往往发展为神经肌肉型脊柱侧凸，这种神经肌肉型脊柱侧凸可以用Lonstein分类来描述。在确定进行手术的最佳时间时，采用积极主动的方法是最安全的。在融合手术中，脊柱内固定器械可以有多种选择，包括预弯的单一棒或节段性椎弓根螺钉和定制预弯棒。骨盆固定可以由单一棒或骶髂螺钉和定制预弯棒结构很好地完成。最新结果数据显示，脊柱畸形手术治疗后，看护者满意程度略有提高，但在统计学上有显著意义。

关键词： 脑瘫，后凸畸形，Lonstein分类，神经肌肉，椎弓根螺钉内固定，骨盆固定，骶髂螺钉，脊柱侧凸，脊柱畸形，单一棒内固定。

7.1 脑瘫患者脊柱侧凸的特点

脑瘫（CP）是一种影响未成熟大脑的静态脑病，并且导致继发性后果，包括永久性运动功能障碍。如总运动功能分类系统（Gross Motor Function Classification System，GMFCS）所示，脑瘫有多种类型和不同程度，通常遵循不同的临床过程，并且需要特殊的临床管理。GMFCS是Palisano等[1]开发的一种分类工具，根据坐和行走等活动能力[2]将CP患者分为五级。受累较严重的患者也往往有更多的医学和身体问题，包括脊柱畸形。脊柱侧凸是CP患者最常见的脊柱畸形，脊柱后凸可以单独发生，也可以与脊柱侧凸同时发生。这些患者的脊柱畸形的严重程度往往与CP的严重程度和类型有关。这些患者的脊柱畸形是一个复杂的问题，在选择手术治疗时需要考虑多方面因素。

7.1.1 发生率

CP是发达国家最常见的慢性儿童残疾之一，发病率为每1 000例存活婴儿中有2~2.5例[2]。有报告表明，脊柱侧凸的患病率为15%~80%，取决于神经病变的严重程度（如GMFCS水平）、患者的年龄和功能状态[3-7]。脊柱侧凸的发病率和严重程度与神经功能缺损的程度有关，因其与GMFCS水平有关。然而，Persson-Bunke的研究发现，这可能存在着混杂效应[8]。他们分析了儿童脊柱侧凸的发展、GMFCS水平、CP亚型与诊断儿童脊柱侧凸时的年龄的关系[8]，发现脊柱侧凸患者的比例随GMFCS水平的增加而增加；不同于GMFCS水平，CP的亚型与脊柱侧凸间没有显著的相关性。在他们的系列研究中，只有GMFCS水平为Ⅳ级和Ⅴ级的儿童出现了40°以上的脊柱侧凸。根据轴向运动功能对GMFCS Ⅴ级水平进行细分是有价值的。Jain等[9]指出，可将喂食（有胃管）、气道控制（气管切开术）、言语（非言语状态）、皮层不稳定（癫痫发作），以及其他运动障碍列表细分为5.0~5.4分。这些可预测与发生健康相关的生活质量评分，以及接受手术治疗患者发生并发症与死亡的风险。

7.1.2 自然病程

CP患者的神经肌肉型脊柱侧凸的发生与肌无力、痉挛、运动控制受损、躯干不平衡和感觉反馈受损有关[10-13]。这些因素可能导致儿童脊柱力量的不对称，将会出现灵活的姿势性弯曲[11, 13]。Persson-Bunke等[8]发现，中、重度脊柱侧凸的患病率、风险与年龄和GMFCS水平有关。他们发现，GMFCS Ⅳ级或Ⅴ级的儿童约有50%的风险会在18岁出现中或重度的脊柱侧凸。虽然多数儿童在8岁后被诊断为脊柱侧凸，但许多儿童在幼年或婴儿时期即出现了明显的弯曲（图7.1）。

受累更严重的儿童（GMFCS水平为Ⅳ和Ⅴ）往往有更长的C形侧凸曲线，可导致骨盆不平衡[11, 14]。如脊柱侧凸弧出现得较早（15岁之前），往往发展更快，从而产生更大、更僵硬的侧凸曲线[6, 15]。在青春期成长阶段，脊柱侧凸进展的速度可能会急剧上升至每月2°~4°[6, 16]。当患者的侧凸弧度随着年龄的增长而变大时，就会发生结构性改变。此外，

还必须考虑到CP患者可能通常比典型的发育中的儿童更早或更晚开始进入青春期，并且骨骼成熟的年龄也可能有很大的差异[5, 7, 17, 18]。CP患者的脊柱畸形可能在骨骼成熟后继续发展。Thometz和Simon[7]发现，脊柱侧凸弧度最大的患者（>50°），在骨骼成熟时弧度进展也最大。

7.1.3 脑瘫患儿脊柱侧凸的功能影响

CP患者的脊柱侧凸可能导致功能、活动、坐姿、站立、舒适、自我形象和社会认知等方面受到限制。形态与功能相伴的概念，对于理解CP患者的某些躯体功能障碍是有用的。有单个长的脊柱弯曲的患者往往会发生躯干的失代偿，从而限制了在没有支撑的情况下直立端坐的能力[12]。骨盆倾斜可由侧凸不平衡引起，并可导致压力分布异常[12, 14]。平衡、直立的坐姿对改善CP患者的健康和活动至关重要，因其能最大限度地利用上肢、交流、视觉和进食。同时，直立姿势可使患者在重力的辅助下，通过减慢呼吸频率、减少胃肠反流来改善胃肠功能[12]。

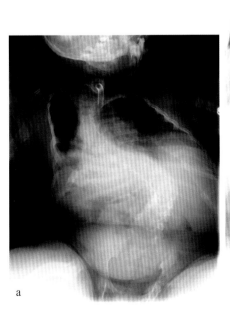
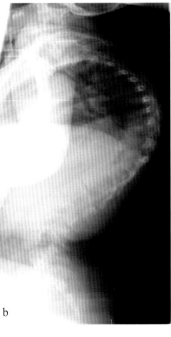

a

b

图7.1 一名6岁女童因出生时缺氧性脑干损伤导致严重智力障碍和脑性瘫痪，表现为僵硬性脊柱后侧凸。在前后位X线片上可见64°的胸部侧凸和右侧的85°胸腰段侧凸。（a）侧位片。（b）胸椎后凸112°

坐姿不平衡会导致坐骨结节处的皮肤承受的压力过大，严重时会对大转子产生较大的压力[12]。这种压力分布异常会导致软组织损伤，如褥疮、皮肤溃烂，尤其是当患儿无法用语言沟通时[14]。脊柱侧凸的旋转畸形可导致肋骨突出，与髂嵴以及椅子和支具的接触点处经常会感到不适[12, 13]，由此产生的压疮和异常接触点可能会形成严重的不适和疼痛。此外，完成基本功能的能力（如向前看或看键盘、无期望地吞咽、与人交流等）均取决于直立坐姿[11]。不能活动患者的功能也会下降，这是因为他们对上肢平衡和支撑身体的依赖程度越来越高[10, 11, 13]。

脊柱畸形的程度和性质会影响 CP 患者的整体健康状况和并发症。部分研究表明，严重的脊柱侧凸也会导致心肺功能损害。然而，Kalen 等[4]将有 CP 和未治疗的 Cobb 角大于 45°的脊柱侧凸患者，与脊柱侧凸轻或无的 CP 患者进行了比较，发现两组在脉率、血氧饱和度、功能丧失或褥疮发生率等方面均无显著性差异。他们注意到，没有脊柱侧凸的 CP 成人患者不比脊柱侧凸患者有更好的心肺功能，并且随着时间的推移同样有较多的功能丧失。重要的是要认识到脊柱侧凸本身可能不是导致功能障碍的原因，而可能只是 CP 患者神经肌肉功能障碍的一种症状[4]。

7.2 脑瘫患者脊柱侧凸曲线的分型

侧凸曲线的类型在数量上有区别（单弯或双弯），它们之间的平衡、骨盆的倾斜程度，以及后凸的程度各不相同。Lonstein 和 akbarnia[19]于 1983 年发布了应用最广泛的分类系统，如果患者有脊柱畸形和 CP，或智障患者有胸腰部双弯，则将其分入第 1 组，并进一步细分为"A"（脊柱弯曲平衡良好）型或"B"（胸弯更严重，并在其下方有部分代偿弯）型。第 2 组患者有

较大的腰弯或胸腰弯，并伴有盆腔的明显倾斜。如果脊柱侧弯足端与骶骨之间有一段短的代偿弯（提供一定程度的补偿），则进一步细分为"C"型；如果主弯继续向下至骶骨（导致骨盆倾斜明显），则进一步细分为"D"型。例如，一位腰弯较大并延伸至骶骨，导致盆腔明显倾斜的患者，可归入 2D 组。然而，这种分类并不能涵盖手术计划所需的所有关键要素，因而未在现代外科决策中充分发挥作用。

7.3 非手术治疗

非手术治疗可以根据多种因素来选择，包括脊柱侧凸的类型、患者的功能水平，以及脊柱弯曲如何影响患者护理的其他方面。非手术治疗一般包括三个方面的内容，即观察、支具固定和坐姿调节（对于依赖轮椅的患者）。支具或座椅调节的目的是提供舒适的直立姿势，并有助于上肢发挥功能。脊柱矫形器的使用和座椅的调节可同时进行。

7.3.1 脊柱矫形支具

CP 患者应用支具的目的是提供姿势支持以潜在地延缓侧凸弧度进展，从而为确定性脊柱手术提供最佳时机。关于支具的有效性，目前的证据并不一致，部分作者支持使用支具可能减缓侧凸进展的观点[16]，另一些作者则对此持反对意见[11]。多数作者建议使用软支具，因为使用支具的目的是提供姿势支撑，而不是纠正脊柱侧凸。硬质矫形支具会导致皮肤完整性、肺功能和胃肠功能方面的问题[9, 10, 12]。对于侧凸在 30°~60°范围内的儿童，矫形支具仍然被广泛使用，希望能为患者提供一定的支撑、舒适度，或减缓侧凸的进展[11, 16]。经验表明，孩子们很少能耐受每天佩戴支具超过 8 小时。多数有经验的骨科医生仍然使用矫形支具作为非

手术治疗的一部分。

7.3.2　调节座椅

　　轮椅的辅助功能可以帮助患者更好地坐着，包括侧向支撑、头部支撑、下颌支撑、背心、可变角度座椅、定制成型的靠背和座椅，以及空间倾斜系统。这些特殊功能可以优化机体功能，延迟甚至避免手术[13]。调节座椅需要一定的技术，最好与物理治疗师和技术员一起完成。

7.4　手术治疗

　　CP患者手术治疗脊柱畸形的目标是将患者的反应性和主动性结合起来。脊柱关节固定术后可以改善的问题包括疼痛、喂养耐受性、呼吸、自我形象、社会认知、坐姿和耐力、骨盆倾斜以及冠状位和矢状位失衡等[13, 14]。脊柱畸形的外科矫形有助于预防或减少上述器质性和社会性问题的发生，并阻止畸形的进展。

7.4.1　适应证

　　至于何时进行手术，并无明确的标准。手术决策涉及多种因素，包括当前和将来的问题，最好是与患者的医疗决策者、手术医生和其他重要的医疗保健小组成员共同一起进行决策。在决定进行神经肌肉型脊柱侧凸手术时，使用决策辅助工具（一种可提供关于诊断和治疗选择全面信息的工具）可以改善知识获取、满意度和决策性冲突。

　　选择手术时应考虑的因素包括患者年龄、功能状态、合并疾病、侧凸类型、严重程度、柔韧性，对非手术治疗的反应和耐受性以及护理人员的意愿[20]。

　　手术应尽量推迟至患儿接近发育成熟，但应在并发症风险增加之前进行，因为较严重且

僵硬的侧凸治疗难度会增大。推迟手术可以让孩子有更多的时间成长，最大限度地降低麻醉和脊柱手术的风险。然而，这些必须与侧凸的进展相权衡。较小的侧凸曲度与较小的术后并发症发生率有关[11, 21]。因此，在发生并发症的可能性增高之前，这种"积极"的手术治疗方法是有道理的。多数专家一致认为，对并发症代偿良好和侧凸为50°~70°的患者，最佳手术时间是青春期早期[6, 10, 11, 19]。

7.4.2　手术技术

器械类型

　　两种最常用的器械系统是单一棒和定制的节段椎弓根螺钉棒系统。与以往的器械相比，单一棒（图7.2）能较好地矫正脊柱侧凸和骨盆倾斜且并发症发生率相对较低[7, 19, 22]。许多外科医生认为，使用单一棒是CP患者的标准治疗方法，因其使用方便、成本低、畸形矫正效果好、矫正丢失率低[23]。然而，也有人认为，由于近端和远端固定丢失的风险增加，在出现后凸畸形时应谨慎使用[24]。节段性椎弓根螺钉固定比单一棒系统贵得多，但具有定制预弯棒的优点，适应性更强。此外，椎弓根螺钉能达到三柱固定，因此可避免前方松动，并可使主弯得到更大程度的矫正[22, 25, 26]。CP患者通常有明显的骨量减少，这在一定程度上限制了椎弓根螺钉固定的强度，从而可能限制了侧凸的矫正程度[13]。许多研究比较了单一棒与预弯棒和椎弓根螺钉的应用。在一项用单一棒或椎弓根螺钉和骨盆固定治疗157例患者的多中心研究中，Sponseler等[26]发现，两组患者的侧凸矫正程度相当，但单一棒能使骨盆倾斜矫正度明显更高（分别为74%与22%）。单一棒治疗组的手术时间明显缩短，骨盆矫正能更好地维持，但在重症监护室的时间和总住院时间较长，异体输血量更多，

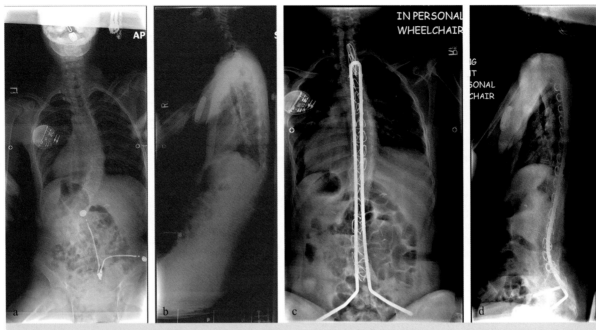

图 7.2 （a）男性青少年脑性瘫痪，前后位 X 线片可见主弯位于腰段，次要弯位于胸段。（b）侧位片上可见胸腰段后凸畸形。（c）脊柱融合术后 1 年的前后位片，单一棒矫形效果良好。（d）侧位片示术前胸腰段后凸矫正满意

感染率更高（分别为 15% 与 5%）。在右侧骨盆明显不对称的患者中，置入单一棒很难或不可能。

融合范围

融合节段的选择主要取决于患者的功能状态和脊柱畸形的类型。对于躯干平衡和侧凸代偿良好的患者，融合可以不包括骨盆。在其他情况下，需要进行更广泛的融合，近端至胸椎，远端至骨盆。在近端，融合应延伸至 T1 或 T2，不应低于 T3，因为近端交界性后凸畸形的风险会增加[13, 14]。止于胸椎中段的融合术与近端交界性后凸畸形风险增加有关，因为胸段脊柱具有正常的解剖后凸[14]。

骨盆固定

远端融合范围的选择取决于与近端融合范围选择相同的因素。多数病例需要固定至骨盆

以纠正骨盆倾斜[27]。Lonstein 第 2 组、长 C 形、失代偿性侧凸患者常伴骨盆倾斜，但重要的是要考虑到骨盆倾斜可能是由多种因素造成的。脊柱畸形和髋关节周围肌肉不对称挛缩，可能是骨盆倾斜的独立或共存的原因[13]。如果融合不包括骨盆，那么畸形复发的风险就会增加，这就需要进行翻修手术[13, 28]。然而，某些情况允许手术医生将融合和固定的范围终止于骨盆近端（图 7.3），包括：直立平衡的存在，如站立或独立坐姿；侧凸定点位于 T12 或以上，以及术前骨盆倾斜不超过 10°。

在需要固定骨盆的情况下，有多种方法可供选择。固定骨盆的目的是为了使骨盆倾斜得到充分矫正并促进关节融合。要做到这一点，就必须尽量降低内置物的突出程度，而且内置物不能失败。Galveston 技术是最早的骨盆内固定术，后来与单一棒系统相适应。Galveston 技

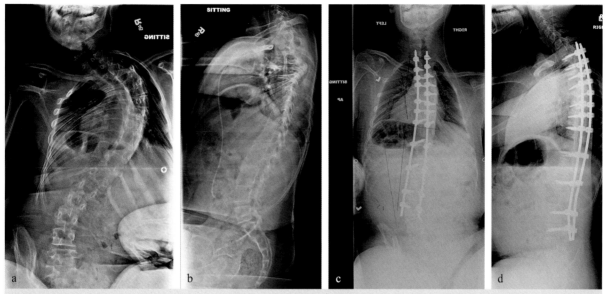

图 7.3　15 岁脑瘫男童，前后位片（a）上表现为 117° 的右侧胸椎侧凸，侧位片上见胸椎后凸丢失（b）。应用节段性椎弓根螺钉—定制棒系统在远离骨盆处进行脊柱融合术，术后 1 年的前后位片（c）和侧位片（d）

术（与单一棒一起使用）通过将棒插入髂骨翼来实现骨盆固定，这些棒可因在髂骨内松动（被视为"风挡雨刷效应"）或从髂骨下方拔出而失败[23]。于 S1 和 S2 置入椎弓根螺钉是另一种固定方法，但由于缺乏坚固的骨，所以并不常用。与 Galveston 技术相比，将髂骨螺钉直接向后置入髂骨具有模块化的优势。然而，它们往往是突出的。最近描述的骶髂螺钉（SAI，又称 S2AI）在模块化方面类似髂骨螺钉，但置入时需要较少的解剖，内置物轮廓低，并能更好地矫正骨盆倾斜（图 7.4）[29]。Shabtai 等[30] 最近发现，与髂骨螺钉相比，使用骶髂螺钉（SAI）时，骨盆内固定失败减少了 75%。无论固定物类型如何，至少需要从 L4 到骨盆采用三对锚钉进行固定，以降低固定失败的风险[30]。Myung 等[31] 发现，当双侧 L5 和 S1 椎弓根螺钉不与 2 枚髂骨螺钉联合使用时，骨盆固定的早期失败率为 35%。

前路手术

多数情况下，通过后路融合可以提供足够的矫正效果；少数情况下，较大的侧凸（Cobb>100°）、僵硬或多向的侧凸需要在后路融合前行前路松解，以增加侧凸的柔韧性。在有计划的前、后路联合手术的情况下，并不总是需要通过前路进行内固定，因为刚性的前路内固定限制了后路的矫正程度[13]。前路松解和后路内固定可以分别分期进行，也可以在同一天行一期联合手术。分期和联合手术已被证明对脊柱畸形的矫正效果相似，但在一项仅包括 CP 患者的比较研究中发现，联合手术与死亡率、发病率和技术并发症的风险的增加相关[32]（见第 21 章）。

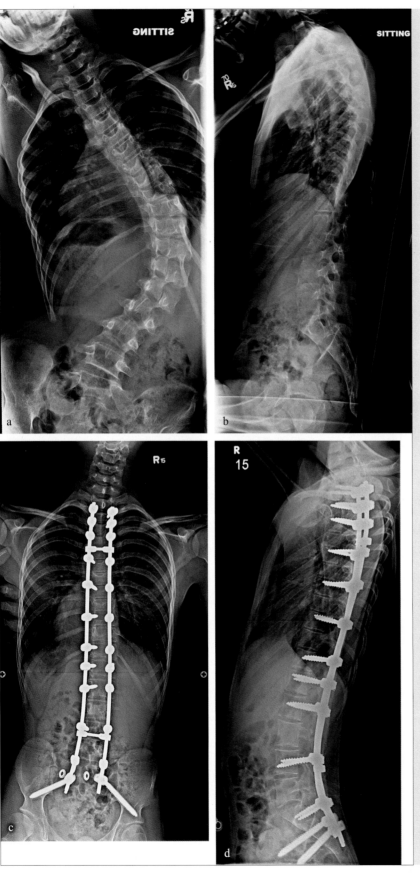

图 7.4 Lonstein 第 2 组 C 形脊柱侧凸的 15 岁脑瘫男童，前后位（a）和侧位（b）X 线片示有 89° 的胸腰段侧凸和 30° 的骨盆倾斜。通过后路行 T2 到骨盆的骶髂固定融合。术后 2 年随访时，前后位片（c）和侧位片（d）显示矫形效果良好并维持

围术期牵引的使用

术前、术中均可使用牵引，并可通过术前X线片评估侧凸的柔韧性。术前牵引很少使用，因为完全受累的CP患者不能很好地忍受牵引固定；而对最远端的侧凸，牵引作用较小。术中牵引对安全改善力线和矫正骨盆倾斜有重要意义[33, 34]。牵引可作用于脊柱外部，牵引位X线片可用于评估侧凸的柔韧性，有助于制订手术计划（图7.5）。

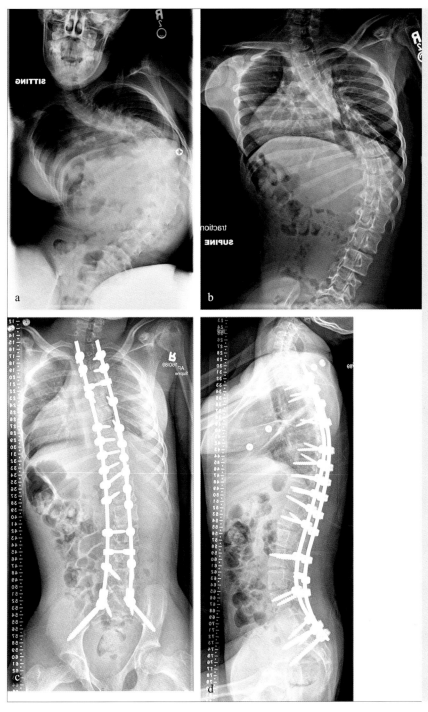

图7.5 11岁脑瘫女孩。坐位前后位片（a）表明其有119°的胸腰段侧凸畸形。牵引下的前后位片（b）用于评价侧凸的僵硬程度，表现为侧凸改善到75°，从而决定行后路手术。术后前后位（c）和侧位（d）片示侧凸矫形效果良好

出血和抗纤溶药物

脊柱融合术中的出血可能是发病和死亡的主要原因。由于某些原因，CP 患者特别容易受到与失血增加有关的风险的影响。在最近的一项研究中，Jain 等[35] 表明，在接受脊柱后路融合术的患者中，CP 患者的正常失血量明显高于任何其他诊断组。在随后的一项研究中，Jain 等[36] 发现，体重较小的患者在脊柱后路融合术中失血量比例较高。这一点特别重要，因为 CP 患者的体形往往较小。其他可能导致 CP 患者失血增加的因素包括丙戊酸的使用、凝血因子的消耗和营养不良[37]。除了标准的血液保存措施外，安全减少术中失血的方法之一是抗纤溶疗法。抗纤溶药物的应用已被证明能减少至少三分之一的失血量。氨甲环酸最常用，6- 氨基己酸可作为另一种选择[37]。

术中神经监测

运动诱发电位和体感诱发电位监测，应用于 CP 患者在技术上具有挑战性，也不像在特发性脊柱侧凸患者中使用时那么可靠，其可靠性可能受脑积水、脑室周围白质软化症和脑软化症等因素的限制[38]。虽然许多 CP 患者是卧床的，术中亦应避免损伤脊髓，因其会导致术中低血压、痉挛、疼痛、尿失禁和褥疮。尽管其可靠性较低且在技术上具有挑战性，但仍建议尝试行术中神经监测[38]。如果经颅刺激不能提供信号，直接刺激颈髓可能会提供信号（更多的信息可见第 4 章）。

7.4.3 并发症

脊柱畸形的手术治疗有其固有的风险，在有神经肌肉型脊柱畸形的 CP 患者中，并发症的发生率甚至更高。文献回顾显示，并发症发生率为 40%~80% 不等[12]。在最近一项对 127 例

接受脊柱融合术的 CP 患者的前瞻性多中心队列研究中，其作者观察了 50 例患者 90 天内发生的 87 例次主要围术期并发症，主要围术期并发症发生率为 39%（50/127）[39]。肺部并发症最常见（30%），与之前的数据一致[11]。其他常见的并发症有胃肠道（19%）、其他内科并发症（12%）、伤口感染（4.7%）、器械相关（1.6%）、非计划分期手术（0.8%）和神经学并发症（0.8%）（关于并发症讨论的信息，可见第 22 章和第 25 章）。

伤口感染

神经肌肉型脊柱畸形患者行后路脊柱融合术后，伤口感染的发生率比特发性脊柱侧凸患者更高。CP 患者行脊柱融合术后，手术部位感染发生率为 6.1%~15%[40-45]，并且胃造口术 / 胃空肠造口管的存在也与较高的感染发生率有关。在所有骨科和神经外科手术部位感染中，革兰阳性菌占 50% 以上[46]。然而，CP 患者的致病菌通常是革兰阴性菌，因此，在围术期使用针对革兰阳性和革兰阴性菌的抗生素进行预防是合理的[42]（关于术后感染的处理，见第 23 章）。

术后生存率

除了整体健康影响和感染外，还必须考虑脊柱融合是如何影响 CP 患者的生存率的。文献报告的术后死亡率差异很大，为 0~7%[25]。在一项对 288 例患有痉挛性 CP 和神经肌肉型脊柱侧凸的脊柱融合术患者的预期寿命的非对照观察性研究中，作者报告称术后死亡率为 1%（3/288）[47]。在该研究中，手术时患者的平均年龄为 13.9 岁（标准差：3.3 岁）。作者发现，手术后的平均预期存活时间为 11.2 年。他们发现，只有术前胸椎后凸严重和术后在重症监护病房的住院天数与预期寿命的减少显著相关。

然而，他们也发现术前合并疾病的存在与术后在重症监护病房的住院时间之间没有关联。

7.5 小结

在评估和治疗有脊柱畸形的 CP 患者时，与健康相关生活质量的最佳客观衡量指标是由 Narayanan 等[2] 提出的看护者优先事项和残疾儿童健康指数（CPCHILD）评分系统，该系统量化了由照顾者进行的对 CP 患儿影响最严重的活动受限程度、整体健康和福利方面的评估。该方法评估了照顾这些儿童的难易程度。由于它评价了所有方面，因此可以成为术后评估治疗效果的有效工具。最近的一项前瞻性研究发现，与非手术治疗组相比，CPCHILD 评分从术前到术后都有轻微改善，但在统计学上有显著意义[48]（更多的信息参考，见第 26 章）。

参考文献

［1］Palisano R, Rosenbaum P, Walter S, Russell D, Wood E, Galuppi B. Development and reliability of a system to classify gross motor function in children with cerebral palsy. Dev Med Child Neurol. 1997; 39(4):214–223

［2］Narayanan UG, Fehlings D, Weir S, Knights S, Kiran S, Campbell K. Initial development and validation of the Caregiver Priorities and Child Health Index of Life with Disabilities (CPCHILD). Dev Med Child Neurol. 2006; 48(10):804–812

［3］McCarthy JJ, D'Andrea LP, Betz RR, Clements DH. Scoliosis in the child with cerebral palsy. J Am Acad Orthop Surg. 2006; 14(6):367–375

［4］Kalen V, Conklin MM, Sherman FC. Untreated scoliosis in severe cerebral palsy. J Pediatr Orthop. 1992; 12(3):337–340

［5］Madigan RR, Wallace SL. Scoliosis in the institutionalized cerebral palsy population. Spine. 1981; 6(6):583–590

［6］Saito N, Ebara S, Ohotsuka K, Kumeta H, Takaoka K. Natural history of scoliosis in spastic cerebral palsy. Lancet. 1998; 351(9117):1687–1692

［7］Thometz JG, Simon SR. Progression of scoliosis after skeletal maturity in institutionalized adults who have cerebral palsy. J Bone Joint Surg Am. 1988; 70(9):1290–1296

［8］Persson-Bunke M, Hägglund G, Lauge-Pedersen H, Wagner P, Westbom L. Scoliosis in a total population of children with cerebral palsy. Spine. 2012; 37(12):E708–E713

［9］Jain A, Sponseller PD, Shah SA, Samdani A, Cahill PJ, Yaszay B, et al. Subclassification of GMFCS level-5 cerebral palsy as a predictor of complications and health related quality of life after spinal arthrodesis. J Bone Joint Surg. 2016; 98(21):1821–1828

［10］Allam AM, Schwabe AL. Neuromuscular scoliosis. PM R. 2013; 5(11):957–963

［11］Imrie MN, Yaszay B. Management of spinal deformity in cerebral palsy. Orthop Clin North Am. 2010; 41(4):531–547

［12］Koop SE. Scoliosis in cerebral palsy. Dev Med Child Neurol. 2009; 51 Suppl 4:92–98

［13］Tsirikos AI, Spielmann P. Spinal deformity in paediatric patients with cerebral palsy. Curr Orthop. 2007; 21(2):122–134

［14］Chan G, Miller F. Assessment and treatment of children with cerebral palsy. Orthop Clin North Am. 2014; 45(3):313–325

［15］Gu Y, Shelton JE, Ketchum JM, et al. Natural history of scoliosis in nonambulatory spastic tetraplegic cerebral palsy. PM R. 2011; 3(1):27–32

［16］Miller A, Temple T, Miller F. Impact of orthoses on the rate of scoliosis progression in children with cerebral palsy. J Pediatr Orthop. 1996; 16(3):332–335

［17］Gilbert SR, Gilbert AC, Henderson RC. Skeletal maturation in children with quadriplegic cerebral palsy. J Pediatr Orthop. 2004; 24(3):292–297

［18］Whitaker AT, Sharkey M, Diab M. Spinal fusion for scoliosis in patients with globally involved cerebral palsy: an ethical assessment. J Bone Joint Surg Am. 2015; 97(9):782–787

[19] Lonstein JE, Akbarnia A. Operative treatment of spinal deformities in patients with cerebral palsy or mental retardation. An analysis of one hundred and seven cases. J Bone Joint Surg Am. 1983; 65(1):43–55

[20] Shirley E, Bejarano C, Clay C, Fuzzell L, Leonard S, Wysocki T. Helping families make difficult choices: creation and implementation of a decision aid for neuromuscular scoliosis surgery. J Pediatr Orthop. 2015; 35(8):831–837

[21] Hasler CC. Operative treatment for spinal deformities in cerebral palsy. J Child Orthop. 2013; 7(5):419–423

[22] Tsirikos AI, Lipton G, Chang WN, Dabney KW, Miller F. Surgical correction of scoliosis in pediatric patients with cerebral palsy using the unit rod instrumentation. Spine. 2008; 33(10):1133–1140

[23] Tsirikos AI, Chang WN, Dabney KW, Miller F. The outcome of spinal fusion using the unit rod instrumentation in pediatric patients with cerebral palsy and spinal deformity. J Bone Joint Surg Br. 2004; 86:118

[24] Sink EL, Newton PO, Mubarak SJ, Wenger DR. Maintenance of sagittal plane alignment after surgical correction of spinal deformity in patients with cerebral palsy. Spine. 2003; 28(13):1396–1403

[25] Sarwark J, Sarwahi V. New strategies and decision making in the management of neuromuscular scoliosis. Orthop Clin North Am. 2007; 38(4):485–496

[26] Sponseller PD, Shah SA, Abel MF, et al. Harms Study Group. Scoliosis surgery in cerebral palsy: differences between unit rod and custom rods. Spine. 2009; 34(8):840–844

[27] Gau YL, Lonstein JE, Winter RB, Koop S, Denis F. Luque-Galveston procedure for correction and stabilization of neuromuscular scoliosis and pelvic obliquity: a review of 68 patients. J Spinal Disord. 1991; 4(4):399–410

[28] Dias RC, Miller F, Dabney K, Lipton GE. Revision spine surgery in children with cerebral palsy. J Spinal Disord. 1997; 10(2):132–144

[29] Sponseller PD, Zimmerman RM, Ko PS, et al. Low profile pelvic fixation with the sacral alar iliac technique in the pediatric population improves results at two-year minimum follow-up. Spine. 2010; 35(20):1887–1892

[30] Shabtai L, Andras LM, Portman M, et al. Sacral alar iliac (SAI) screws fail 75% less frequently than iliac screws in neuromuscular scoliosis. J Pediatr Orthop. 2016

[31] Myung KS, Lee C, Skaggs DL. Early pelvic fixation failure in neuromuscular scoliosis. J Pediatr Orthop. 2015; 35(3):258–265

[32] Tsirikos AI, Chang WN, Dabney KW, Miller F. Comparison of one-stage versus two-stage anteroposterior spinal fusion in pediatric patients with cerebral palsy and neuromuscular scoliosis. Spine. 2003; 28(12):1300–1305

[33] Takeshita K, Lenke LG, Bridwell KH, Kim YJ, Sides B, Hensley M. Analysis of patients with nonambulatory neuromuscular scoliosis surgically treated to the pelvis with intraoperative halo-femoral traction. Spine. 2006; 31(20):2381–2385

[34] Vialle R, Delecourt C, Morin C. Surgical treatment of scoliosis with pelvic obliquity in cerebral palsy: the influence of intraoperative traction. Spine. 2006; 31(13):1461–1466

[35] Jain A, Njoku DB, Sponseller PD. Does patient diagnosis predict blood loss during posterior spinal fusion in children? Spine. 2012; 37(19):1683–1687

[36] Jain A, Sponseller PD, Newton PO, et al. Harms Study Group. Smaller body size increases the percentage of blood volume lost during posterior spinal arthrodesis. J Bone Joint Surg Am. 2015; 97(6):507–511

[37] Dhawale AA, Shah SA, Sponseller PD, et al. Are antifibrinolytics helpful in decreasing blood loss

and transfusions during spinal fusion surgery in children with cerebral palsy scoliosis? Spine. 2012; 37(9):E549–E555

[38] Mo AZ, Asemota AO, Venkatesan A, Ritzl EK, Njoku DB, Sponseller PD. Why no signals? Cerebral anatomy predicts success of intraoperative neuromonitoring during correction of scoliosis secondary to cerebral palsy. J Pediatr Orthop. 2015

[39] Samdani AF, Belin EJ, Bennett JT, et al. Major perioperative complications after spine surgery in patients with cerebral palsy: assessment of risk factors. Eur Spine J. 2016; 25(3):795–800

[40] Borkhuu B, Borowski A, Shah SA, Littleton AG, Dabney KW, Miller F. Antibiotic-loaded allograft decreases the rate of acute deep wound infection after spinal fusion in cerebral palsy. Spine. 2008; 33(21):2300–2304

[41] Cahill PJ, Warnick DE, Lee MJ, et al. Infection after spinal fusion for pediatric spinal deformity: thirty years of experience at a single institution. Spine. 2010; 35(12):1211–1217

[42] Sponseller PD, Jain A, Shah SA, et al. Deep wound infections after spinal fusion in children with cerebral palsy: a prospective cohort study. Spine. 2013; 38(23):2023–2027

[43] Sponseller PD, Shah SA, Abel MF, Newton PO, Letko L, Marks M. Infection rate after spine surgery in cerebral palsy is high and impairs results: multicenter analysis of risk factors and treatment.

Clin Orthop Relat Res. 2010; 468(3):711–716

[44] Li Y, Glotzbecker M, Hedequist D. Surgical site infection after pediatric spinal deformity surgery. Curr Rev Musculoskelet Med. 2012; 5:111–119

[45] Mohamed Ali MH, Koutharawu DN, Miller F, et al. Operative and clinical markers of deep wound infection after spine fusion in children with cerebral palsy. J Pediatr Orthop. 2010; 30(8):851–857

[46] Hidron AI, Edwards JR, Patel J, et al. National Healthcare Safety Network Team, Participating National Healthcare Safety Network Facilities. NHSN annual update: antimicrobial-resistant pathogens associated with healthcare-associated infections: annual summary of data reported to the National Healthcare Safety Network at the Centers for Disease Control and Prevention, 2006–2007. Infect Control Hosp Epidemiol. 2008; 29(11):996–1011

[47] Tsirikos AI, Chang WN, Dabney KW, Miller F, Glutting J. Life expectancy in pediatric patients with cerebral palsy and neuromuscular scoliosis who underwent spinal fusion. Dev Med Child Neurol. 2003; 45(10):677–682

[48] Sewell MD, Malagelada F, Wallace C, et al. A preliminary study to assess whether spinal fusion for scoliosis improves carer-assessed quality of life for children with GMFCS level IV or V cerebral palsy. J Pediatr Orthop. 2016; 36(3):299–304

8 脊膜膨出患者的脊柱畸形的外科治疗

著者：Peter G. Gabos

翻译：陈超　徐炜

摘要： "神经肌肉型脊柱侧凸"这一术语包含了一系列完全独立、各不相同的疾病诊断，其中脊柱畸形可能会产生重大影响。虽然不同的疾病或许存在某些共性，脊柱侧凸的治疗原则也相同，但是每例患者在治疗时都得考虑到原发病因，因此不能一概而论。当然，当此类患者合并脊膜膨出时情况就更复杂了。与其他侧凸的治疗相比，此时更应全面了解患者的全部情况，根据不同的情况，手术与非手术方案都必须做出调整。

本章的目的是阐述神经肌肉型脊柱侧凸合并脊膜膨出的复杂性，突出制定治疗策略的重要性，以提高手术成功率并减少并发症的发生。

关键词： 脊柱后凸畸形，脊膜膨出，神经肌肉型脊柱畸形，脊柱侧凸，脊柱骨盆固定。

可能影响脊膜膨出患者的脊柱融合内固定的混杂因素

- 分流性脑积水
- Chiari 畸形
- 脊髓栓系
- 神经源性肠 / 神经源性膀胱
- 膀胱扩大术后
- 胸廓发育不良综合征
- 乳胶过敏
- 腹型肥胖
- 下肢挛缩
- 皮肤麻木

8.1 引言

通过手术治疗脊柱畸形合并脊膜膨出患者时会面临复杂而严峻的挑战，而这些挑战来自各个方面：脊柱在多个空间、平面存在畸形，包括侧凸、后凸、前凸、畸形合并先天性椎体发育异常，后柱结构缺如，椎弓根解剖异常、脊膜膨出于皮下、皮肤破溃和骨质减少等，这些因素对手术的各个方面都是挑战。

伴随脊膜膨出发生的一些合并疾病也是造成术中并发症的重要因素（见下）。所有这些因素综合起来，使伴有脊膜膨出的脊柱畸形在手术治疗中常会发生各种严重的手术并发症。

8.2 治疗指南

通常来说，小于 40°~50° 的脊柱侧凸可采用非手术治疗。在某些病例中，为了保持躯干稳定或让患者能独自坐起而不用双手撑扶，可以使用支具，但是支具并不能用于治疗或控制侧凸[1]。皮肤破溃与皮肤麻木、导尿管和肛门器械的使用、躯干型肥胖、呼吸受限等，都会限制支具的作用。

随着侧凸角度增加，患者某些器官功能开始出现问题时，就需要通过手术进行干预。脊柱侧凸引起的力线异常可能导致多器官受损。盆骨倾斜度的增加可导致坐骨结节、大转子或尾骨的压力分布改变，从而在已经麻木的皮肤处产生压疮、破溃；脊柱畸形可加重呼吸做功，从而使呼吸功能受限，最终发生呼吸衰竭。脊柱后凸畸形的后凸顶椎区域皮肤慢性溃疡可能伴随患者终身，并有可能并发脊柱骨髓炎（图 8.1）。

8.3 术前评估

8.3.1 影像学评估

术前应对脊柱畸形患者各个方面进行全面评估。了解椎骨未闭节段部位以及皮下脊膜突出的位置，对于预防脊膜撕裂或进一步的神经损伤至关重要，这是因为在明显的脊柱裂脊膜膨出的头端也可能存在在脊柱后柱解构的缺如。盆骨与骶骨的解剖也必须明确，因为多数患者的内固定需要融合固定至骨盆。X 线检查应包括脊柱前后位、侧位和骨盆前后位片。对韧性的评估应包含仰卧侧屈位片，支点侧屈位片和 / 或牵引位片，评估是否需要前路松解、截骨或椎体切除（VCR）。CT 扫描和三维成像便于手术入路的选择、矫形技术的运用，以及确定脊柱—骨盆内固定置入等术前计划的制订，尤其在多发性先天畸形的病例中，单平面成像技术已经远远不能满足需求。对某些侧凸急进发展的病例，可能需要行 MRI 进行评估，因为可能会有脊髓栓系、Chiari 畸形、脊髓空洞或脑室腹腔分流畸形并发进行性脑积水等并存[2, 3]。

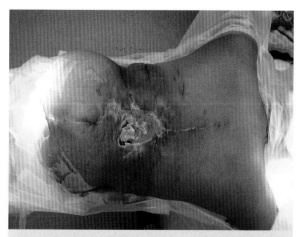

图 8.1 图中为 1 例脊膜膨出合并脊柱后凸慢性感染的患者术前照片。该患者在后凸顶点附近有皮肤溃疡、破口，伴脊膜外露、脑脊液持续外溢、脊柱脊髓炎与骨坏死

如果患者存在脑室腹腔分流，术前需要在影像学上确认分流处颅脑结构完整性，评估尤其要注意脑脊液分流的最常见的颈椎区域。术前与术后行脑 CT 和 MRI 可用于判断矫形术后脑积水是否改善，这在术前发现脑脊液分流器结构性故障时是非常重要的。不该假定任何脑积水都是阻塞性脑积水[4, 5]，术后应立刻获得沿长轴分布的完整的分流影像。分流失败引起的脑积水可表现为头痛、恶心、呕吐、嗜睡、眼外运动异常、认知改变、神经功能恶化，甚至呼吸停止和死亡。

8.3.2 围术期医疗安全管理

为了确定手术时机与术后康复计划，脊膜膨出合并脊柱侧凸的患者需要多学科协同管理：需要向神经外科医生咨询脑脊液分流与脊髓栓系的问题，向整形外科医生咨询切口设计、皮肤缝合与切口管理等问题，向泌尿外科医生咨询膀胱重建或改道手术时放置术前导尿管，向康复科医生咨询术后最佳康复锻炼的方法。

应该注意胸廓功能不全综合征（Thoracic insutliciency syndrome，TIS）的发生，这常由脊柱侧凸、胸椎前凸，和 / 或腹部内容物将膈肌顶入胸腔引起。在体格检查中，可能表现为呼吸困难，有时会出现"Campell 木偶"征[6]。肺功能检查有助于量化肺功能不全的程度，而在脊柱型患者影像资料中测量肺部可容性空间比（space available for lung，SAL）是不足以说明胸廓容积不足的程度的，因为患者可能不合并胸廓狭窄[7]。膈肌侵入指数（Diaphram Intrusion Index，DII）可能是比 SAL 更好的测量指标，因为该指数量化了腹腔内容物使膈肌抬升后的 SAL（图 8.2）[8]。DII 能够分别计算单侧胸廓容积，所以不受脊柱侧凸或胸廓狭窄的影响。

术前营养指标应包括血清白蛋白、白细胞计数、尿常规与尿培养等参数。泌尿系统感染的治疗应在术前完成，术中、术后抗生素的应用应该根据尿培养药敏结果用药[9]。术中确保 Foley 导管置于尿道内并避免导管阻塞在整个手术过程中至关重要，因为膀胱扩大处的黏液阻塞会变得非常棘手。长时间手术过程中导尿管阻塞可能导致肾功能损害和严重的尿毒症，甚至危及患者生命。下方框内的条款应该严格执行[8]。

仔细检查整个皮肤完整性也是非常重要的，包括足跟与骨盆突起部位的皮肤，也包括造瘘口和任何其他腹部手术切口。应该仔细评估先前神经外科手术后神经上的瘢痕，包括毛细血管再充盈、增生性瘢痕、整体活动性和与下层骨组织的附着力（典型表现为髂后上棘处的皮肤附着）。凹陷处的皮肤部分可能存在消毒困难（图 8.3）。瘢痕的形状（如中线型、交叉型、倒"Y"形瘢痕等）会极大地影响切口设计，对躯干型肥胖、牙齿和整体卫生状况也应该进行评估。

功能评估应包括感觉、运动评估，四肢活动度，在器具辅助下的离床活动能力，独立或在护理人员帮助下的导尿能力，以及术后自理能力的期望值水平。如要行肌皮瓣转移术，则术前需要咨询患者或家属对拄拐行走、助行器行走或轮椅推进器的具体要求，仔细评估他们对于上肢及肩带活动功能的依赖程度。所有主要四肢关节的活动度在术前都要详细记录。在可行走的患者中，髋关节挛缩程度和下肢的力

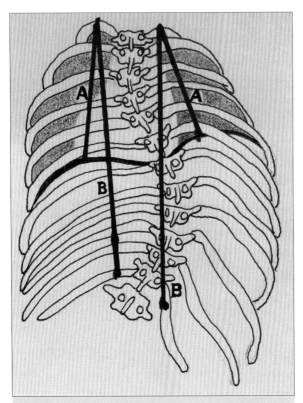

图 8.2 膈肌侵入指数测量方法（DII）。肺部可容性空间定义为从最近端肋骨的中点至左、右两侧膈弧形影中点的距离（直线 A）。胸廓高度即最近端肋中点与最远端肋旁开脊柱同样距离的点之间的距离（直线 B）。DII 以百分比表示，是将肺部可容空间（直线 A）除以胸廓高度（直线 B）而获得的。优点是可以对左、右侧胸廓分别计算可容空间，所以不受脊柱侧凸和单侧胸廓狭窄的限制

Alfred I Dupont 儿童医院脊膜膨出患儿脊柱融合术前泌尿外科护理方案[5]
- 术前请泌尿外科医生会诊
- 术前 14 天行尿液分析、尿培养＋药敏；如果为阳性，根据药敏实验结果使用抗生素直至手术当天。手术前 3 天再次培养，如果仍为阳性但无症状，可以继续使用抗生素治疗直至手术；如果有症状，则手术推迟，直到完全治愈
- 将药敏实验结果纳入术中和术后抗生素方案的选择
- 术中，如果患者做过膀胱再造术，则由泌尿外科医生于术前放置尿管。用庆大霉素溶液（1 L 生理盐水加 480 mg 庆大霉素）冲洗膀胱，向膀胱内注入 30 mL 后抽回 10 mL 验证是否进入膀胱，确保 Foley 导尿管位置正确
- 在患者摆位（俯卧位）完毕后，在消毒铺巾前由泌尿外科医生重新冲洗膀胱，验证 Foley 管是否通畅，必要时重新调整导尿管
- 术中如果尿量少，需要重新进行膀胱冲洗或每小时进行一次膀胱冲洗

线可能影响术后患者的行走功能，所以这些问题都需在脊柱手术前后解决，髋关节过伸挛缩的患者采取坐位时，挛缩的髋关节可能会对脊柱内固定造成过度的张力而导致内固定失败。

患者在接受手术后返回的社会环境也会明显影响手术最终的成功，社区工作人员对患者家庭结构和动态的评估也相当重要。

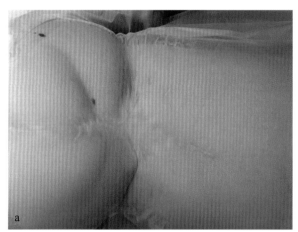
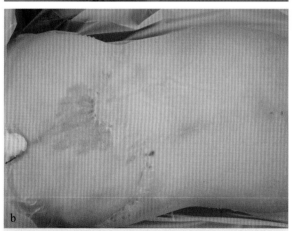

图 8.3　在脊膜膨出修补术的残余皮肤上做手术切口可能造成皮肤裂开、皮瓣坏死、感染，以及内置物置入后缺乏充足皮肤覆盖的巨大风险（a）。脊膜膨出畸形修补术后，患者下腰部、骶尾部覆盖广泛的、像纸一样薄的血供不良的皮肤。皮肤附着于双侧髂前上棘（PSIS）。（b）为了关闭切口而做的臀肌双皮瓣修补术，可能会使切口周围的皮肤面临矫形内固定物置入后皮瓣坏死的风险。仔细设计手术切口至关重要，术前可能需要整形外科医生会诊来设计皮肤切口

8.3.3　手术计划

手术计划主要依据侧凸僵硬程度、严重程度、手术目标、手术医生的偏好、一期或二期手术、前路或后路等来制订。患者脊柱侧凸的僵硬度和严重程度的不同，采用的手术入路也不同。同样，根据手术目的，术者的习惯和手术方式的偏好不同，来选择一期还是二期、前路和／或后路的手术入路方式。

文献中几乎提到了所有手术入路都可以治疗脊膜膨出合并脊柱侧凸，每种手术入路各有利弊[1~16]。

很久以来，前后路联合融合固定手术都能获得持久的融合效果。前路椎间盘松解提高了侧凸矫正的柔韧度和矫正率，而前路椎间融合提升了融合的面积与稳定性，特别在缺乏后柱结构的脊椎节段中。

选择性融合时可单独使用前路融合内固定，融合应尽量不包括骶骨和／或骨盆[18]，这也是非常重要的，但少有文献关注这点，多数作者都极力主张对脊柱盆骨进行融合固定。

术前需 halo 架牵引，适用于极度僵硬和严重的脊柱侧凸或后凸。如果要放置 halo 支架，则一定要预先考虑到现有脑室腹腔分流器的位置。

由于内置物的不断改进，单纯一期后路手术变得越来越受欢迎。当畸形严重且僵硬时，采用先进的截骨技术如 VCR 等也便于手术一期完成。应用结构性椎间支撑材料进行后路腰椎间融合术，有助于扩大融合接触面积，提升稳定性。在后柱结构缺如或发育不良的病例中，椎间融合尤为重要[19]。

如果患者下肢活动功能和／或存在脊髓栓系症状时，解除脊髓栓系应先于矫正脊椎畸形进行。也并非所有无症状的脊髓栓系患者都需要先解除脊髓栓系，尽管目前并没有标准规定哪些情况下脊柱侧凸合并脊髓栓系要先处理脊髓

栓系[20]。一直以来，脊髓栓系松解术都先于畸形矫正术进行，在安全、有效的情况下也可同时进行[21]。部分严重损伤的患者应考虑脊髓切开术，并沿从颅至骶的方向都要严密缝合，防止影响脑脊液（CSF）循环。脊髓切开术能帮助术者更好地矫正脊柱畸形，降低发生痉挛的可能，并对膀胱功能的恢复有潜在作用[22]。在严重脊柱局部感染，如严重脊柱后凸导致的皮肤破溃引起感染的病例中，于感染部位附近切开脊髓有助于降低发生脊膜撕裂和灾难性脑脊液感染的风险（图 8.4）。

神经电生理监测的使用有助于发现潜在的神经功能缺损。对于下肢几乎无功能或功能极少的非卧床患者，神经电生理监测也有助于发现并预防臂丛神经损伤或周围神经卡压，尤其在手术时间较长时。

请整形外科医生会诊，帮助设计切口和关闭伤口的办法，有助于优化术后伤口管理，有时他们也会建议术前使用软组织扩张器。

应该避免使用乳胶，应假定为所有患者都对乳胶过敏。

8.4 手术技术

必须注意患者在脊柱手术床上的体位，所有骨骼突起的部位都应当充分衬垫，防止发生压力性溃疡。由于严重的下肢畸形或挛缩，下肢的摆放可能非常耗时也非常困难，但为了优化手术效果、促进患者术后康复，再怎么强调也不过分。髋关节伸展或屈曲可以分别获得更多或更少的腰椎前凸。当患者体位最后确定后，Foley 导尿管的位置必须通过膀胱冲洗再次确认（用含庆大霉素的溶液冲洗）。

在脊柱手术的全过程确保导尿管通畅十分重要。因为黏液阻塞非常常见，而这种阻塞可以导致无法挽救的尿毒症的发生。皮肤切口的

设计必须考虑之前存在的皮肤瘢痕情况。如果骨盆固定包括双侧髂前上棘（PSIS），则必须在两侧髂骨处评估皮肤质量。如果要用透视辅助盆骨置钉内固定，那么在术前准备和铺巾之前必须拍摄必要的影像来确认骨盆的无障碍透视方向（图 8.5）。做术前准备时，手术范围和铺巾范围应较大，允许在所有皮肤区域进行计划内（或非计划内）的肌瓣和／或皮瓣转移、骨移植术来帮助关闭伤口，也包括大腿后部和臀部的皮肤。

对皮肤和皮下组织的精心处理备受重视，频繁重复放置皮肤牵开器能够避免组织损伤和坏死。在剥离皮肤和软组织时，必须考虑暴露于皮下的脊膜的位置和脊柱后部骨缺损的部位，以避免造成脊膜撕裂和脊髓损伤。

脊柱和骶骨骨盆区域采用何种方式进行固定，应根据外科医生的经验和矫形的目标而定。对多数患者来说，手术目的包括恢复脊柱骨盆平衡使患者方便坐轮椅，所以减轻骨盆倾斜和骨盆向上（躯干）旋转的策略也非常重要。将骶骨中线恢复至中立位，使头部在冠状面和矢状面都恢复到骨盆上方，将有助于患者从坐骨结节到股后部都获得良好的重力分布，避免皮肤破损和溃疡的发生。

尾骨的形态也应受到关注，因为手术造成的前凸在较瘦的患者中可能会对此部位造成压迫而导致溃疡形成。不管用何种骶骨骨盆和脊柱内固定，必须遵守内固定的原则，即牢固、确实、不突出而影响皮肤，最大限度地恢复脊柱骨盆平衡。

使用锚钉器械对脊柱后部结构进行固定，椎板下钢缆或椎板钩不能用于后部结构缺如的区域。椎弓根螺钉能够提供更佳的功能和把持力。在不稳定截骨和 VCR 截骨区域附近的椎弓根螺钉上安装临时棒，能够避免脊柱在截骨时突然发生移位，尤其是脊柱远端向腹侧的移位。

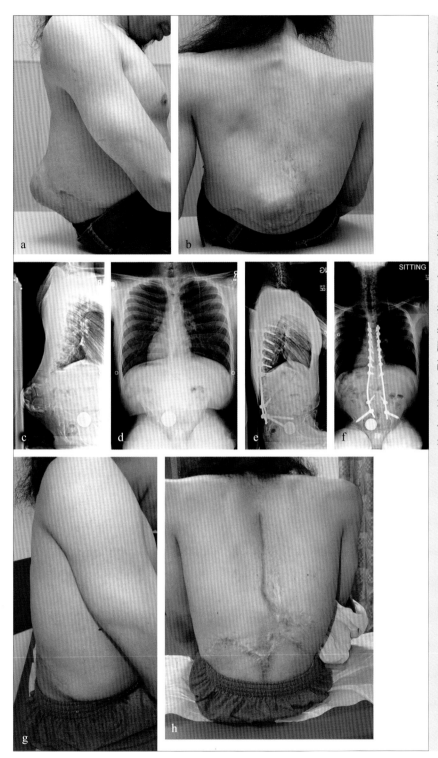

图8.4 （a，b）图示一例高位脊膜膨出伴不断加重的腰椎后凸畸形，后凸顶椎区皮肤慢性破溃并持续有脓液流出的患者。皮肤破溃最先发生于一次超出预期时间的泌尿外科手术后，术中患者需要采用平卧位。如果能有足够厚的衬垫保护，或采用硅胶垫圈保护顶椎区的皮肤，则完全可以避免此类并发症的发生。不断加重的后凸畸形让该患者只有双手撑扶才能坐稳。（c，d）患者取坐位，在前后位和侧位平片上可以发现严重的腰椎后凸畸形，腰椎高度明显丢失，导致腹腔内容物拥挤，推挤膈肌。（e，f）患者接受了感染部位以上的脊髓横断切除、腰椎后凸颈椎区截骨和脊柱骨盆融合内固定术，图示术后1年坐位下脊柱全长正侧位片。（g，h）术后1年大体外观照，该患者不用双手撑扶也能够耐受长时间端坐。背部伤口愈合良好

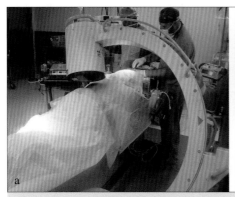
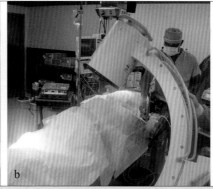
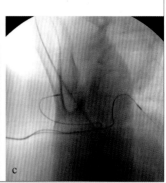

图 8.5 （a，b）在消毒铺巾前用 C 臂机反复透视，确保骨盆的髂骨或骶髂（SAI）螺钉置入的骨盆解剖标志能够清楚辨析。（c）图示髂骨泪滴样影，清楚显示髂骨可供螺钉稳定有效置入的空间

长尾螺钉和万向螺钉能够使连接棒更容易、更平滑地装入螺钉尾部，尤其在骨量减少时。单平面螺钉能够加强脊柱的旋转矫形，专门用于侧凸顶椎区域以及顶端和末端稳定结构的建立。在后柱结构缺失和椎间盘切除的节段，从脊柱前方或后方（PLIF）在椎体间植骨并置入支撑物，能够提高脊柱的稳定性，增加脊柱截面间的接触面积。选择从后方置入椎间支撑物时，这些支撑物要在连接棒安装前完成置入。

在标准的斜—正中椎弓开路之后，脊膜膨出患者的下腰椎椎弓根很难再置入椎弓根螺钉（图 8.6）。肥胖和不断增加的腰椎前凸，会对椎弓根置钉造成非常大的困难。髂骨翼截骨能够降低在置入下腰椎和骶骨岬部椎弓螺钉的难度。当髂峥后部附近存在致密瘢痕和皮肤受损时，对髂峥后部进行截骨并保留较薄的髂峥软骨边缘（如果还有的话），也可以防止受损和附着区域的皮肤撕裂（图 8.7）。如果患者需要置入髂后上棘（PSIS）螺钉时，髂峥后部的截骨应该非常谨慎，因为有可能影响髂后上棘处螺钉的稳定性。

骶骨骨盆固定的手术技术多种多样，包括 Galveston、Dunn–McCarthy 和 Warner–Fackler 技

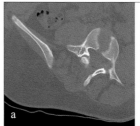
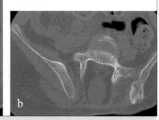

图 8.6 （a）图示 1 例正常人 L5 的轴位 CT 影像，显示该平面腰椎椎弓根与髂骨后翼的解剖关系。（b）为腰椎脊膜膨出患者相应节段的轴位 CT 影像，可以发现腰椎后部结构消失，棘突裂开，椎弓根内缘异常地移向外侧，脊膜从中间突出并且形成皮下囊，并且髂后上棘挡住了椎弓根的起始部分

术等[23-26]。髂骨螺钉提供了坚强的骨盆固定并避免了应用 S- 钩（S-hook）或 Dunn–McCarthy 固定可能会发生的并发症[27]。其次，骶髂螺钉（sacral–alar–iliac，SAI screw）可以使髂骨螺钉固定得更深，避免了螺钉尾帽和尾端的连接棒对皮肤的干扰，防止出现皮肤破溃，且不受髂骨截骨的影响。多数情况下，SAI 螺钉允许连接棒直接从脊柱连接到骨盆，不需要转接或其他横向连接器连接两根连接棒，可以消除潜在的固定失败可能[28]。如果想要顺利地一次性置入

连接棒，在选择 SAI 螺钉置入的起始点前先置入下腰椎和 / 或骶骨螺钉（如果需要用到的话）是非常有必要的（图 8.8）。如果在髂后上棘的髂骨螺钉置入点上需要一个尾帽更长的髂骨螺钉，应该在髂后上棘处建立一个凹槽，将髂骨螺钉尾部埋入其中，避免尾帽突出损伤皮肤（图 8.9）。当骨盆由于某些原因不能置钉时，其他固定选择包括 S1 骶岬螺钉，螺钉可以朝向 S2 头端和侧方（图 8.10）。

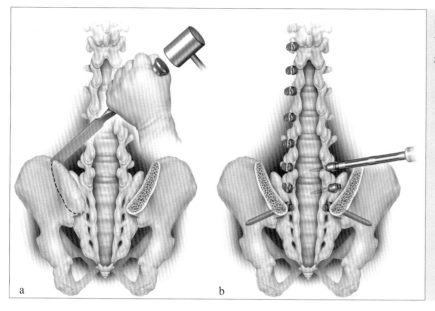

图 8.7　髂骨翼截骨（a）可以为下腰椎椎体和骶骨岬提供更好的椎弓根螺钉置入空间和轨迹（b）

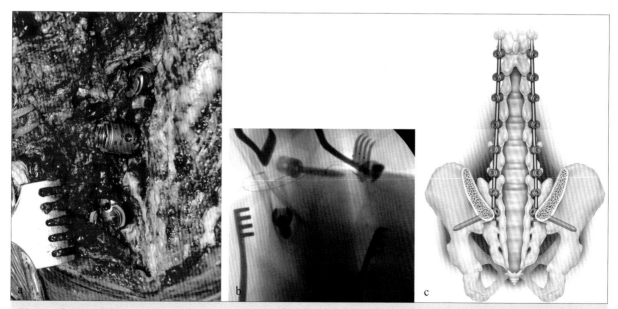

图 8.8　在置入骶髂（SAI）螺钉前先置入下腰椎和骶骨螺钉，有助于调整脊柱固定连接棒与螺钉钉尾螺帽的排列。（a）在这张图片中，最近端的螺钉位于 L5 并首先置入（在完成 L5-S1PLIF 之后），中间的螺钉置于 S1，而最远端的螺钉是 SAI 螺钉，也是最后放置的。（b）术中透视显示 SAI 螺钉最终置入了骶骨泪滴的下象限。（c）图中显示的是 L5 椎弓根螺钉、S1 骶骨螺钉和 SAI 骨盆钉排列在同一直线上的模拟图。螺钉按照此顺序置放，可以使连接棒的底座以直线形式从脊柱排列到骨盆，不需要任何类型的偏置骨盆连接器或转接头

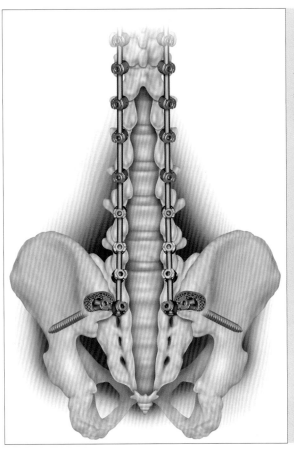

图 8.9 如果后路髂骨固定的点已经确定了，可以建立一个髂骨凹陷避免内置物突出。这种情况下需要用偏置连接器或转接头将脊柱内固定连接棒和骨盆内固定连接起来

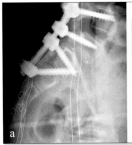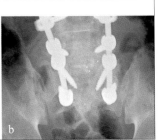

图 8.10 S1 骶骨螺钉和朝向头端和侧方的 S2 骶骨翼螺钉，可以在某些骨盆无法置钉的情况下使用

用于矫形的连接棒置入技术因手术目的和术者偏好的不同而不同。为了防止内置物从骨质疏松的椎体内退出，应遵循多点固定和连接棒逐步复位的内置物载荷—分担原则。连接棒复位技术分为两根连接棒先后复位和同时复位

两种。当同时放置两根棒时，一对经过预弯的棒利用悬臂矫形的方法在近端与一个类似连接装置的交叉连接器连接。在这种情况下，骨盆螺钉的帽尾最先与连接棒连接，之后由尾端向头端逐步将连接棒连接于螺钉，并保持连接棒上的负载压力持续存在。单平面螺钉可以实现椎体整体切除和节段性的旋转矫形，尤其适用于在侧凸顶椎区。在平衡骨的整体质量和固定强度的前提下，也可以选择其他矫形技术，包括平移技术、撑开（为了获得后凸和 / 或侧凸凹侧矫形）和加压（为了恢复前凸和 / 或侧凸凸侧矫形）、原位弯棒矫形等。术中，在初步矫形后利用术中透视评估残留的骨盆倾斜度，通过对腰骶部和骨盆固定点的加压或撑开可以进一步减轻骨盆倾斜。在伤口闭合之前，还需

要进行脊柱全长侧位透视以评估矢状面整体情况。关闭伤口时，在脊柱伤口处加用抗生素或将其直接撒到植骨融合移植物上可以降低感染率[29]（图8.11）。

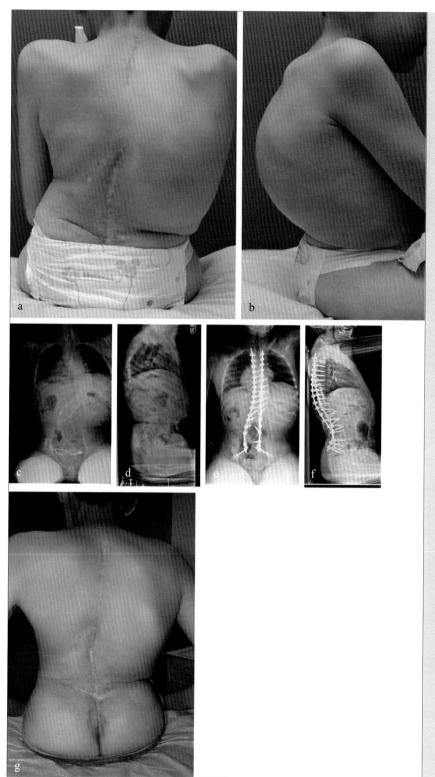

图8.11　图示1例腰椎中段脊膜膨出伴逐渐增加的后凸畸形且无法行走的患者。患者之前接受过脊柱生长棒置入，之后因断裂而取出。（a，b）图示患者明显的脊柱后凸畸形的临床外观。该患者在腰骶部有一个已经愈合的十字形切口瘢痕，在髂嵴后部。（c，d）坐位下脊柱前后位和侧位X线片显示明显的脊柱后凸。（e，f）术后4年患者坐位下脊柱前后位和侧位X线片示脊柱骨盆融合技术采用了本章描述的方法。（g）术后外观照片显示脊柱骨盆平衡状态良好，未发生术后并发症

8.5 伤口管理

手术伤口的管理会很大程度地影响手术成功与否。这些患者的皮肤肌肉的缝合可能极其复杂，无法确保在脊柱和内固定物上方有稳定的软组织覆盖，可能导致灾难性的深部感染。某些情况下，术前可以考虑使用皮肤扩张器。整个手术过程中皮肤和软组织的处理很重要，需要非常小心。也可能需要采用大的软组织皮瓣、背阔肌或腹外斜肌旋转皮瓣以及皮肤移植。术中放置深、浅引流有助于减轻水肿和对皮肤张力的影响。必须熟练使用密封性辅料，尤其在臀部褶皱周围，因为粪便会污染辅料。术后康复需要采用专用气垫床。必须经常检查辅料是否被污染或有无脱落，伤口是否有开裂、感染或被污染的迹象。

8.6 术后康复护理

多数患者术后直到病情稳定前都会在重症监护病房中接受康复治疗。患者也应尽可能快地被调动起来加入康复治疗。如果术中做过硬膜修补，患者应该在床上平卧 48 小时以上，以保护硬膜修补处。现有的轮椅可能需要对其适用性进行评估和改进。每天都要检查伤口辅料，使用防水密封性敷料以防止污染。所有手术引流管都要保持在原位，直到每天引流量小于 50~100 mL。术后积极的高营养支持有助于促进伤口愈合。如果可行的话，在患者能接受的情况下可开始负重和移动训练。

参考文献

［1］Olafsson Y, Saraste H, Al-Dabbagh Z. Brace treatment in neuromuscular spine deformity. J Pediatr Orthop. 1999; 19(3):376–379

［2］Hall PV, Lindseth RE, Campbell RL, et al. Myelodysplasia and developmental scoliosis. Spine. 1976; 1(1):48–56

［3］Müller EB, Nordwall A, Maggio WM, et al. Brace treatment of scoliosis in children with myelomeningocele. Spine. 1994; 19(2):151–155

［4］Abu-Sneineh K, Lipton GE, Gabos PG, Miller F. Dysfunction of a ventriculoperitoneal shunt after posterior spinal fusion in children with cerebral palsy: a report of two cases. J Bone Joint Surg Am. 2003; 85-A(6):1119–1124

［5］Geiger F, Parsch D, Carstens C. Complications of scoliosis surgery in children with myelomeningocele. Eur Spine J. 1999; 8(1):22–26

［6］Campbell RM, Jr, Smith MD, Mayes TC, et al. The effect of opening wedge thoracostomy on thoracic insufficiency syndrome associated with fused ribs and congenital scoliosis. J Bone Joint Surg Am. 2004; 86-A(8):1659–1674

［7］Campbell RM, Jr, Smith MD, Mayes TC, et al. The characteristics of thoracic insufficiency syndrome associated with fused ribs and congenital scoliosis. J Bone Joint Surg Am. 2003; 85-A(3):399–408

［8］Gabos PG. Surgical correction of scoliosis in myelomeningocele. Scoliosis Research Society (SRS) Half-Day Course, Lyon, France, September 19, 2013

［9］Hatlen T, Song K, Shurtleff D, Duguay S. Contributory factors to postoperative spinal fusion complications for children with myelomeningocele. Spine. 2010; 35(13):1294–1299

［10］Núñez-Pereira S, Pellisé F, Rodríguez-Pardo D, et al. Individualized antibiotic prophylaxis reduces surgical site infections by gram-negative bacteria in instrumented spinal surgery. Eur Spine J. 2011; 20(3) Suppl 3:397–402

［11］Banit DM, Iwinski HJ, Jr, Talwalkar V, Johnson M. Posterior spinal fusion in paralytic scoliosis and myelomeningocele. J Pediatr Orthop. 2001; 21(1):117–125

［12］Banta JV. Combined anterior and posterior fusion for spinal deformity in myelomeningocele. Spine. 1990; 15(9):946–952

［13］ McMaster MJ. Anterior and posterior instrumentation and fusion of thoracolumbar scoliosis due to myelomeningocele. J Bone Joint Surg Br. 1987; 69(1):20–25

［14］ Parsch D, Geiger F, Brocai DR, Lang RD, Carstens C. Surgical management of paralytic scoliosis in myelomeningocele. J Pediatr Orthop B. 2001; 10(1):10–17

［15］ Stella G, Ascani E, Cervellati S, et al. Surgical treatment of scoliosis associated with myelomeningocele. Eur J Pediatr Surg. 1998; 8 Suppl 1:22–25

［16］ Ward WT, Wenger DR, Roach JW. Surgical correction of myelomeningocele scoliosis: a critical appraisal of various spinal instrumentation systems. J Pediatr Orthop. 1989; 9(3):262–268

［17］ Sponseller PD, Young AT, Sarwark JF, Lim R. Anterior only fusion for scoliosis in patients with myelomeningocele. Clin Orthop Relat Res. 1999(364):117–124

［18］ Wild A, Haak H, Kumar M, Krauspe R. Is sacral instrumentation mandatory to address pelvic obliquity in neuromuscular thoracolumbar scoliosis due to myelomeningocele? Spine. 2001; 26(14):E325–E329

［19］ Rodgers WB, Williams MS, Schwend RM, Emans JB. Spinal deformity in myelodysplasia. Correction with posterior pedicle screw instrumentation. Spine. 1997; 22(20):2435–2443

［20］ Samdani AF, Fine AL, Sagoo SS, et al. A patient with myelomeningocele: is untethering necessary prior to scoliosis correction? Neurosurg Focus. 2010; 29(1):E8

［21］ Mehta VA, Gottfried ON, McGirt MJ, Gokaslan ZL, Ahn ES, Jallo GI. Safety and efficacy of concurrent pediatric spinal cord untethering and deformity correction. J Spinal Disord Tech. 2011; 24(6):401–405

［22］ Lalonde F, Jarvis J. Congenital kyphosis in myelomeningocele. The effect of cordotomy on bladder function. J Bone Joint Surg Br. 1999; 81(2):245–249

［23］ McCall RE. Modified Luque instrumentation after myelomeningocele kyphectomy. Spine. 1998; 23(12):1406–1411

［24］ McCarthy RE, Bruffett WL, McCullough FL. S rod fixation to the sacrum in patients with neuromuscular spinal deformities. Clin Orthop Relat Res. 1999 (364):26–31

［25］ McCarthy RE, Dunn H, McCullough FL. Luque fixation to the sacral ala using the Dunn-McCarthy modification. Spine. 1989; 14(3):281–283

［26］ Thomsen M, Lang RD, Carstens C. Results of kyphectomy with the technique of Warner and Fackler in children with myelodysplasia. J Pediatr Orthop B. 2000; 9(3):143–147

［27］ Walick KS, King JT, Johnston CE, Rathjen KE. Neuropathic lower extremity pain following Dunn-McCarthy instrumentation. Spine. 2008; 33(23):E877–E880

［28］ Chang TL, Sponseller PD, Kebaish KM, Fishman EK. Low profile pelvic fixation: anatomic parameters for sacral alar-iliac fixation versus traditional iliac fixation. Spine. 2009; 34(5):436–440

［29］ Borkhuu B, Borowski A, Shah SA, Littleton AG, Dabney KW, Miller F. Antibiotic-loaded allograft decreases the rate of acute deep wound infection after spinal fusion in cerebral palsy. Spine. 2008; 33(21):2300–2304

9 脊髓损伤患者：手术注意事项

著者：Joshua M. Pahys, Amer F. Samdani, Randal R. Betz

翻译：刘彦斌　李全

摘要：如果脊髓损伤在 10 岁前发生，那么伴随脊髓损伤而发生的青少年脊柱侧凸发病率基本上能达到 100%；如果损伤发生在骨骼成熟前，那么脊柱侧凸的发病率约为 67%。继发于脊髓损伤的脊柱侧凸患者会因多种不同的治疗策略而获益，如预防性支撑，尤其是当损伤后立即开始进行时，效果更为明显。这种方案已经被证明可以推迟甚至不再需要脊柱融合手术。在脊柱融合手术过程中，在坐姿、水平骨盆以及合适的矢状位下对脊柱进行矫正，从而使患者的独立性和功能恢复最大化，同时降低褥疮发生的可能性是至关重要的。同时，还应考虑相对早期行融合手术，以尽量降低发生手术并发症的风险。而未能认识到脊髓损伤患者在行脊柱融合术前可能利用的代偿性运动模式，会导致术后管理面临各种意外的挑战。因此，强烈建议采取由职业理疗师、轮椅专家、矫形师、康复科医师、矫形外科医师等组成的综合治疗小组为这一患者群体提供最佳的护理。当该小组推荐手术治疗时，伴脊髓损伤的脊柱侧凸患者能够在脊柱融合手术后继续过着充实和积极的生活。

关键词：脊柱侧凸，骨盆倾斜，矢状面平衡，脊髓损伤，脊柱融合术。

9.1 病因学

脊髓损伤导致的脊柱畸形通常影响儿童和青少年，但也可能影响成人。冠状面和 / 或矢状面畸形通常继发于肌无力和 / 或失平衡。进行性脊柱后凸的发展可以表现为骨折后的残余畸形，以及最初的椎板切除减压术后发生的医源性损伤[1]。

9.2 发病率

脊柱侧凸在脊髓损伤中的发病率很高，尤其是在受伤的年轻患者当中表现得尤为明显。Lancourt 等[2]报道在 10 岁以下发生脊髓损伤的患者中，脊柱侧凸的患病率为 100%；这个数字在 11~16 岁的患者中为 19%，在超过 16 岁的患者中为 12%。Dearolf 等[3]发现，如在骨骼成熟前发生脊髓损伤，那么由脊髓损伤而导致的脊柱畸形的手术风险为 67%。Mulcahey 等[4]在一项针对 217 例脊髓损伤患儿的研究中报道，12 岁前发生脊髓损伤的患儿需要行脊柱融合手术的概率，是 12 岁后发生损伤的患儿的 3.7 倍。

由脊髓损伤导致脊柱畸形的患者会产生一系列问题，最值得注意的是脊柱畸形会导致明显的骨盆倾斜，从而导致坐姿不平衡。这使得患者面临因坐姿不对称和单侧坐骨负重增加而引起的压力性溃疡的风险。此外，坐姿能力差会限制上肢功能的发挥，从而导致安装和使用下肢矫形器出现困难。已经有研究证明，严重的骨盆倾斜可导致胃肠功能障碍，而当脊柱畸形进展至 80°~90° 以上时，患者的心肺功能会受到严重影响（图 9.1a，b）。

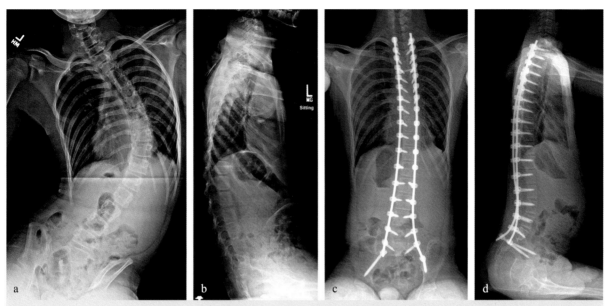

图 9.1 （a）1 例 13 岁男性患者在早年即罹患完全性脊髓损伤，随后发展为严重的进行性脊柱畸形，脊柱侧凸角测量值超过 80°，骨盆倾角为 22°。（b）侧位 X 线影像显示脊柱后凸跨越胸腰联合段，通常见于骨骼尚未完全成熟的脊髓损伤患者。术后正位片（c）和侧位片（d）显示在对 T2 到骶骨 / 骨盆节段行后路脊柱融合术后，脊柱畸形在矢状面和冠状面上均得到了良好的矫正。术前骨盆倾斜已经得到纠正，达到了良好的平衡，骨盆恢复水平位

9.3 治疗方法

9.3.1 非手术治疗

支 具

从历史上看，矫正麻痹性脊柱侧凸的时机和疗效一直存在争议。对于特发性脊柱侧凸，对伴脊髓损伤的患者通常遵循标准的支具治疗方案，并且对于生长中的儿童，仅在曲度发展到大于 25° 后才开始治疗。然而，最近，Mehta 等[5] 评估了费城 Shriners 儿童医院一个更加积极的治疗方案。研究显示，当曲度小于 20° 即开始进行支撑治疗时，手术治疗需求显著减少。当曲度为 21°~40° 开始进行支撑治疗时，手术治疗需求有减少的趋势，但在统计学上没有显著意义（P=0.08）。当曲度大于 40° 才开始行支撑治疗时，对手术风险的影响最小，甚至没

有影响。研究中还评估了手术时机，显示与早期支撑相似的趋势。当患者曲度小于 10° 即进行支撑治疗时，手术时机会显著延迟，大约要超过 4 年。当曲度在 11°~20° 之间才开始行支撑治疗时，可以注意到手术时间会延迟 3 年。最后，当曲度在 21°~40° 之间才开始行支撑治疗时，手术时间仅仅确定能延迟 1 年。

对于任何患儿来说，遵医嘱穿戴支具是一个挑战[6]。然而，这会使患儿先前存在的继发于脊髓损伤所造成的功能限制进一步加重。一项针对脊髓损伤患儿的研究表明，当患儿佩戴胸腰骶椎矫形器（TLSO）时，可能的工作空间减少了 28%[7]。上肢活动范围受到的潜在限制可能影响患儿的独立性，并可能影响其依从性。作者所在的机构进行了初步研究，但不幸的是，并没有足够的证据来证明这一患者群体中佩戴支具的依从性如何。然而，考虑到约三分之二

在成熟前发生脊髓损伤的患者需要行脊柱融合手术，那么，医生必须积极追求并鼓励非手术治疗，以潜在减少和／或延迟这种无法接受的高风险手术。

轮椅的改造

确实存在其他可以替代的方案能够预防或延缓脊柱畸形的进展。轮椅侧面支撑物对侧凸的进展不一定能产生影响，但是它可以改善坐姿时的平衡并且允许患者使用上肢。患者的轮椅应该能够做到间歇性地将压力通过压力图的方式反映出来，这样才能识别由于骨盆倾斜而造成的压力异常增大的区域。我们可以改变座椅的材质并且根据不同患者的要求定制，通过这些改变来尝试降低发生压力性溃疡的风险。

下肢矫形器

如果运动强度允许，应鼓励不完全脊髓损伤患者下床行走。虽然没有在脊髓损伤患儿这一群体中进行特别的评估，但已经有研究证明，保持一些直立活动可以降低杜氏营养不良症患者侧凸进展的风险[8,9]。脊柱矫形器可作为髋—膝—踝—足矫形器的骨盆部分（HKAFO）；或者，HKAFO的骨盆部分可以进行改良以适应脊柱矫形器，使其能够与双侧支具共同使用。

9.3.2 手术治疗

手术适应证

当生长期儿童侧脊柱曲度不断进展超过40°，和／或由于脊柱畸形造成显著的功能受限时，对这类继发于脊髓损伤的进展性脊柱畸形建议手术治疗，具体手术视患者的年龄和骨骼成熟度而定。通常，10岁以上的儿童可以行标准的脊柱融合术，而能够允许脊柱和胸壁持续生长的专用设备常被用于年龄小于10岁且有显著畸形的患者。

将侧凸曲度超过40°作为对骨骼未成熟患者进行手术干预的阈值，部分来源于一项对脊柱裂患者的研究。Müller 等[10]报告，一旦伴有脊柱裂的患者侧凸曲度超过40°，那么平均每年侧凸曲度的进展约为13°；而手术并发症的发生率据报道也明显高于侧凸更大（>70°）的脊柱畸形[11]。尽管如此，对于部分侧凸曲度相对柔韧的年轻患者来说，手术干预往往会被延迟直至超过40°，希望能够达到足够的生长量以保证最终融合，避免对患者自身生长系统带来的挑战。

如果脊柱畸形导致了显著的功能受限，那么对于骨骼成熟且有脊髓损伤的脊柱侧凸患者来说，也可以考虑行脊柱融合。坐姿失平衡会导致受压侧的臀部和髋部发生压力性溃疡。此外，当患者因处于倾斜状态而需要用一只手臂来保持稳定时，坐姿失衡会限制上肢的最大运动范围。最后，研究表明严重脊柱畸形对心肺功能也有负面影响。对于伴脊髓损伤的成熟患者来说，没有客观研究对脊柱融合手术的适应证进行阐述。

发展中的仪器和设备

10岁以下的患者通常避免行标准的脊柱融合术。在这个年龄阶段，脊柱的高度和胸壁都会有明显的增长，用于进展性侧凸的基于后路可延长的生长棒和垂直可膨胀人工钛肋（VEPTR）是两种不错的选择，在儿童的生长过程中可以定期延长。生长棒用钩和／或椎弓根螺钉分别在脊柱的近端与远端与其相连。VEPTR 与生长棒的部分不同之处在于其近端固定点在肋骨而不是在脊柱上。这些系统包括棒／连接器，能够允许以规律的时间间隔（通常每6个月）进行延长，以便能够跟上患者脊柱的生长。外部驱动、磁控生长棒和生长引导棒系统也是那些早期发病的脊柱侧凸患者的选择。在青少年组中，也可以考虑使用系带置入物对椎体前部的生长进行调节。

然而，迄今为止还没有专门的研究来评估生长棒系统在脊髓损伤患者中的应用。不幸的是，这些结构还往往带来明显较高的并发症发生率，在健康人群中可达 25%~72%[12-14]。根据作者的经验，这种风险在脊髓损伤患者群体中要高得多。脊髓损伤患儿已经被发现有易于发生尿路感染和呼吸道感染的倾向，并且这种风险会随着每 6 个月行内置物延长手术的需求而增加。通常，多数生长中的患者最终会接受脊柱融合术。

术前检查

术前评估包括严格的医疗和麻醉检查。我们建议术前 3 天开始每天用洗必泰和葡萄糖酸盐溶液清洗背部 30 分钟。许多此类患者每隔一天进行一次肠道检查，我们需要在术前一天确保患者可以排便。脊髓损伤患者有发生深静脉血栓形成（DVT）的风险，术前对四肢进行超声检查很有必要，常能够显示临床难以察觉的慢性疾病，如浅静脉血栓，可在术后提供对照。然而，有报道称术前患有深静脉血栓的患者可能需要进行治疗[15]。

术前通过体格检查和专业检查进行评估是有价值的。这种评估的目的是多方面的：首先，医生可以告知患者及其家属术后更直且更硬的脊柱所具有的潜在优势和劣势，强调的往往是对患者目前正在进行的日常生活当中的活动（ADLs）所造成的影响。这种评价的一部分包括模仿脊柱融合术中将刚性 TLSO 置于患者体内对运动造成的预期影响。此外，在高度四肢瘫患者进行 TLSO 试验，可以在脊柱融合术后预测失代偿运动对上肢功能可能造成的影响。术前物理治疗的评估也加强了术后的限制。一般来说，患者在 6 个月内不能自行推动轮椅、协助转移或屈髋超过 90°。电动轮椅可能有助于保持患者移动的独立性。

术前评估包括标准的正侧位脊柱全长 X 线片（图 9.1）以及仰卧左右侧屈位脊柱全长 X 线片。骨盆 X 线片有助于了解髋关节是否存在发育不良或脱位。高质量的坐位侧位片是必要的，因为这些患者会在存在后凸畸形的情况下来完成日常生活所需要进行的运动，包括自行解小便和进食。我们分析了我们中心 30 例脊髓损伤患者矢状位影像，结果发现通常在 T10-L2 区域能够测量到平均 19.8° 的脊柱后凸（图 9.1b）。同样，腰椎前凸平均为 9.8°[16]。因此，将这些患者与"正常"的矢状位胸椎后凸和腰椎前凸相融合可能代表了实质性的改变，并会妨碍他们在术前进行许多活动，对颈椎损伤并出现上肢功能受限的患者来说尤其如此。对于外科医生来说，认识到通过保持脊柱后凸能使患者进行正常的日常活动是很有启发性。当四肢瘫患者不能坐起来时，作者将制作临时 TLSO，同时观察患者如何进行活动。如果患者在 TLSO 固定下表现良好，那我们将拍摄 TLSO 固定下的脊柱侧位片，同时匹配合适的弯棒。

术中管理

与其他神经肌肉型脊柱侧凸患者类似，患者可能从抗纤维蛋白溶解剂的使用中获益，尽管我们需要权衡其可增加深静脉血栓形成的潜在风险。外科医生应该考虑一个适中的方案，颈椎水平损伤的患者可能表现继发于自主神经功能障碍的血流动力学不稳[17]。此外，麻醉团队应避免使用琥珀胆碱，因为它可能导致钾的释放和心搏骤停[18]。

最近的大量回顾性研究报道的脊髓损伤患者行脊柱侧凸手术的感染发生率为 16%[19]。因此，术中抗生素应该能够覆盖革兰阳性菌和阴性菌。我们更倾向于使用头孢唑林和庆大霉素，青霉素过敏时可以用万古霉素代替。此外，许多人已经开始将万古霉素与骨移植物混合，关闭创口前在其表面涂敷万古霉素粉末，以降低感染的发生率[20,21]。

对麻痹性和神经肌肉型脊柱侧凸患者，术中行神经检测通常是可行的，除了完全性脊髓损伤之外，在监测时其神经功能水平要低于正常[22,23]。因此，当神经功能远低于术前计划的水平时，建议在术中任何情况下都使用体感诱发电位与运动诱发电位监测脊髓。对于已经患病的人群来说，神经损伤是一种潜在的破坏性并发症。神经监测可以提供上肢的信息，这些信息在患者处于较长时间静态位置后需要重新定位。在不完全脊髓损伤的患者中，对膀胱的控制以及保护性感觉的进一步（或任何）丧失，都会增加发生褥疮的风险。

传统意义上的胸腰段完全融合是由T1/T2融合至骶骨/骨盆，这样能够完全控制胸腰段的稳定性，同时能够纠正骨盆倾斜，从而在保持坐姿平衡中起重要作用。近来器械的发展趋势是由"钉棒系统"和钢缆/钩，向节段椎弓根螺钉和大型髂骨翼固定螺钉转化。椎弓根螺钉系统能够为椎体三柱提供把持力，同时提供强有力的矫正和稳定力量[24]（图9.1c，d）。可以考虑术前行DEXA（双能X射线吸收法）扫描以评估患者的骨密度情况，可能会影响为使脊柱达到稳定融合所需的内固定的数量和类型（如椎弓根螺钉、钩子、钢丝、混合组合等）[25]。当患者骨密度较低时，大直径椎弓根螺钉、皮质骨螺钉和松质骨螺钉都可以是一种很好的辅助材料。

作者在术中利用Vernon Tolo所描述的"T"形方法来确认对倾斜的骨盆进行了纠正[26]。两根棒以垂直的方式连接在一起形成"T"形，将水平棒覆盖双侧髋臼并平行于骨盆放置，垂直

棒置于经骶骨中点的垂线上，两者均经透视定位。如果脊柱和骨盆处于合适的平衡位置，垂直棒将在T1中心位置交叉。否则我们会利用压缩、撑开或为钉棒塑形的方式进行修正（图9.2）。

外科医生也必须意识到，脊髓损伤患者的髋关节不稳可能导致髋关节半脱位或脱位。McCarthy等[27]报道5岁以前受伤的患者，100%存在髋关节不稳；这一数字在10岁以前受伤患者中为93%。作者通常推荐在治疗髋关节不稳前首先治疗脊柱侧凸，因为骨盆的方向和序列可能会随着脊柱融合术的变化而改变，所以必要时可行骨盆截骨术。在脊髓损伤患者行脊柱融合术后常会发生髋关节挛缩，如果药物和拉伸锻炼无效，可能需要行软组织松解术[28]。髋臼附近放置的骨盆固定螺钉可能会干扰随后的骨盆截骨术，关节和脊柱外科医生都应该意识到这一点。

术后护理

术后，将脊柱内置物固定于椎体需要很大的力，尤其在躯干旋转和弯曲时更为明显。这些力以及感觉的缺失有时会导致创口不愈合。因此，将这些力减到最小十分重要，同时要限制患者独立移动并且要使用6个月的轮椅。术后我们应当给患者用支具（TLSO）来减少融合节段的运动和作用于内置物的应力。如果推荐使用支具，那么应考虑使用非刚性材料，这样可以将皮肤感觉丧失的风险降到最低。

因为许多患者无法控制大小便，我们在术后2~4周用生物敷料包扎伤口下1/3部分。作者建议从手术当天到术后约1周采用气压装置来预防DVT的发生。同时，有建议在总共6周的时间内利用药物进行预防。鉴于DVT的高风险，作者建议术后1~2周对四肢均进行超声多普勒检查。

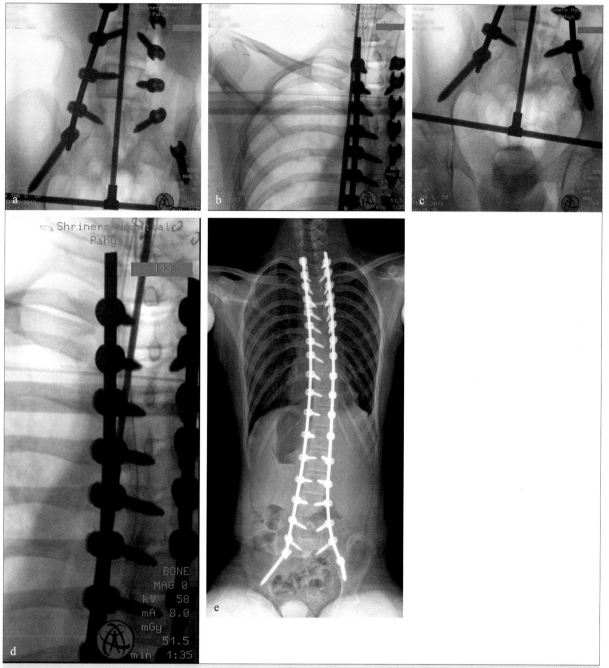

图 9.2　术中平行于骨盆（a）放置的 T 形棒的使用示例，表明骶骨中心垂直线最初位于 T1 的一侧（b）。随后放置附加的第二根棒，使 T 棒在 T1（c，d）的位置上居中。术后显示适当的冠状面平衡（e）

9.4 结果

脊柱矫形的目标包括重建患者舒适的功能、舒适坐姿、肩部平衡以及尽可能整齐的脊柱序列。另一个需要考虑的重要问题是使体重适当分布并且预防压疮的形成。术前对皮肤的受压状况进行评估，可以确定未来需要关注可能发生皮肤损害的区域。如果术前压力分布状况可以接受，那么术后重建患者的矢状面应保持类似的压力分布。在 Drummond 等[29]的研究中，正常坐姿下重量分布应该是双侧股后部为 21%，双侧坐骨结节为 18%，骶骨为 5%。进行压力分布图分析是有价值的，患者接受脊柱融合术后第一次坐起时要确保没有异常增高的皮肤受压区域。积极预防术后压疮，不仅对患者的整体健康至关重要，而且能有效预防脊柱伤口感染的褥疮的发生。

9.5 并发症

神经肌肉型和脊髓损伤导致的脊柱侧凸患者围术期发生主要并发症的危险肯定要高于体格健壮的特发性脊柱侧凸患者。Samdani 等[30]在最近的一项包括 127 例脑瘫患者的研究中报道，脊柱融合术后主要围术期并发症发生率为 39%。为痉挛性脊髓损伤患者进行的手术与为脑瘫患者进行的手术非常相似，因此两者具有相同的危险因素。在对 45 例需要行后路脊柱融合术的脊髓损伤患者进行的第二项研究中发现，脊柱畸形的程度也被确定为主要并发症的危险因素[11]。侧凸小于 70° 的患者的并发症发生率为 21%，与之相比，侧凸角在 70° 及以上的患者的并发症发生率要明显增高，为 36%。脊柱融合术后感染的治疗通常涉及彻底的清创（可能不止一次）。在神经肌肉型脊柱侧凸中，在清创术后使用负压吸引敷料可减少完全移除内

置物的需要[31]。鉴于该人群存在假关节形成的风险，在术后伤口发生感染时，应当尽一切努力保留内固定（或更换）[32]。

9.5.1 假关节

2%~29% 伴有脊髓损伤的患儿会面临假关节形成或脊柱不融合问题[33]，可能表现为疼痛、畸形的进一步发展以及内置物破损。假关节的治疗需要内置物的更换与融合。骨成形蛋白（BMP）近年来得到了广泛应用，能促进早期愈合或对假关节病进行辅助治疗。对脊髓损伤患者来说，BMP 的使用是可以接受的，因为他们受伤已经好几年了。然而，在最近的 1 例使用 BMP 的脊髓损伤患者中，发现 BMP 可能会引起有害的变化并对功能恢复产生不利影响[34]。这一点的重要性可能更多地与 BMP 在急性创伤治疗中的应用相关，但对于慢性损伤的治疗来说，进一步的研究还是很有必要的。

未经治疗的假关节可导致脊柱发生 Charcot 关节病，会丧失关节感觉和本体感觉，是脊髓损伤患者才会出现的特有现象。脊髓损伤患者 Charcot 关节病诊断的延迟可能导致之前神经系统变化的加重，包括痉挛的丧失。这种并发症对脊髓损伤患者来说可能是毁灭性的，因为对于他们已经受损的神经功能来说，任何恶化都将显著改变他们的独立性和 / 或保护性感觉[35]（图 9.3）。

9.6 小结

对于脊髓损伤合并脊柱畸形患者的处理，在初始治疗时就应当开始了。可能出现的各种功能和医学挑战，在很大程度上取决于神经功能缺陷的水平、完整性和发病年龄。塌陷的脊柱畸形可能导致患者独立性的恶化，与压力相关的皮肤破裂的风险增高以及坐姿高度的损失。

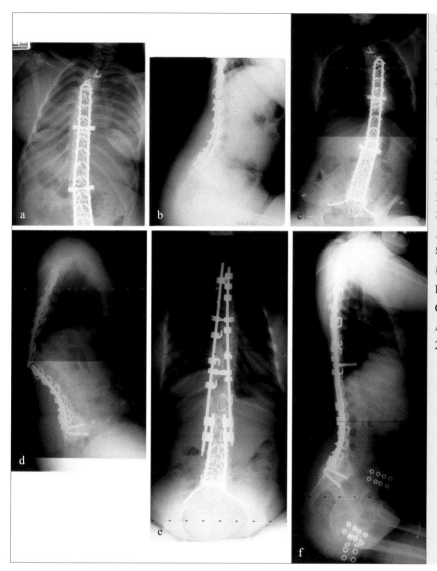

图 9.3　1 例在 11 岁行融合手术患者的正位片（a）和侧位片（b）。显示在手术 3 年半之后的一次外伤中，T12–L1 处发生了断棒。同一患者的正位片（c）和侧位片（d）。在等待再次手术的（外伤发生后 3 个月内）时间里，她出现了痉挛，同时有严重的脊柱不稳定和后凸畸形。在用多种内置物修复脊柱骨不连的广泛性手术后拍摄了正位（e）和侧位（f）片。除了大范围的后路手术内置物，在前外侧还有血管化肋骨移植物（引自 Vogel L, Zebracki K, Betz R, Mulcahey M, eds. Spinal Cord Injury in the Child and Young Adult. London: MacKeith Press; 2014:278.）

对于没有适应证而接受了脊柱融合内固定手术的患者，术后也可能存在同样问题。决策和技术的执行都需要专业知识，这样才能较好地管理脊髓损伤后出现脊柱畸形的儿童。我们需要一种途径使患者 / 家庭参与到团队中来，以便使患者及其家属能够理解广泛脊柱后路融合手术（T2- 骨盆）后可能面临的所有风险、益处以及期望。

参考文献

[1] Mayfield JK, Erkkila JC, Winter RB. Spine deformity subsequent to acquired childhood spinal cord injury. J Bone Joint Surg Am. 1981; 63(9):1401–1411

[2] Lancourt JE, Dickson JH, Carter RE. Paralytic spinal deformity following traumatic spinal-cord injury in children and adolescents. J Bone Joint Surg Am. 1981; 63(1):47–53

[3] Dearolf WW, III, Betz RR, Vogel LC, Levin J, Clancy

M, Steel HH. Scoliosis in pediatric spinal cord-injured patients. J Pediatr Orthop. 1990; 10(2):214–218

[4] Mulcahey MJ, Gaughan JP, Betz RR, Samdani AF, Barakat N, Hunter LN. Neuromuscular scoliosis in children with spinal cord injury. Top Spinal Cord Inj Rehabil. 2013; 19(2):96–103

[5] Mehta S, Betz RR, Mulcahey MJ, McDonald C, Vogel LC, Anderson C. Effect of bracing on paralytic scoliosis secondary to spinal cord injury. J Spinal Cord Med. 2004; 27 Suppl 1:S88–S92

[6] Miller DJ, Franzone JM, Matsumoto H, et al. Electronic monitoring improves brace-wearing compliance in patients with adolescent idiopathic scoliosis: a randomized clinical trial. Spine. 2012; 37(9):717–721

[7] Sison-Williamson M, Bagley A, Hongo A, et al. Effect of thoracolumbosacral orthoses on reachable workspace volumes in children with spinal cord injury. J Spinal Cord Med. 2007; 30 Suppl 1:S184–S191

[8] Kinali M, Main M, Eliahoo J, et al. Predictive factors for the development of scoliosis in Duchenne muscular dystrophy. Eur J Paediatr Neurol. 2007; 11(3):160–166

[9] Smith AD, Koreska J, Moseley CF. Progression of scoliosis in Duchenne muscular dystrophy. J Bone Joint Surg Am. 1989; 71(7):1066–1074

[10] Müller EB, Nordwall A, vonWendt L. Influence of surgical treatment of scoliosis in children with spina bifida on ambulation and motoric skills. Acta Paediatr. 1992; 81(2):173–176

[11] Samdani AF, Cahill PJ, Hwang SW, et al. Larger curve magnitude is associated with markedly increased perioperative complications after scoliosis surgery in patients with spinal cord injury. 18th International Meeting on Advanced Spine Techniques July 13–16, 2011; Copenhagen, Denmark

[12] Samdani AF, Ranade A, Dolch HJ, et al. Bilateral use of the vertical expandable prosthetic titanium rib attached to the pelvis: a novel treatment for scoliosis in the growing spine. J Neurosurg Spine. 2009; 10(4):287–292

[13] Campbell RM, Jr, Smith MD, Mayes TC, et al. The effect of opening wedge thoracostomy on thoracic insufficiency syndrome associated with fused ribs and congenital scoliosis. J Bone Joint Surg Am. 2004; 86-A(8):1659–1674

[14] Sankar WN, Acevedo DC, Skaggs DL. Comparison of complications among growing spinal implants. Spine. 2010; 35(23):2091–2096

[15] Jones T, Ugalde V, Franks P, Zhou H, White RH. Venous thromboembolism after spinal cord injury: incidence, time course, and associated risk factors in 16,240 adults and children. Arch Phys Med Rehabil. 2005; 86(12):2240–2247

[16] Fayssoux RS, Samdani AF, Asghar J, Mulcahey MJ, McCarthy JJ, Betz RR. Sagittal profile of pediatric patients with spinal cord injury (SCI): a radiographic analysis. 14th International Meeting on Advanced Spine Techniques; July 11–14, 2007; Nassau, Bahamas

[17] Krassioukov A, Claydon VE. The clinical problems in cardiovascular control following spinal cord injury: an overview. Prog Brain Res. 2006; 152(14): 223–229

[18] Nash CL, Jr, Haller R, Brown RH. Succinylcholine, paraplegia, and intraoperative cardiac arrest. A case report. J Bone Joint Surg Am. 1981; 63(6):1010–1012

[19] Cahill PJ, Warnick DE, Lee MJ, et al. Infection after spinal fusion for pediatric spinal deformity: thirty years of experience at a single institution. Spine. 2010; 35(12):1211–1217

[20] Borkhuu B, Borowski A, Shah SA, Littleton AG, Dabney KW, Miller F. Antibiotic-loaded allograft decreases the rate of acute deep wound infection after spinal fusion in cerebral palsy. Spine. 2008; 33(21):2300–2304

[21] Sweet FA, Roh M, Sliva C. Intrawound application

of vancomycin for prophylaxis in instrumented thoracolumbar fusions: efficacy, drug levels, and patient outcomes. Spine. 2011; 36(24):2084–2088

［22］Ashkenaze D, Mudiyam R, Boachie-Adjei O, Gilbert C. Efficacy of spinal cord monitoring in neuromuscular scoliosis. Spine. 1993; 18(12):1627–1633

［23］Schwartz DM, Sestokas AK, Dormans JP, et al. Transcranial electric motor evoked potential monitoring during spine surgery: is it safe? Spine. 2011; 36(13):1046–1049

［24］Clements DH, Betz RR, Newton PO, Rohmiller M, Marks MC, Bastrom T. Correlation of scoliosis curve correction with the number and type of fixation anchors. Spine. 2009; 34(20):2147–2150

［25］Paxinos O, Tsitsopoulos PP, Zindrick MR, et al. Evaluation of pullout strength and failure mechanism of posterior instrumentation in normal and osteopenic thoracic vertebrae. J Neurosurg Spine. 2010; 13(4):469–476

［26］Andras L, Yamaguchi KT, Jr, Skaggs DL, Tolo VT. Surgical technique for balancing posterior spinal fusions to the pelvis using the T square of Tolo. J Pediatr Orthop. 2012; 32(8):e63–e66

［27］McCarthy JJ, Betz RR. Hip disorders in children who have spinal cord injury. Orthop Clin North Am. 2006; 37(2):197–202

［28］Betz RR, Murray HH. Orthopaedic complications. In: Vogel LC, Zebracki K, Betz RR, Mulcahey MJ, eds. Spinal Cord Injury in the Child and Young Adult. London: MacKeith Press; 2015:259–268

［29］Drummond DS, Narechania RG, Rosenthal AN, Breed AL, Lange TA, Drummond DK. A study of pressure distributions measured during balanced and unbalanced sitting. J Bone Joint Surg Am. 1982; 64(7):1034–1039

［30］Samdani AF, Belin EJ, Miyanji F, et al. Major perioperative complications after surgery for cerebral palsy: assessment of risk factors. 47th Scoliosis Research Society annual meeting; September 5–8, 2012; Chicago, IL

［31］Canavese F, Gupta S, Krajbich JI, Emara KM. Vacuum-assisted closure for deep infection after spinal instrumentation for scoliosis. J Bone Joint Surg Br. 2008;90(3):377–381

［32］Muschik M, Lück W, Schlenzka D. Implant removal for late-developing infection after instrumented posterior spinal fusion for scoliosis: reinstrumentation reduces loss of correction. A retrospective analysis of 45 cases. Eur Spine J. 2004; 13(7):645–651

［33］Tsirikos AI, Markham P, McMaster MJ. Surgical correction of spinal deformities following spinal cord injury occurring in childhood. J Surg Orthop Adv. 2007; 16(4):174–186

［34］Dmitriev AE, Castner S, Lehman RA, Jr, Ling GS, Symes AJ. Alterations in recovery from spinal cord injury in rats treated with recombinant human bone morphogenetic protein-2 for posterolateral arthrodesis. J Bone Joint Surg Am. 2011; 93(16):1488–1499

［35］Brown CW, Jones B, Donaldson DH, Akmakjian J, Brugman JL. Neuropathic (Charcot) arthropathy of the spine after traumatic spinal paraplegia. Spine. 1992; 17(6) Suppl:S103–S108

10 杜氏肌营养不良症对脊柱的影响

著者：Benjamin Alman

翻译：王奕　陈誉

摘要：杜氏肌营养不良症（DMD）是一种 X 连锁隐性遗传疾病，导致渐进性肌无力。未接受治疗的男孩会发展为渐进性脊柱侧凸，一旦曲度发生变化，就会需要手术治疗。没有证据表明支具治疗能改变自然病程。糖皮质激素治疗可显著延缓肌肉力量的逐渐下降，降低脊柱侧凸的发生率和手术的必要性。男孩在确诊后应该接受这种治疗。如果需要手术，建议行从上胸椎到骶骨的内固定和融合。没有证据表明一种固定技术（如椎板下钢丝与椎弓根螺钉）比其他更好。虽然有人建议采用更短的内固定和融合范围，但并没有证据表明更长的内固定和融合范围与并发症有关，而且考虑到随着时间的推移肌肉功能会逐渐下降，这种方法应该谨慎使用。必要时，应在渐进性肌肉无力导致有较高的概率发生围术期心肺并发症前进行脊柱手术。新的药物治疗方法正在开发中，可能会进一步减少对患有 DMD 的男孩进行手术干预的需要。

关键词：杜氏肌营养不良症，融合水平，糖皮质激素，肌肉无力。

10.1 引言

杜氏肌营养不良症（DMD）是一种由肌营养不良蛋白基因编码突变引起的 X 染色体连锁隐性遗传病。肌营养不良蛋白是一种在胞质内起作用的蛋白质，作为一种大糖蛋白复合物的组成部分，功能是稳定肌膜。当肌营养不良蛋白无功能时，糖蛋白复合物受损，由此导致细胞膜不稳定和机械压力的增高，造成肌纤维坏死，从而引发肌肉炎症。在 DMD 肌无力发作之前会出现单核细胞慢性浸润[1]，影响骨骼，包括脊柱。

DMD 是肌营养不良儿童中最常见的一种，发病率约为 4 700 名男性中有 1 例[2]。虽然 DMD 患儿的表型存在差异，但未治疗儿童的临床表现是可预测的。这种进行性疾病的特点是肌纤维变性，导致肌无力并逐渐恶化。虚弱通常开始于 2~3 岁，起初很轻微。虚弱始于近端肌肉组织，表现为 Gower 征，即当孩子们从地板上站起时，他们用他们的手臂"爬上他们的身体"，可提示诊断。肌无力是渐进性的，患儿行走能力会缓慢下降。这种行走能力的下降与肌肉肥大和挛缩有关。脂肪纤维组织浸润肌层，会引起肌肥大并促进挛缩发展。到了十几岁的时候，患儿需要全天使用轮椅。渐进性肌无力会影响呼吸功能，最终影响心、肺功能，预计肺功能测试每年大约下降 2%。最终，患者于 20 余岁死于呼吸衰竭和 / 或心肌病。

10.2 脊柱侧凸的自然史

几乎所有未接受治疗的男性患儿都会发展为进行性脊柱侧凸。虽然肌无力是主要原因，但部分作者认为可能还有其他因素[3]。例如，脊柱后凸畸形和全天使用轮椅，可能会导致关节突关节松动，从而导致更多的侧向运动[4]。

另一些人则认为，慢性炎症状态会导致椎旁肌挛缩，这反过来又可以可作为一种束缚[3, 5]。脊柱畸形始于男孩需要全天使用轮椅后[6, 7]，唯一的例外是男孩有脊柱过伸时。然而，这是比较罕见的，因为评估自然史的研究是在基因检测广泛应用前进行的，目前还不清楚这些男孩的 DMD 基因是否确实发生突变。一旦不能行走的儿童脊柱侧凸达到 20°，就会持续进展，进展速度因人而异[8]。部分男孩的脊柱侧凸表现为保持坐姿很困难，同时导致疼痛，整体生活质量也很差[7]。肺功能进行性下降，尽管不清楚脊柱侧凸的进展是否与肺功能下降直接相关[9, 10]。

10.3　糖皮质激素治疗杜氏肌营养不良症

在过去的十年中，糖皮质激素如强的松和地拉唑可，在 DMD 的治疗中得到了广泛应用。这些药物最初在男孩逐渐需要全天使用轮椅的时期短时间使用，被发现可以减缓力量的下降，但基于对副作用的担忧以及一旦停止使用这些药物，患儿的力量就会下降到与未使用这些药物的男孩相同的水平，从而限制了其应用。然而，从 20 世纪 90 年代末开始，应用糖皮质激素进行长期治疗试验，试图确认是否利大于弊（可能的副作用）。第一批接受氟拉扎克特长期治疗的男孩随访了 20 年。使用去甲唑仑治疗，可显著减缓肌肉力量和功能、肺功能和心脏功能的进行性下降，持续保留了活动能力，减少了骨骼畸形的发生，提高了生存率[11~13]。然而，副作用也是存在的，如白内障和骨质疏松，后者可导致长骨和椎体压缩性骨折[11~13]。这些副作用可以通过适当的眼科和医疗管理来控制。然而，有趣的是，最近的一项人口研究[14]发现，

使用类固醇并不会增加骨折的发生率，这也支持糖皮质激素长期抑制与疾病有关的炎症有可能改善骨骼状态的假设。虽然已经讨论了不同糖皮质激素的相对疗效，但没有比较数据显示一种药物优于另一种药物。

10.4　脊柱侧凸的保守治疗

虽然在 DMD 中已经有人尝试用支架来控制脊柱侧凸的进展，但是脊柱矫形器的使用并没有被证明可以改变侧凸进展的自然病程[4]。通过保持腰椎前凸和"锁定"关节面，采用肢体手术和支撑来延长男孩站立的时间一度被认为可以减缓脊柱侧凸的进展，但这种方法并没有被证明可以改变侧凸进展的自然史[15]。

长期使用糖皮质激素对脊柱侧凸的自然发展确实有明确的减轻作用。对一组接受糖皮质激素治疗男孩的早期分析显示，到 20 岁时，其患脊柱侧凸的概率下降了 80%[16]。对这一人群的长期随访表明，这种脊柱侧凸发病率的降低一直持续到成年期（图 10.1）[17]。此外，后天性麻痹的研究数据表明，如果骨骼成熟后脊柱仍然相对挺直，那么脊柱侧凸在以后的生活中就不太可能有进展[18, 19]。更多近期研究的数据证实，在其他接受糖皮质激素治疗的男孩群体中，脊柱侧凸的发病率明显降低[12, 20, 21]。并不是所有的研究都发现脊柱侧凸的发展过程中有像早期报道的队列中那样显著的减少。然而，综合来考虑，这些研究表明，在预防脊柱侧凸方面存在剂量反应效应，可将进展率由 90% 以上降至 30% 以下。关于这种治疗对脊柱侧凸的影响还需要了解很多，包括需要的治疗时间和长期风险。依从性也可能是一个问题，间歇性用药的男孩不太可能显效。

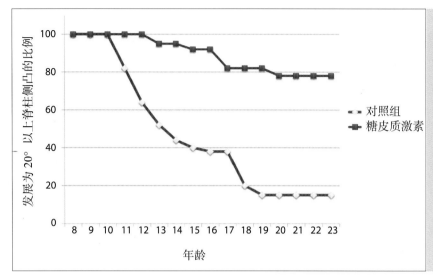

图 10.1　与对照组相同年龄相比，应用糖皮质激素的患者发展为脊柱侧凸（超过 20°）的比例明显降低

10.5　手术治疗

由于进展缓慢，仅对有侧凸进展的男孩推荐手术治疗。这样做的理由是生活质量的改善和相信手术将减缓肺功能的下降。然而，由于缺乏临床试验，Cochrane 协作组报告[22]关于DMD 脊柱侧凸手术的结论是没有证据可以推荐手术。此外，手术对肺功能的影响是有争议的，部分研究显示了手术的保护作用，而另一部分研究则显示没有效果[10, 23, 24]。由于肺功能研究中寻找合适的对照组不太容易，所以对肺功能影响较小或没有积极作用的研究可能是正确的。与此相反，多项研究表明，锻炼对身体机能、坐姿平衡和忍耐力、疼痛和生活质量都有积极影响[25~28]。由于侧凸在超过 20° 后会进展，对于脊柱曲度大于此的非门诊患者，建议行脊柱内固定和融合，主要是为了防止曲度的进一步发展和改善 / 维持坐姿平衡。早期手术更为可取，因为随着时间的推移，肺和心脏功能的恶化会使与手术相关的医疗和麻醉并发症增加。虽然最初的建议是对肺脏功能测试超过 30% 预测值的男孩进行手术，但使用更多的现代麻醉方法，

在低于这个范围的情况下，手术也可以安全进行[29]。

选择这个相对较低的 Cobb 角阈值进行手术是因为曲度进展是相当快的[8, 30]。服用糖皮质激素的患者可能仍会发展为脊柱侧凸，但进展难以预测，因此，等到有明确进展的证据时再服用是合理的。对于接受糖皮质激素治疗的男孩，几乎没有相关数据作为治疗建议的基础，因此也没有普遍接受的治疗建议。一种保守的方法是，当曲度超过 20° 时，应通过内固定和融合对脊柱进行稳定。然而，并不是所有这些脊柱侧凸都能得到改善，而且由于服用类固醇时肺和心脏功能恶化的速度没有那么快，只要肺功能测试结果超过 30% 的预测值，就可以合理地对这些男孩的脊柱进行监测。手术推荐采用与其他脊柱畸形病因相同的标准，主要根据症状、坐位困难和进展来确定。这些男孩需要全天使用轮椅后，可能还会出现脊柱后凸畸形。在少数男孩中，这可能会变得十分严重并有相关症状，但这通常是由相关的椎体压缩性骨折引起的。适当的治疗来优化骨骼健康 / 密度可能会有所帮助。

对于骨盆倾斜度大于 15° 的患者，手术范围应从上胸椎延伸至骨盆[31~34]。对于无骨盆倾斜的患者，仅行下腰椎融合就足够了。保持头部与骨盆的平衡非常重要，手术的目的是为了防止畸形进一步发展和提高坐姿的耐受性，因为这些与生活质量有关[25, 35]。虽然有许多研究分析了不同的固定技术[30, 33, 36~40]，但没有证据表明任何特定的方法有优势。重要的是，没有一项比较研究有足够的效力或足够长的后续研究，能够最终推荐一种方法而不是另一种方法。用于脊柱节段性固定的螺钉、钢缆或钩均可成功使用，只要在垂直方向上头投影于骨盆内即可（图 10.2）。然而，螺钉固定在腰椎效果更佳是有实际意义的，如果固定限于腰椎区域而不是延伸到远端，则应考虑采用螺钉固定。这得到了一系列比较数据的支持[36]。与自体髂骨相比，异体骨可能是更好的骨移植来源，特别是如果骨盆内固定是为了稳定骶骨的话[41]。

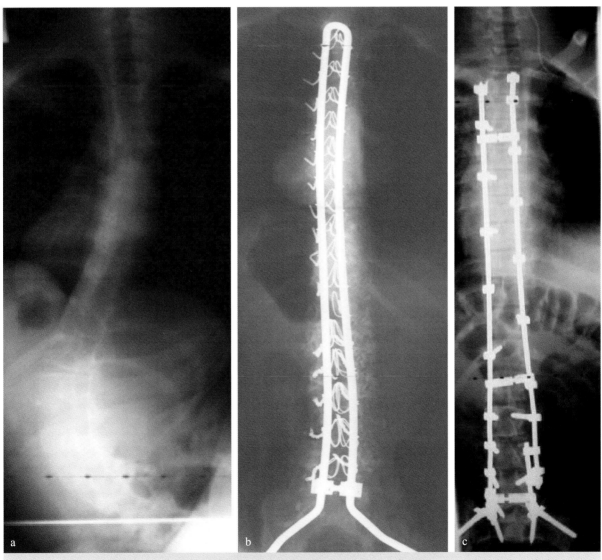

图 10.2　在杜氏肌营养不良中，采用不同入路，通过器械固定和融合平衡头与骨盆。（a）术前坐位 X 线片；（b）术后 X 线片，示用单一棒和椎板下钢缆使脊柱恢复平衡；（c）类似病例的术后 X 线片，使用了椎弓根钉和钩

DMD 的复发率与其他神经肌肉型疾病的复发率无显著差异，但也有发生肝衰竭的报道[42, 43]。麻醉技术可以通过术前仔细评估和避免吸入可能产生有害作用的药物来优化[44-47]，使患者可以在手术室安全拔管，甚至是肺功能较差的患者也可以安全地进行手术[27, 48]。对于病情较重的男孩，气管切开有创通气可以延长生存期，在决定是否采用这种治疗方法时[49]，应同时考虑临终关怀和姑息治疗[50]。

10.6 小结

在过去的 20 年里，DMD 脊柱的管理发生了巨大的变化。皮质类固醇的广泛使用大大减少了脊柱侧凸手术的需要，麻醉技术和器械的进步也大大改善了手术结果。目前对改进 DMD 药理学方法的研究，将进一步减少需要进行脊柱侧凸手术的患者，提高整体生存率和生活质量。

参考文献

[1] Feener CA, Koenig M, Kunkel LM. Alternative splicing of human dystrophin mRNA generates isoforms at the carboxy terminus. Nature. 1989; 338 (6215):509–511

[2] Dooley J, Gordon KE, Dodds L, MacSween J. Duchenne muscular dystrophy: a 30-year population-based incidence study. Clin Pediatr (Phila). 2010; 49 (2):177–179

[3] Duval-Beaupère G, Lespargot A, Grossiord A. Scoliosis and trunk muscles. J Pediatr Orthop. 1984; 4(2):195–200

[4] Colbert AP, Craig C. Scoliosis management in Duchenne muscular dystrophy: prospective study of modified Jewett hyperextension brace. Arch Phys Med Rehabil. 1987; 68(5, Pt 1):302–304

[5] Dubowitz V. Recent advances in neuromuscular disorders. Rheumatol Phys Med. 1971; 11(3):126–130

[6] Shapiro F, Zurakowski D, Bui T, Darras BT. Progression of spinal deformity in wheelchair-dependent patients with Duchenne muscular dystrophy who are not treated with steroids: coronal plane (scoliosis) and sagittal plane (kyphosis, lordosis) deformity. Bone Joint J. 2014; 96-B(1):100–105

[7] Smith AD, Koreska J, Moseley CF. Progression of scoliosis in Duchenne muscular dystrophy. J Bone Joint Surg Am. 1989; 71(7):1066–1074

[8] Sussman MD. Advantage of early spinal stabilization and fusion in patients with Duchenne muscular dystrophy. J Pediatr Orthop. 1984; 4(5):532–537

[9] Chua K, Tan CY, Chen Z, et al. Long-term follow-up of pulmonary function and scoliosis in patients with Duchenne's muscular dystrophy and spinal muscular atrophy. J Pediatr Orthop. 2016; 36(1):63–69

[10] Roberto R, Fritz A, Hagar Y, et al. The natural history of cardiac and pulmonary function decline in patients with Duchenne muscular dystrophy. Spine. 2011; 36(15):E1009–E1017

[11] Biggar WD, Gingras M, Fehlings DL, Harris VA, Steele CA. Deflazacort treatment of Duchenne muscular dystrophy. J Pediatr. 2001; 138(1):45–50

[12] Biggar WD, Politano L, Harris VA, et al. Deflazacort in Duchenne muscular dystrophy: a comparison of two different protocols. Neuromuscul Disord. 2004; 14(8–9):476–482

[13] Houde S, Filiatrault M, Fournier A, et al. Deflazacort use in Duchenne muscular dystrophy: an 8-year follow-up. Pediatr Neurol. 2008; 38(3):200–206

[14] James KA, Cunniff C, Apkon SD, et al. Risk factors for first fractures among males with Duchenne or Becker muscular dystrophy. J Pediatr Orthop. 2015; 35(6):640–644

[15] Gardner-Medwin D. Controversies about Duchenne muscular dystrophy. (2) Bracing for ambulation. Dev Med Child Neurol. 1979; 21(5):659–662

[16] Alman BA, Raza SN, Biggar WD. Steroid treatment and the development of scoliosis in males with Duchenne muscular dystrophy. J Bone Joint Surg

Am. 2004; 86-A(3):519–524

[17] Lebel DE, Corston JA, McAdam LC, Biggar WD, Alman BA. Glucocorticoid treatment for the prevention of scoliosis in children with Duchenne muscular dystrophy: long-term follow-up. J Bone Joint Surg Am. 2013; 95(12):1057–1061

[18] Mayfield JK, Erkkila JC, Winter RB. Spine deformity subsequent to acquired childhood spinal cord injury. J Bone Joint Surg Am. 1981; 63(9):1401–1411

[19] Lancourt JE, Dickson JH, Carter RE. Paralytic spinal deformity following traumatic spinal-cord injury in children and adolescents. J Bone Joint Surg Am. 1981; 63(1):47–53

[20] King WM, Ruttencutter R, Nagaraja HN, et al. Orthopedic outcomes of longterm daily corticosteroid treatment in Duchenne muscular dystrophy. Neurology. 2007; 68(19):1607–1613

[21] Balaban B, Matthews DJ, Clayton GH, Carry T. Corticosteroid treatment and functional improvement in Duchenne muscular dystrophy: long-term effect. Am J Phys Med Rehabil. 2005; 84(11):843–850

[22] Cheuk DK, Wong V, Wraige E, Baxter P, Cole A. Surgery for scoliosis in Duchenne muscular dystrophy. Cochrane Database Syst Rev. 2015; 10(10):CD005375

[23] Alexander WM, Smith M, Freeman BJ, Sutherland LM, Kennedy JD, Cundy PJ. The effect of posterior spinal fusion on respiratory function in Duchenne muscular dystrophy. Eur Spine J. 2013; 22(2):411–416

[24] Velasco MV, Colin AA, Zurakowski D, Darras BT, Shapiro F. Posterior spinal fusion for scoliosis in Duchenne muscular dystrophy diminishes the rate of respiratory decline. Spine. 2007; 32(4):459–465

[25] Suk KS, Baek JH, Park JO, et al. Postoperative quality of life in patients with progressive neuromuscular scoliosis and their parents. Spine J. 2015; 15(3):446–453

[26] Van Opstal N, Verlinden C, Myncke J, Goemans N, Moens P. The effect of Luque-Galveston fusion on curve, respiratory function and quality of life in Duchenne muscular dystrophy. Acta Orthop Belg. 2011; 77(5):659–665

[27] Takaso M, Nakazawa T, Imura T, et al. Surgical management of severe scoliosis with high risk pulmonary dysfunction in Duchenne muscular dystrophy: patient function, quality of life and satisfaction. Int Orthop. 2010; 34(5):695–702

[28] Mercado E, Alman B, Wright JG. Does spinal fusion influence quality of life in neuromuscular scoliosis? Spine. 2007; 32(19) Suppl:S120–S125

[29] Takaso M, Nakazawa T, Imura T, et al. Surgical management of severe scoliosis with high-risk pulmonary dysfunction in Duchenne muscular dystrophy. Int Orthop. 2010; 34(3):401–406

[30] Cervellati S, Bettini N, Moscato M, Gusella A, Dema E, Maresi R. Surgical treatment of spinal deformities in Duchenne muscular dystrophy: a long term follow-up study. Eur Spine J. 2004; 13(5):441–448

[31] Alman BA, Kim HK. Pelvic obliquity after fusion of the spine in Duchenne muscular dystrophy. J Bone Joint Surg Br. 1999; 81(5):821–824

[32] Modi HN, Suh SW, Song HR, Yang JH, Jajodia N. Evaluation of pelvic fixation in neuromuscular scoliosis: a retrospective study in 55 patients. Int Orthop. 2010; 34(1):89–96

[33] Mubarak SJ, Morin WD, Leach J. Spinal fusion in Duchenne muscular dystrophy—fixation and fusion to the sacropelvis? J Pediatr Orthop. 1993; 13(6):752–757

[34] Takaso M, Nakazawa T, Imura T, et al. Can the caudal extent of fusion in the surgical treatment of scoliosis in Duchenne muscular dystrophy be stopped at lumbar 5? Eur Spine J. 2010; 19(5):787–796

[35] Bowen RE, Abel MF, Arlet V, et al. Outcome assessment in neuromuscular spinal deformity. J Pediatr Orthop. 2012; 32(8):792–798

[36] Debnath UK, Mehdian SM, Webb JK. Spinal deformity correction in Duchenne Muscular

Dystrophy (DMD): comparing the outcome of two instrumentation techniques. Asian Spine J. 2011; 5(1):43–50

[37] Takaso M, Nakazawa T, Imura T, et al. Two-year results for scoliosis secondary to Duchenne muscular dystrophy fused to lumbar 5 with segmental pedicle screw instrumentation. J Orthop Sci. 2010; 15(2):171–177

[38] Arun R, Srinivas S, Mehdian SM. Scoliosis in Duchenne's muscular dystrophy: a changing trend in surgical management: a historical surgical outcome study comparing sublaminar, hybrid and pedicle screw instrumentation systems. Eur Spine J. 2010; 19(3):376–383

[39] Mehta SS, Modi HN, Srinivasalu S, et al. Pedicle screw-only constructs with lumbar or pelvic fixation for spinal stabilization in patients with Duchenne muscular dystrophy. J Spinal Disord Tech. 2009; 22(6):428–433

[40] Modi HN, Suh SW, Yang JH, et al. Surgical complications in neuromuscular scoliosis operated with posterior-only approach using pedicle screw fixation. Scoliosis. 2009; 4:11

[41] Nakazawa T, Takaso M, Imura T, et al. Autogenous iliac crest bone graft versus banked allograft bone in scoliosis surgery in patients with Duchenne muscular dystrophy. Int Orthop. 2010; 34(6):855–861

[42] Ramirez N, Richards BS, Warren PD, Williams GR. Complications after posterior spinal fusion in Duchenne's muscular dystrophy. J Pediatr Orthop. 1997;17(1):109–114

[43] Duckworth AD, Mitchell MJ, Tsirikos AI. Incidence and risk factors for postoperative complications after scoliosis surgery in patients with Duchenne muscular dystrophy: a comparison with other neuromuscular conditions. Bone Joint J. 2014; 96-B(7):943–949

[44] Segura LG, Lorenz JD, Weingarten TN, et al. Anesthesia and Duchenne or Becker muscular dystrophy: review of 117 anesthetic exposures. Paediatr Anaesth. 2013; 23(9):855–864

[45] Cripe LH, Tobias JD. Cardiac considerations in the operative management of the patient with Duchenne or Becker muscular dystrophy. Paediatr Anaesth. 2013; 23(9):777–784

[46] Hayes J, Veyckemans F, Bissonnette B. Duchenne muscular dystrophy: an old anesthesia problem revisited. Paediatr Anaesth. 2008; 18(2):100–106

[47] Girshin M, Mukherjee J, Clowney R, Singer LP, Wasnick J. The postoperative cardiovascular arrest of a 5-year-old male: an initial presentation of Duchenne's muscular dystrophy. Paediatr Anaesth. 2006; 16(2):170–173

[48] Almenrader N, Patel D. Spinal fusion surgery in children with non-idiopathic scoliosis: is there a need for routine postoperative ventilation? Br J Anaesth. 2006; 97(6):851–857

[49] Boussaïd G, Lofaso F, Santos DB, et al. Impact of invasive ventilation on survival when non-invasive ventilation is ineffective in patients with Duchenne muscular dystrophy: a prospective cohort. Respir Med. 2016; 115:26–32

[50] Birnkrant DJ, Noritz GH. Is there a role for palliative care in progressive pediatric neuromuscular diseases? The answer is "Yes! J Palliat Care. 2008; 24(4):265–269

11 脊髓性肌肉萎缩

著者：Benjamin D. Roye, Michael G. Vitale

翻译：童士超　陈誉

摘要： Ⅰ~Ⅲ型脊髓性肌萎缩综合征患儿的脊柱侧凸发生率为 60%~95%，侧凸程度与肌萎缩的严重程度直接相关。对于进展性脊柱侧凸（特别是 Cobb 角大于 50°）和躯干失平衡的患者，通常建议早期进行手术治疗，以确保心肺功能和胃肠道功能正常。手术并发症包括伤口感染，肺炎及内固定失败等。对于此类患者，通常需要多学科协作诊治，以尽量减少手术并发症。对于年轻患者，可通过置入磁性可调节生长棒来对侧凸进行矫正；对于骨骼发育较为成熟的患者，可行融合内固定矫形手术。脊柱侧凸矫形术可明显改善患者影像学参数，如 Cobb 角、躯干高度、肺容积和骨盆倾斜角。目前，有关手术对肺参数的影响的尚不明确，有些研究显示手术可减缓肺功能的减退，但无法逆转。

关键词： 生长棒，鞘内药物治疗，脊髓肌肉萎缩。

11.1 脊髓性肌萎缩症的病因和发病机制

11.1.1 引言和流行病学

脊髓性肌萎缩症（SMA）是一种神经肌肉型疾病，临床表现在新生儿期即可出现，甚至可以在第三或第四个十年后出现不同的变化[1]，通常表现为肌张力减退和衰弱[1]。这种常染色体隐性遗传性神经退变性疾病的发病率平均为每 10 000 例活产婴儿中可有 1 例发生。据报道，其致病基因在人群中的携带率为 1.7%~2.5%[1]。目前还没有预防性治疗方法，对于确诊患者，主要还是给予对症治疗[2]。目前，一种通过鞘内注射来替代缺陷基因的研究性基因疗法有望取得突破性进展[3]。

11.1.2 病因与遗传学

SMA 是由脊髓前角细胞和脑干运动核的 α 运动神经元变性引起的[4]。在约 99% 的患者中，这种变性被认为是存活运动神经元 1 基因（SMN1）[5, 6] 在 5q13.2 号染色体上的纯合子缺失引起的。SMN1 基因内最常见的突变是外显子 7 的缺失，约 94% 的 SMA 患者具有外显子 7 的纯合性缺失[7]。SMN1 基因编码一种蛋白质，这种蛋白质如果正确合成，可以抑制神经元的凋亡[8]。在 SMA 患者中，正是这种功能缺失突变导致了疾病过程中的神经退行性改变[8]。

疾病的严重程度似乎与 SMN1 蛋白缺乏的程度密切相关，尽管仅从基因型预测 SMA 严重程度的能力有限，在临床实践中并不推荐[6, 9]。也有证据表明，存活运动神经元 2（SMN2）影响疾病表型的表达，该基因仅在外显子 7 从 C 到 T 的核苷酸序列上存在差异[4, 9, 10]。SMN2 编码存活的运动神经元的产物，尽管数量比 SMN1 少，但有证据表明，SMN2 水平的增加与较轻形式的 SMA 相关[11]。

目前，对于SMN1的缺失如何导致SMA有两种理论：第一种理论认为，这种缺失会破坏剪接体中小核蛋白（RNP）亚基的组装，从而导致运动神经元回路的破坏[6, 12]；第二种理论认为，SMN1的缺失抑制了神经元内mRNA的运输[6, 13]。

11.1.3 起病表现、诊断和基因筛查

对于任何表现为迟发性病情恶化、对称性近端肌无力［从轻微到无力性瘫痪（下肢重）］，深部肌腱反射减弱或缺失，伴或不伴束状肌无力的儿童，均应诊断为SMA[14]。哭声弱、吮吸反射差、分泌物过多、误吸，也提示可能患有SMA，应进一步调查[14]。

一旦临床怀疑成立，对SMN1基因7和8外显子纯合子缺失进行基因检测可确诊[13]。多数情况下，单靠基因检测足以诊断；但如果没有发现SMN1缺失，可以通过肌电图、肌肉活检和神经电传导来确诊[7, 13]。对既往有SMA家族史的患者，目前不建议行基因筛查，但可以用于产前诊断[1, 15]。

11.1.4 分型和发病机制

患者一经确诊，对于疾病亚型的确定尤为重要。目前分为4种SMA亚型，确诊依据为发病年龄和功能性残疾[6]。SMA Ⅰ型或Werdnig-Hoffmann病是这种疾病最严重的形式，并且通常在新生儿期（出生后6个月）内出现，尽管在子宫内时也可能有一些迹象，如胎动减少[13]。SMA新生儿通常表现吞咽不良，深层腱反射丧失，头部控制力差，舌头萎缩，肌束震颤以及肋间肌无力[6]。他们不会发育独立坐的能力。过去，这种疾病常在非常早期导致死亡，通常在出生后的第一年内[16]。然而，治疗方面的进步，包括积极的呼吸支持（通常包括气管切开

和呼吸机支持），极大地延长了这些儿童的预期寿命[13]。

SMA Ⅱ型（中间型）的临床表现出现于出生后7~18个月。这些患者表现为迟发性病情转折，尽管多数患者可以独坐，但这种亚型的特征就是可以在不借助外力支持的情况下独立坐[13]。尽管缺乏行走能力，部分SMA Ⅱ型患者最终能够借助站立架或腿部支架站立[13]。SMA Ⅱ型患儿通常还会因延髓无力导致吞咽困难，并因此可能难以增重。他们的肋间肌也很弱，导致清除气管分泌物困难[13]。患者还有关节挛缩、脊柱侧凸和肺部并发症等，导致预期寿命的缩短[6, 13]。

SMA Ⅲ型（Kugelberg-Welander病）的临床表现多在出生后18个月左右出现[6, 13]。这一亚型的患者可实现独立行走，尽管这种功能可能会随后逐渐恶化[13]。与SMA Ⅱ型患者相比，黏膜纤毛清除能力下降和吞咽困难并不常见，但也存见于SMA Ⅲ型患者[13]。这些患者的肺部症状往往不那么严重，而能继续行走的患者的预期寿命往往接近一般人群[17]。这些患者多有肌肉骨骼过度使用综合征，并有脊柱侧凸、髋关节外展肌无力（导致Trendelenburg倾斜）和腰椎前凸加重[6]。

SMA Ⅳ型（成人发病）是该疾病中临床表现最轻的亚型，症状在生命的第二或第三个十年出现，与SMA Ⅲ型相似，但不那么严重[16]。患者可以在没有辅助的情况下行走，可能会出现轻度运动障碍，但通常不会出现呼吸道或胃肠道疾病[13]。

11.1.5 与骨科的相关性

所有的SMA亚型均存在明显的并发症，包括肺、胃肠和骨科并发症。尤其是脊柱侧凸，在60%~95%的SMA Ⅰ~Ⅲ型患者中有报道，

其严重程度和进展程度与 SMA 亚型和发病年龄直接相关[6, 18]。脊柱侧凸的患病率受患者的行走状况影响也很大[18]。几乎所有的 SMA Ⅰ 型和Ⅱ型患者都会发展为脊柱侧凸，而 SMA Ⅲ 型患者的发病率低至 50%[7, 18]。骨盆倾斜和脊柱后凸也与 SMA 相关，使临床表现更复杂[6]。在更多患者中可见髋关节脱位，但由于这些患者不能行走，很少需要手术治疗。鉴于 SMA 患者的骨科并发症的严重程度，所有 SMA 患者均应定期由对神经肌肉型疾病的诊疗经验丰富的骨科医生进行处理。

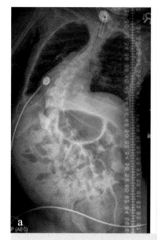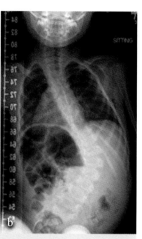

图 11.1　存在骨盆倾斜的典型 C 形畸形

11.2　疾病特异性畸形的特征和并发症

11.2.1　畸形模式

SMA 的骨科表现包括髋关节脱位、上下肢关节挛缩，以及可能最显著的脊柱侧凸。虽然畸形的模式通常与其他神经肌肉型疾病中的模式类似，但毫无疑问，对 SMA 患者特有的部分显著特征需要仔细研究，以便对这一具有挑战性的人群进行适当的护理，包括早期起病、进展迅速和独特的严重胸壁畸形。

脊柱畸形

脊柱侧凸在 SMA Ⅰ 型和Ⅱ型儿童中几乎普遍存在，畸形的类型确实会随着疾病的发展而有所不同。例如，虽然多数脊柱侧凸病例以长 C 形胸腰椎弯曲（图 11.1）[19] 较为常见[6]，但在病情较轻的儿童中，双主弯模式则较多见。能坐的（Ⅱ型）儿童双主弯的发生率约为 33%，不能坐的（Ⅰ型）儿童的发生率仅为 12%[19]。弯曲的侧向性变化显著，左：右约为 2：1，Ⅱ型患者曲线的侧向性比例为 2：1，Ⅲ型患者曲线的侧向性则接近 1：1[19]。除了额状面畸形外，

矢状面畸形在其他麻痹性疾病如杜氏肌营养不良中也很常见[20]。

这些患者的脊柱侧凸几乎总是在生命早期（Ⅱ型为 4.5 岁）发病[21]。骨盆倾斜常见，影响坐位平衡，并且通常与脊柱侧凸的程度成正比[22]。对于能够行走的 SMA 儿童（Ⅲ型），脊柱侧凸的发生率较低，发病时间通常与 SMA 显现的年龄相关。总体而言，对于所有类型的 SMA Ⅲ 型儿童，畸形发病年龄约为 10 岁[21]。

胸廓畸形

Robert Campbell 帮助我们认识到，在许多早发性脊柱侧凸的病例中，引起问题的并不是脊柱畸形本身，而是由此导致的胸壁畸形，这可能是发病的主要来源[23]。在部分病例中，胸壁畸形可能继发于脊柱畸形；而在其他病例中，主要问题可能在胸部，如肋骨融合和部分综合征，包括 Jeune 综合征[24]。胸壁畸形会使有效肺活量减少，可用的肺空间减少，以及胸壁顺应降低[25]。SMA 中通常存在胸壁畸形，称为遮阳伞畸形，独立于任何潜在的脊柱畸形而发展（图 11.2）。这可见于其他麻痹性神经肌肉型疾病，

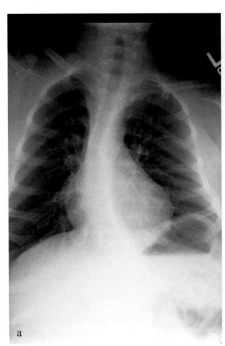 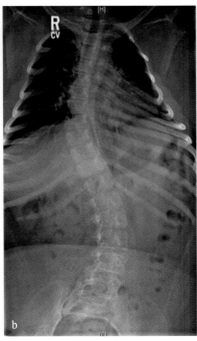

图 11.2 （a）患有Ⅰ型 SMA 的 4 岁男孩的胸部 X 线片。存在脊柱侧凸，但是肋骨看起来位置很好。（b）几年后，肋骨明显下垂或"斜撑"，尤其是左侧。尽管脊柱侧凸变化很小，肋骨下垂却很明显

如杜氏肌营养不良症，并对肺功能有负面影响，任何潜在的脊柱侧凸都会放大这种影响[26]。

11.2.2 并发症

SMA 患儿，尤其是Ⅰ型和Ⅱ型患儿，是骨科最脆弱的患者之一。围术期有许多问题需要仔细处理，以尽量减少并发症。最近，一组专门研究 SMA 的医学专家发表了一份共识声明，阐述了其中许多因素[13]。

呼吸系统问题

肺部问题可能是管理 SMA 患者中最重要的挑战。患儿的虚弱严重影响咳嗽，难以清除呼吸道分泌物[13]。这种虚弱也会导致睡眠时呼吸不足。这两个因素导致了频繁、反复的感染，包括误吸和更典型的空气传播病原体所致的感染。反复感染本身也会加重肌无力[13]。

肠胃和营养问题

胃肠功能障碍是由延髓功能障碍和胃食管动力障碍引起的[6]。因此，一旦食物通过口咽、吞咽、保护气道和消化都有困难。这导致误吸的高发，对患者可能是致命的。这些困难的另一个结果是营养不良，又转而导致生长不良，再加上患者缺乏皮下脂肪，使得多数脊柱内置物突出成为一个潜在的问题。这些问题在 SMA Ⅰ型和Ⅱ型患者中最为明显，在Ⅲ型和Ⅲ型患者中较少出现，因为Ⅱ型和Ⅲ型患者的体重多超标[13]。

11.2.3 特异性疾病技术

围术期考虑因素

SMA 患儿脊柱畸形的外科治疗在进入手术室之前就开始了。如前所述，这些患者很脆弱，并发症发生率很高。在术前对这些患者进行优

化至关重要，以确保获得最佳结果。必须由呼吸科和消化科的专家对此进行术前评估，以优化其术前状态并获得术后管理指导。重要的是不要忽视营养状况，对营养状况不理想的患者应考虑推迟手术治疗。

在获得家属的同意进行手术时，必须确保他们意识到所涉及的风险，包括可能需要长时间的呼吸支持以及由此导致的较高的感染风险。关于这些脆弱和复杂患者手术风险的文献很多，并且许多研究中几乎每位采用生长棒技术的患者都发生了一种以上并发症。

由于该群体中的感染率可超过 10%，甚至达到 15%，因此感染控制尤其应当受到关注。当然，正确管理患者的营养状况对于最大限度地降低感染风险非常重要，但是遵循术前、术中和术后严格的干预方案至关重要[27]。

手术后的医疗管理至关重要。在这一期间有几个治疗方案提出了建议。一般来说，多数接受脊柱手术的 SMA 患者在儿科重症监护病房应该拔管至 BiPAP（双水平气道正压通气），然后进行积极的咳嗽辅助和胸部物理治疗[28~30]。

从营养上来讲，避免术后长时间禁食是很重要的，许多患者可能需要长时间插管，或者可能无法通过其他方式进行肠内喂养。此外，任何接受大手术的患者都有一段胃肠道功能相对停滞的时期，对于那些有潜在的运动障碍的患者来说尤其如此。因此，应强烈考虑使用胃肠外营养，来降低患者分解代谢和发生代谢失偿的可能[13]。

手术治疗

手术适用于进展性脊柱侧凸。脊柱侧凸矫形手术经常被用于减缓脊柱侧凸的进展[31]，虽然没有证据表明这一点。除了应用支具治疗外很少用到额外支撑，因其对呼吸功能有不利影响[32]。

手术适应证

手术治疗首先要考虑的是手术指征。这里有许多因素在起作用，包括患者的年龄和大小，患者对手术的耐受程度，畸形的严重程度、变化率（即进展有多快）和对患者健康和生活质量的影响。显然，在如此复杂的环境中，没有一种公式化的方法适用于所有患者。

另一个要考虑的因素是做什么类型的手术。目前，生长棒手术被广泛用于此类患者，但有些人主张，等到患儿骨骼成熟后行融合手术更有意义，即使这意味着在手术前较长的一段时间内一直存在较大的畸形。在 SMA 人群中还没有充分的证据证明这一点，但是在融合手术中脊柱的刚度和难度获得额外的矫正[33]，这种方法确实消除了最主要的问题。

生长棒技术

软组织注意事项

由于多数 SMA 患者在生命早期出现脊柱侧凸，因此脊柱畸形的初始治疗通常采用生长棒技术。这些患者通常非常小，没有太多的皮下脂肪或瘦肌肉质量，使得对软组织的精细处理至关重要。显露所需的任何皮瓣必须是全层的，并且如果可能的话，筋膜切口不应直接在锚定点上方，有助于保护缝合免于被破坏。有证据表明，由整形外科医生协助打开和关闭一些难以治愈的伤口，可能会降低神经肌肉型疾病患者的感染率[34]。

内置物的注意事项

应该使用薄型内置物，最好是为此适应证设计的少数几种系统之一。锚点有几种选择。对于头端固定，有可用于肋骨固定的钩和支架（图11.3）以及标准的椎弓根螺钉。其他选择包括用

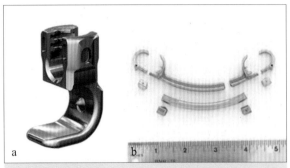

图 11.3 生长棒技术中常用于肋骨固定的钩（a）和支架（b）

带、线缆甚至钩进行固定，尽管由于这些患者的层状骨特别脆弱，笔者更喜欢选择其他固定点。一般来说，笔者更喜欢多个肋骨固定点和宽大的上钩（图 11.4），并且当肋骨固定失败时，椎弓根螺钉被保留作为支撑（图 11.4c）。我们发现每侧至少使用 3 个固定点可以降低头端固定失败率，最近发表的证据也证实了这一点[35]。此外，我们还尝试横向固定部分肋骨以支撑肋骨并防止下垂（图 11.5）。尽管最近的一项研究表明，基于脊柱和肋骨的固定之间的肋骨形

态没有差异[26]，但该研究似乎没有利用肋骨固定的侧向附着，这使得向上推动肋骨的杠杆臂更长。

对于尾端固定，可选择坐在髂嵴处的骨盆钩或腰骶段脊柱的螺钉。两者都效果很好，但骨盆钩的突出和疼痛似乎更常见，所以我们现在倾向于使用螺钉。为了与我们的三点固定的理念保持一致，我们尽可能使用 L5、S1 和 S2 髂骨翼螺钉，这些为整个内固定系统提供了坚实的基础，并且螺钉可以在将来最终融合时使用。

最终融合技术

虽然 SMA 患儿的脊柱融合与其他神经肌肉型疾病患儿的手术类似，但在具体技术方面要有所考虑。随着鞘内药物的出现，这些药物已经被证明可以逆转许多患者的 SMA 综合征的影响[36]。在对脊柱进行融合时，必须保持到达鞘内空间的通路。这意味着在融合过程中需要跳过 1~2 个节段，既不暴露也不固定中下腰椎节段（如 L2–L3、L3–L4）。这种"跳过结构"（图 11.6）保留了层间空间，便于日后给药。甚至有

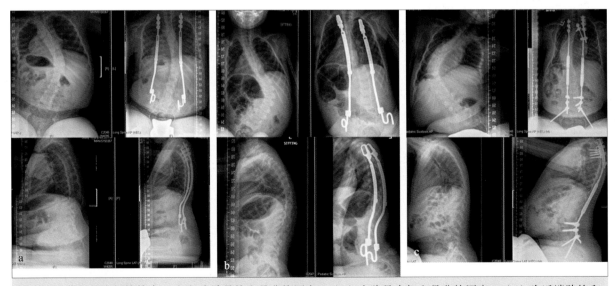

图 11.4 典型的生长棒技术，（a）为肋骨钩和骨盆钩固定，（b）为肋骨支架和骨盆钩固定，（c）为近端肋钩和骨盆 / 骶骨螺钉固定

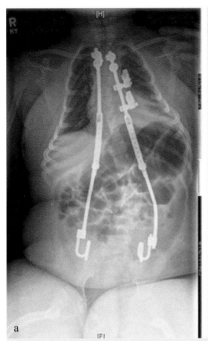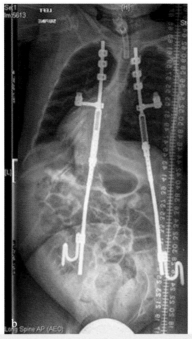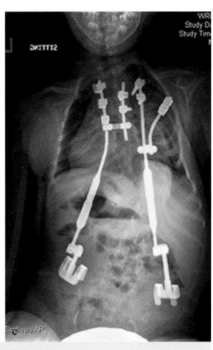

图 11.5 生长棒技术，带有外伸支架，设计用于横向支撑肋骨，有助于控制肋骨下垂

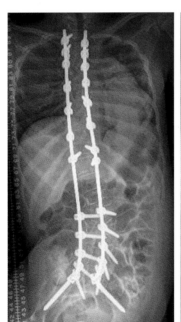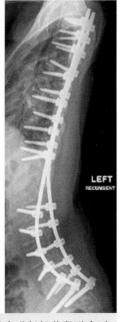

图 11.6 在脊髓性肌萎缩症患者中进行长节段融合时使用的"跳跃结构"

部分患者在接受这种治疗前已经进行了融合，对此类患者可通过椎板切开术创建通路。然而，同样的术前和术后的医疗考虑仍然适用，胃肠外营养的重要性在更大程度上得到强调，因为这些手术造成了严重损伤，而且儿童插管的时间可能更长。

对于接受生长棒内固定的 SMA 综合征患儿来说，随着他们逐渐成熟，从生长棒过渡到其他多重选择是一个具有挑战性的问题。需要考虑的一个因素是，任何时期使用过生长棒的儿童的脊柱都会变得异常僵硬。因此，如果要实现侧凸幅度或平衡的显著变化，通常需要制订计划进行截骨，无疑增加了手术的风险。避免这种情况的最好方法是在融合前使生长棒系统达到并保持良好的平衡。

第二个需要考虑的问题是，不要对使用生长棒治疗过的儿童进行最终的融合手术。这些患者虽然是少数，正如我们所见，随着生长的进行，他们的脊柱在很大程度上会自发融合。虽然很少有文献能指导我们何时停止使用生长棒，但让内置物留在原位可能也是一种选择。

11.3 循证结果

很少有结果研究评估专门针对 SMA 患儿的脊柱手术。不过，可以肯定的是，有许多已发表的文章分析了神经肌肉型脊柱侧凸患儿的预后，但即使在松弛性脊柱侧凸选择性观察的研究中，SMA 在这些患者群体中也只占一小部分[20, 37~39]。这使得从这些研究中很难得出有意义的结论。此外，绝大多数此类研究的证据都只是 Ⅳ 级证据。在本章中，我们将重点研究 SMA 患者的预后。

11.3.1 生长棒的效果

并发症

如前所述，这一人群的多数脊柱侧凸发生在生命早期，需要采用生长棒技术进行治疗。许多研究表明这种手术的并发症发生率很高。一项初步的短期研究显示并发症发生率约为 20%，随访最少 24 个月[40]。一项来自数据库审查的独立研究进行了最少 54 个月的随访，结果显示，与使用生长棒内固定相似技术治疗的特发性婴儿 / 少年脊柱侧凸相比，其术后并发症发生率是后者的 2 倍（每例患者 1.1 个并发症 vs. 每例患者 0.5 个并发症）[41]，并发症包括感染、内固定失败以及呼吸问题。

影像学和生理结果

多项研究似乎一致认为，良好的影像学结果

是可以实现的。Cobb 角改善幅度为 40%~60%，末次随访损失较小[40, 41]。骨盆倾斜度（65%）、肺容积（9%）和躯干高度（8.7 cm）也有所改善[41, 42]。另一方面，2 项独立的研究显示肋骨塌陷（下垂）并没有得到改善[26, 41]。最后，虽然用力肺活量（FVC）已被证明有所改善，但有证据表明，预测 FVC 在 Ⅱ 型 SMA 患儿中会随着时间的推移而减少[42]。

11.3.2 脊柱融合的结果

在这个群体中，关于融合结果的数据较少。新加坡的一项研究显示，Cobb 角改善了 65%，更重要的是，以 FVC 定义的呼吸功能下降速度减缓。这项研究以 Ⅱ 型和 Ⅲ 型 SMA 患儿为对象，大部分手术发生在 20 世纪 80 年代，术前 FVC 下降 7.7%，术后 FVC 下降 3.8%（随访 44 个月）[43]。另一项对未成熟 SMA（开放枇状软骨）患者进行融合的研究也显示，初始 Cobb 角矫正 61%，骨盆倾斜度改善 53%[44]。也有矫正失败的病例，最后随访（至少 5 年）时 Cobb 矫正率下降到 44%。他们发现融合至骨盆具有保护作用，因为所有未予骨盆融合的患者其融合主弯都有显著进展。另外，2 篇近期的文章均来自亚洲，发现在长期随访中，不仅表现出良好的影像学结果，而且呼吸功能稳定，在某些情况下还得到了改善[45, 46]。

参考文献

［1］ACOG Committee on Genetics. ACOG committee opinion No. 432: spinal muscular atrophy. Obstet Gynecol. 2009; 113(5):1194–1196

［2］Darras BT. Spinal muscular atrophies. Pediatr Clin North Am. 2015; 62(3):743–766

［3］Passini MA, Bu J, Richards AM, et al. Translational fidelity of intrathecal delivery of self-complementary AAV9-survival motor neuron 1 for spinal muscular atrophy. Hum Gene Ther. 2014; 12:1–12

［4］ Lorson CL, Rindt H, Shababi M. Spinal muscular atrophy: mechanisms and therapeutic strategies. Hum Mol Genet. 2010; 19 R1:R111–R118

［5］ Lefebvre S, Bürglen L, Reboullet S, et al. Identification and characterization of a spinal muscular atrophy-determining gene. Cell. 1995; 80(1):155–165

［6］ Mesfin A, Sponseller PD, Leet AI. Spinal muscular atrophy: manifestations and management. J Am Acad Orthop Surg. 2012; 20(6):393–401

［7］ Ogino S, Wilson RB. Genetic testing and risk assessment for spinal muscular atrophy (SMA). Hum Genet. 2002; 111(6):477–500

［8］ Roy N, Mahadevan MS, McLean M, et al. The gene for neuronal apoptosis inhibitory protein is partially deleted in individuals with spinal muscular atrophy. Cell. 1995; 80(1):167–178

［9］ Lefebvre S, Burlet P, Liu Q, et al. Correlation between severity and SMN protein level in spinal muscular atrophy. Nat Genet. 1997; 16(3):265–269

［10］ Burghes AHM, Beattie CE. Spinal muscular atrophy: why do low levels of survival motor neuron protein make motor neurons sick? Nat Rev Neurosci. 2009; 10(8):597–609

［11］ Feldkötter M, Schwarzer V, Wirth R, Wienker TF, Wirth B. Quantitative analyses of SMN1 and SMN2 based on real-time lightCycler PCR: fast and highly reliable carrier testing and prediction of severity of spinal muscular atrophy. Am J Hum Genet. 2002; 70(2):358–368

［12］ Eggert C, Chari A, Laggerbauer B, Fischer U. Spinal muscular atrophy: the RNP connection. Trends Mol Med. 2006; 12(3):113–121

［13］ Wang CH, Finkel RS, Bertini ES, et al. Participants of the International Conference on SMA Standard of Care. Consensus statement for standard of care in spinal muscular atrophy. J Child Neurol. 2007; 22(8):1027–1049

［14］ Arnold WD, Kassar D, Kissel JT. Spinal muscular atrophy: diagnosis and management in a new therapeutic era. Muscle Nerve. 2015; 51(2):157–167

［15］ Prior TW. Spinal muscular atrophy: a time for screening. Curr Opin Pediatr. 2010; 22(6):696–702

［16］ Thomas NH, Dubowitz V. The natural history of type I (severe) spinal muscular atrophy. Neuromuscul Disord. 1994; 4(5–6):497–502

［17］ Zerres K, Rudnik-Schöneborn S, Forrest E, Lusakowska A, Borkowska J, Hausmanowa-Petrusewicz I. A collaborative study on the natural history of childhood and juvenile onset proximal spinal muscular atrophy (type II and III SMA): 569 patients. J Neurol Sci. 1997; 146(1):67–72

［18］ Sucato DJ. Spine deformity in spinal muscular atrophy. J Bone Joint Surg Am. 2007; 89 Suppl 1:148–154

［19］ Fujak A, Raab W, Schuh A, Richter S, Forst R, Forst J. Natural course of scoliosis in proximal spinal muscular atrophy type II and IIIa: descriptive clinical study with retrospective data collection of 126 patients. BMC Musculoskelet Disord. 2013; 14:283

［20］ Chong HS, Moon ES, Park JO, et al. Value of preoperative pulmonary function test in flaccid neuromuscular scoliosis surgery. Spine. 2011; 36(21):E1391–E1394

［21］ Granata C, Merlini L, Magni E, Marini ML, Stagni SB. Spinal muscular atrophy: natural history and orthopaedic treatment of scoliosis. Spine. 1989; 14(7):760–762

［22］ Patel J, Shapiro F. Simultaneous progression patterns of scoliosis, pelvic obliquity, and hip subluxation/dislocation in non-ambulatory neuromuscular patients: an approach to deformity documentation. J Child Orthop. 2015; 9(5):345–356

［23］ Campbell RM, Jr, Smith MD, Mayes TC, et al. The characteristics of thoracic insufficiency syndrome associated with fused ribs and congenital scoliosis. J Bone Joint Surg Am. 2003; 85-A(3):399–408

［24］ Lacher M, Dietz H-G. VEPTR (Vertical Expandible Prosthetic Titanium Rib) treatment for Jeune syndrome. Eur J Pediatr Surg. 2011; 21(2):138–139

[25] Lissoni A, Aliverti A, Tzeng AC, Bach JR. Kinematic analysis of patients with spinal muscular atrophy during spontaneous breathing and mechanical ventilation. Am J Phys Med Rehabil. 1998; 77(3):188–192

[26] Livingston K, Zurakowski D, Snyder B, Growing Spine Study Group, Children's Spine Study Group. Parasol rib deformity in hypotonic neuromuscular scoliosis: a new radiographical definition and a comparison of short-term treatment outcomes with VEPTR and growing rods. Spine. 2015; 40(13):E780–E786

[27] Vitale MG, Riedel MD, Glotzbecker MP, et al. Building consensus: development of a Best Practice Guideline (BPG) for surgical site infection (SSI) prevention in high-risk pediatric spine surgery. J Pediatr Orthop. 2013; 33(5):471–478

[28] Mills B, Bach JR, Zhao C, Saporito L, Sabharwal S. Posterior spinal fusion in children with flaccid neuromuscular scoliosis: the role of noninvasive positive pressure ventilatory support. J Pediatr Orthop. 2013; 33(5):488–493

[29] Khirani S, Bersanini C, Aubertin G, Bachy M, Vialle R, Fauroux B. Non-invasive positive pressure ventilation to facilitate the post-operative respiratory outcome of spine surgery in neuromuscular children. Eur Spine J. 2014; 23 Suppl 4:S406–S411

[30] Bach JR, Sabharwal S. High pulmonary risk scoliosis surgery: role of noninvasive ventilation and related techniques. J Spinal Disord Tech. 2005; 18(6):527–530

[31] Fujak A, Kopschina C, Forst R, Mueller LA, Forst J. Use of orthoses and orthopaedic technical devices in proximal spinal muscular atrophy. Results of survey in 194 SMA patients. Disabil Rehabil Assist Technol. 2011; 6(4):305–311

[32] Tangsrud SE, Carlsen KC, Lund-Petersen I, Carlsen KH. Lung function measurements in young children with spinal muscle atrophy; a cross sectional survey on the effect of position and bracing. Arch Dis Child. 2001; 84(6):521–524

[33] Cahill PJ, Marvil S, Cuddihy L, et al. Autofusion in the immature spine treated with growing rods. Spine. 2010; 35(22):E1199–E1203

[34] Ward JP, Feldman DS, Paul J, et al. Wound closure in nonidiopathic scoliosis: does closure matter? J Pediatr Orthop. 2017; 37(3):166–170

[35] Vitale M, Sullivan M, Trupia E, et al. Prospective study comparing the effects of proximal rib anchors versus proximal spine anchors: examining complications, curve correction, and quality of life [abstract]. In: Proceedings of the 8th International Congress on Early Onset Scoliosis and Growing Spine (ICEOS); November 20–21, 2014; Warsaw, Poland

[36] Finkel RS, Chiriboga CA, Vajsar J, et al. Treatment of infantile-onset spinal muscular atrophy with nusinersen: a phase 2, open-label, dose-escalation study. Lancet. 2016; 388(10063):3017–3026

[37] Modi HN, Suh S-W, Hong J-Y, Park Y-H, Yang J-H. Surgical correction of paralytic neuromuscular scoliosis with poor pulmonary functions. J Spinal Disord Tech. 2011; 24(5):325–333

[38] Chang D-G, Suk S-I, Kim J-H, Ha K-Y, Na K-H, Lee J-H. Surgical outcomes by age at the time of surgery in the treatment of congenital scoliosis in children under age 10 years. Spine J. 2015; 15(8):1783–1795

[39] Modi HN, Suh S-W, Hong J-Y, Cho J-W, Park J-H, Yang J-H. Treatment and complications in flaccid neuromuscular scoliosis (Duchenne's muscular dystrophy and spinal muscular atrophy) with posterior-only pedicle screw instrumentation. Eur Spine J. 2010; 19(3):384–393

[40] Chandran S, McCarthy J, Noonan K, Mann D, Nemeth B, Guiliani T. Early treatment of scoliosis with growing rods in children with severe spinal muscular atrophy: a preliminary report. J Pediatr Orthop. 2017; 26(6):1721–1726

[41] McElroy MJ, Shaner AC, Crawford TO, et al.

Growing rods for scoliosis in spinal muscular atrophy: structural effects, complications, and hospital stays. Spine. 2011; 36(16):1305–1311

[42] Lenhart RL, Youlo S, Schroth MK, et al. Radiographic and respiratory effects of growing rods in children with spinal muscular atrophy. J Pediatr Orthop. 7-7-17

[43] Chng SY, Wong YQ, Hui JH, Wong HK, Ong HT, Goh DY. Pulmonary function and scoliosis in children with spinal muscular atrophy types II and III. J Paediatr Child Health. 2003; 39(9):673–676

[44] Zebala LP, Bridwell KH, Baldus C, et al. Minimum 5-year radiographic results of long scoliosis fusion in juvenile spinal muscular atrophy patients: major curve progression after instrumented fusion. J Pediatr Orthop. 2011; 31(5):480–488

[45] Chua K, Tan CY, Chen Z, et al. Long-term follow-up of pulmonary function and scoliosis in patients with duchenne's muscular dystrophy and spinal muscular atrophy. J Pediatr Orthop. 2016; 36(1):63–69

[46] Chou SH, Lin GT, Shen PC, et al. The effect of scoliosis surgery on pulmonary function in spinal muscular atrophy type II patients. Eur Spine J. 2016

12　其他神经肌肉型疾病：Rett 综合征，Charcot–Marie–Tooth 病，Friedreich 共济失调

著者：Keith R. Bachman, Vidyadhar V. Upasani

翻译：陈豪杰　朱晓东

摘　要：Rett（雷特）综合征、Charcot–Marie–Tooth 病（腓骨肌萎缩症）、Friedreich（弗里德希）共济失调是独特的神经肌肉型疾病，需要特别关注。随着我们对这些疾病潜在病因的了解不断增加，需要改进治疗方法以改善患者的预后。最终，遗传学和医学的进步可能会改善这些疾病对肌肉骨骼的影响，并改善这些患者及其家属的生活质量。

关键词：Rett 综合征，Charcot-Marie-Tooth 病，Friedreich 共济失调。

12.1　Rett（雷特）综合征

12.1.1　病因和发病机制

Rett（雷特）综合征是一种进行性神经发育障碍。1966 年，Andreas Rett[1] 首次对其进行了描述；1983 年，Hagberg 等将其命名为雷特综合征[2]。这种综合征在女性中的患病率被认为约 1/10 000，通常由 X 染色体上甲基 –cpg 结合蛋白 2 基因（MECP2）的零星突变导致[3-5]。这一基因突变已被证实会影响蓝斑细胞，而后者负责大脑皮层和海马的去甲肾上腺素能神经支配[6]。其他基因包括 CDKL5 或 FOXG1 的突变也在这些患者中被发现[7]，但比例不足 10%。女性Rett综合征患者的优势是突变与性别有关，而 MECP2 基因突变会使男性患者因为严重的脑病，要么无法存活要么在 2 岁前死亡。

Rett综合征患儿通常在发育早期表现正常，之后在运动和语言功能方面出现退化。这种综合征被分为 4 个阶段[8, 9]。出生后，孩子在 6~10 个月时发育正常。在 1 岁半至 3 岁之间，会出现意志性手部动作和言语的退化，以及社交退缩。随后是平台期，在此期间症状会稳定数年，直到最终运动功能退化导致进行性脊柱侧凸、肌张力障碍和痉挛。由于这种典型的症状进展过程，Rett 综合征的诊断通常基于临床评估，然后通过基因检测来验证[10]。

患有 Rett 综合征的女性通常可以活到 40 岁甚至更久。澳大利亚 Rett 综合征数据库最近发表的一篇文章称，存活到 20 岁和 37 岁的比例分别约为 77.6% 和 59.8%[11]。在 396 例患有 Rett 综合征的成年女性患者的队列研究中，超过 50% 的患者可步行（多使用辅助设备），三分之二（64%）的患者服用抗癫痫药物。脊柱侧凸是这些患者中最常见的骨科疾病，86% 的患者受影响，40% 的患者接受了矫正手术。Bassett 和 Tolo 报告了来自国际 Rett 综合征协会的 258 例患者，在该队列中发现脊柱侧凸的发病率为 46%[12]。他们的研究表明，在青少年时期，支具在阻止侧凸进展方面基本未获成功，多数患者需要手术矫正和融合。

12.1.2 疾病特异性的畸形特征和并发症

与其他神经肌肉型疾病相似，Rett 综合征患者通常表现为在冠状面上有一长 C 形胸腰椎侧凸，在矢状面上整体后凸增加。多数患者还发展为骨盆倾斜并伴髋关节失稳。这种畸形在青少年时期迅速进展，原因是脊椎的生长以及进行性的神经肌肉不平衡和痉挛，正如先前此疾病的第四阶段所描述的那样。部分研究报道每年的畸形进展可达 14°~21°[13, 14]，并于骨骼成熟后持续进展[15]。脊柱畸形在儿童时期是柔韧的，整个曲线往往会在青春期早期转化为结构性的和僵硬性的（图 12.1）。支具治疗可作为柔韧性畸形患者或有严重并发症和手术禁忌证患者的临时治疗措施。

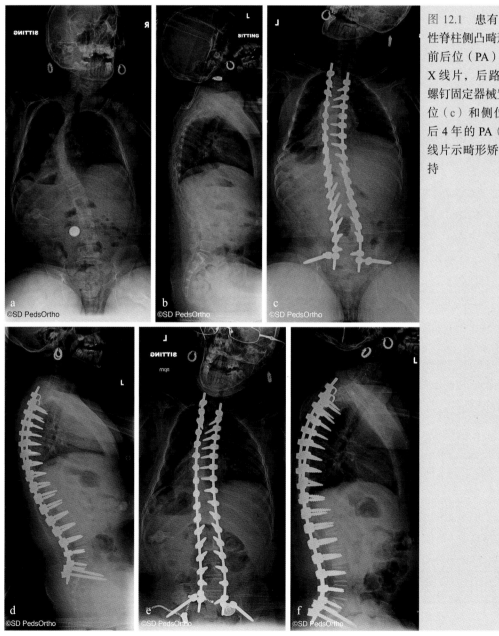

图 12.1 患有 Rett 综合征和进行性脊柱侧凸畸形的 10 岁女童术前前后位（PA）（a）和侧位（b）X 线片，后路 T2 至骨盆与髂骨螺钉固定器械置入术后 4 周的 PA 位（c）和侧位（d）X 线片。术后 4 年的 PA（e）和侧位（f）X 线片示畸形矫正和坐姿平衡的维持

Rett综合征患者在医学上尤其不稳定，而且存在许多需要由多学科团队管理的合并疾病。高达80%的患者患有癫痫[16]。虽然约50%的癫痫发作可以通过药物控制，但顽固性癫痫在头部发育减慢的女孩中更为常见，并可在围术期由于手术的生理压力而触发。由于脑干不成熟，在这些患者中也可见呼吸不规律、非癫痫性空洞发作，并可导致猝死[17]。此外，二氧化碳呼气控制机制的缺陷导致呼吸性酸/碱中毒，需要延长呼吸机支持和重症监护管理[18]。部分患者还会经历持续数小时甚至数天的突然性暴力尖叫。这种行为可能是极度疼痛的信号，尽管在检查中似乎没有任何身体异常[19]。这种现象被描述为"脑痛性尖叫"，可能导致过度用药和镇静，进一步抑制这些患者的呼吸动力。

12.1.3　特殊畸形治疗技术

2009年，一种改良的德尔菲（Delphi）技术通过整合现有证据、父母的意见和专家意见，达成了一项关于管理Rett综合征患者脊柱侧凸的普遍共识[20]。该研究的结论是，当侧凸角度为40°~50°时，应考虑手术治疗。手术的主要适应证是进展性侧凸、疼痛、坐位失衡、行走状态异常加重和进行性限制性肺部疾病[20, 21]。当所有的医学合并疾病都得到优化，并且在专业麻醉和重症监护小组的密切监护下，尽量减少围术期并发症的情况下，还是要考虑行手术治疗。尽管采取了这些措施，但本组患者脊柱侧凸术后并发症的发生率仍然很高，为50%~100%不等[22-24]。最常见的并发症是肺（如呼吸机获得性肺炎、气胸、胸腔积液）或胃肠道病变（如胰腺炎、胃溃疡、肠系膜上动脉综合征、急性腹胀）。

针对这一人群的外科手术关注点，应以减少失血、减少感染、监测神经变化和内固定后优化骨质疏松为目标。从其他神经肌肉型疾病

中吸取的经验教训也适用于这一人群。应考虑使用氨甲环酸或其他抗纤溶剂，以减少失血和对输血的需求[25]。建立手术团队，包括常规配备麻醉师、外科技术人员和两名经验丰富的外科医生，可以缩短手术时间。术前皮肤准备、预防性应用覆盖革兰阳性菌和革兰阴性菌的抗生素，以及在手术创面使用万古霉素，可有效降低感染率[26]。在这一人群中，常需要包括体感和运动诱发电位的脊髓监测，用于预防脊髓损伤[27]。

Rett综合征的脊柱畸形常需要对整个胸腰段脊柱进行内固定和融合。如果存在明显的骨盆倾斜，多数患者需要固定到骨盆。我们建议像脑瘫患者一样用骨盆内固定（髂骨螺栓或骶髂螺钉）来纠正骨盆倾斜（见第16章）。伴有癫痫发作时，应该使用最坚强的脊柱内固定（图12.2）。我们倾向于用椎弓根螺钉和椎板下钢丝/带对脊柱进行节段固定，以稳定骨质疏松的骨结构。术中牵引可用于畸形矫正和内固定。对于发育不成熟或脊柱畸形僵硬的患者，很少需要前路脊柱松解/内固定和融合手术。不论如何，手术医生在考虑前路胸椎手术时要警惕潜在的心肺损害。

12.1.4　循证结果

Rett综合征患者脊柱侧凸手术治疗的评价主要是通过病例回顾。他们报告50%~60%脊柱畸形得到良好矫正，包括良好的矢状面对线和骨盆倾斜的改善。Hammett等[28]于2014年发表了对11例Rett综合征患者的研究结果，平均随访5年（2~8年）。术前脊柱畸形平均71°（44°~105°），平均矫正27°（10°~46°）。患者接受后路节段内固定和骨盆融合治疗，使用混合（椎板下钢丝、钩和螺钉）内固定或全椎弓根螺钉结构。8例患者（73%）有明显的并发症，主要是呼吸道和伤口感染。同样，2012

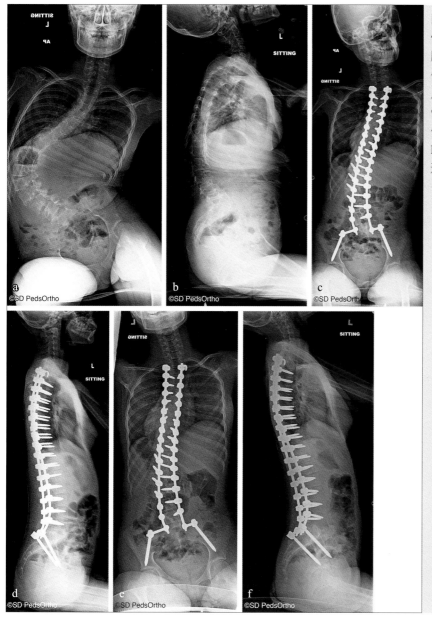

图 12.2　1 例 11 岁 Rett 综合征女性患儿，伴有明显骨盆倾斜和胸腰椎侧凸畸形（110°），术前坐位 PA（a）和侧位（b）X 线片。后路 T2 到骨盆固定以及髂骨螺钉固定术后 4 周行 PA（c）、侧位（d）影像学检查。术后 5 年 PA（e）和侧位（f）X 线片示畸形矫正和维持坐姿平衡

年 Gabos 等[22] 报道了 16 例患者，平均随访 4.7 年。所有患者均使用从 T1 到骨盆的内固定连接棒。冠状面畸形从术前平均 68°（38°~100°）改善到最终随访时的 16°（5°~40°）。尽管融合到骨盆，没有患者在随访期间出现行走障碍。

Larsson 等[29] 报道了 23 例患有 Rett 综合征和神经肌肉型脊柱侧凸的女性患者的术后功能、坐姿和自我报告的护理质量。所有患者均采用后路节段内固定和混合结构（椎板下钢丝、钩

和螺钉）融合手术，多数患者（83%）融合到骨盆。7 例患者同时使用 Zielke 器械（n=3）或 Aaro 器械（n=4）行前路内固定和融合。10 例（44%）患者在术后短期内出现并发症，为需要肺部支持治疗和抗生素治疗的浅表伤口感染；3 例融合到颈椎（n=1）或骨盆（n= 2）的患者在随访中期出现畸形进展。术前平均 Cobb 角为 66°（q1-q3: 51°~83°），在平均 74 个月的随访（49~99 个月）后是 17°（q1-q3: 8°~33°）。护理人

员报告显示，她们在坐姿、日常活动、休息时间和外貌方面都有所改善。作者的结论是，手术干预在改善姿势方面是成功的，减少了发生压疮的风险，改善了肺功能和总体健康。

12.2 腓骨肌萎缩症（Charcot-Marie-Tooth Disease）

12.2.1 病因和发病机制

腓骨肌萎缩症（Charcot-Marie-Tooth Disease，CMT）是最常见的遗传性运动神经和感觉神经疾病，发病率为（0.5~1）/2 500[30, 31]。1886年，法国神经学家Charcot和Marie和英国神经学家Tooth将这种情况描述为腓骨肌萎缩[32]。1968年，Dyck和Lambert发现了这些遗传性神经病的电生理特征，并建立了第一个分类系统[33, 34]。Ⅰ型神经病伴神经传导速度慢，组织学表现为肥厚性脱髓鞘改变；Ⅱ型神经病伴神经传导速度正常或轻度下降，病理表现为轴突病变。最近，基因测试被用来对这些神经病进行分类，已经鉴定出80多个基因[35]。CMT I型约占所有遗传性神经病的70%，为常染色体显性遗传病，是由17号染色体上的外周髓鞘蛋白22基因（PMP22）的复制引起的[36]。PMP22过表达导致该蛋白毒性聚集，导致神经脱髓鞘和传导速度延长。

CMT神经病变是长度依赖性的，最先影响最长的神经并且表现最显著。下肢远端无力和肌肉萎缩是首要临床表现，下肢病变往往早于上肢。当检查发现幼儿运动发育迟缓、用脚趾走路，或频繁绊倒和跌倒时，诊断应该同时进行鉴别。患者也经常抱怨足部畸形，包括扁平足或足弓过高。如果这些发现是单侧的，不太可能是CMT，应该考虑单侧神经病变或其他脊髓疾病。CMT的感觉缺陷不像运动神经功能障碍那么严重，通常会导致振动觉或关节位置感减弱，而不是针刺觉或温度觉的变化[37]。

12.2.2 疾病特异性畸形特征和并发症

之前的研究报道了CMT患者中脊柱侧凸的患病率为10%~40%[38-40]。然而，某些遗传亚型与较高的患病率有关[41, 42]。与特发性脊柱侧凸不同，男性CMT患者中脊柱侧凸占大多数。在Karol和Elerson的系列研究[39]中，有60%的脊柱侧凸患者为男性，最常见的脊柱畸形形态也不同于多数特发性脊柱侧凸患者所观察到的以右胸后凸为主的畸形。在Karol和Elerson的系列[39]中，左胸弯的患病率为33%，近50%的弯曲为过度后凸。他们还报告，CMT患者的脊柱畸形进展可能取决于神经疾病和后凸过度的程度。行走后患者均有明显的曲度进展，需要手术治疗。

这种患者群体的并发症通常涉及肌肉骨骼系统。足部和踝关节畸形是常见的，往往导致高弓足和爪形足；然而，这些患者有时也会表现为踇外翻[43]。步态异常通常是由足部、踝关节无力和挛缩并导致功能补偿引起的，类似过度的髋关节外展或跨阈步态模式。上肢受累最初表现为小鱼际萎缩，可发展为手指屈曲挛缩和骨间肌萎缩。振动觉减弱和本体感觉改变可能更难识别。

12.2.3 特殊畸形的治疗技术

Hensinger和MacEwen认为，CMT患者的脊柱畸形可以用青少年特发性脊柱侧凸的治疗原则来治疗。他们报告了在他们的病例中，50%的患者使用Milwaukeer支具有效[40]。Daher等[44]和Walker等[38]报道了类似的支具治疗成功率。另一方面，Karol和Elerson[39]报告了支具治疗的成功率较低，16 例 CMT 患者中只有 3 例（19%）进展不超过 5°，多数（69%）畸形进展需要手术稳定。这些文献中没有评估支具治疗的依从性，可能会影响该患者群体的非手术治疗成功率。

在此患者群体中，手术技术与用于治疗特发性脊柱侧凸的技术没有显著差异。后路脊柱内固定和融合是治疗畸形最常用的方法。通常，只有结构性弯需要处理；然而，在此人群中，关于自发腰椎侧凸矫正的数据很少。很少需要到骨盆的内固定和融合，而这些患者通常不会产生显著的骨盆倾斜（图 12.3）。矢状面异常，尤其是胸椎后凸，在选择融合水平时必须处理，以防止近端或远端结合部后凸。Krishna 等[45]报道了在这些患者中，脱髓鞘性多神经病变导致常规体感诱发电位监测困难。虽然在这些病例中应尝试术中监护，但麻醉组应做好术中唤醒试验的准备。

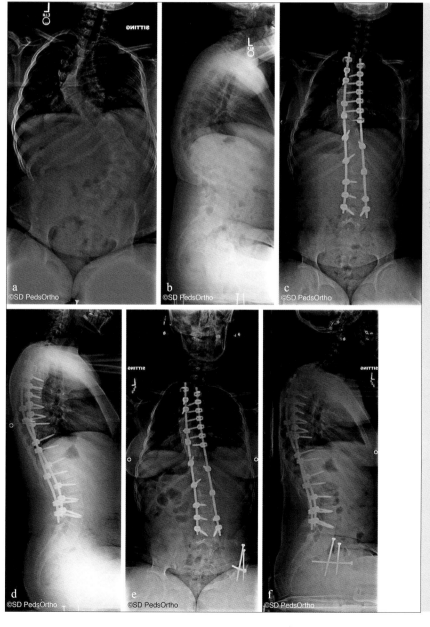

图 12.3　对 12 岁 Charcot–Marie–Tooth 病女孩的进行性双主弯畸形进行矫形，术前坐位 PA（a）和侧位（b）X 线片。行后路 T3–L4 内固定融合术后 6 周 PA（c）和侧位（d）影像学检查。术中由于无法进行运动诱发电位和躯体感觉监测，进行了 Stagnara 唤醒试验。患者耐受性好，无术后并发症。术后 3 年 PA（e）和侧位（f）影像学检查示可维持畸形矫正和坐姿平衡

12.2.4　循证结果

CMT 患者的手术结果已在许多小病例系列中得到报道。在 Daher 等[44]的系列研究中，四分之二的手术治疗患者出现假关节形成，1 例患者出现肠系膜上动脉综合征。在 Walker 等[38]的一系列研究中，37 例 CMT 脊柱侧凸患者中有 2 例需要手术治疗，未报告围术期或术后并发症。Karol 和 Elerson[39] 报告了 14 例 CMT 患者的手术治疗，也没有发现术后并发症。最近，一种儿科多维神经病变评分系统已被开发并用于 CMT 患儿（http://cmtpeds.org）[46, 47]。此工具目前被用来研究这种进展性神经病的自然史，以及在药物和外科干预下自然史的变化。

12.3　Friedreich 共济失调

12.3.1　病因和发病机制

Friedreich 共济失调是一种常染色体隐性遗传性多系统疾病，最早由德国神经学家 Friedreich 于 1863 年对其进行描述。它是最常见的遗传性共济失调，发病率为 1：20 万至 1：12.5 万[48]。此病在高加索人中携带频率更高，为 1：60~1：110[49~51]。Friedreich 共济失调是由 9q13 号染色体上的 FXN（frataxin）基因突变引起的，会导致 frataxin 的减少。Frataxin 是一种参与铁的储存和运输的蛋白质。1%~3% 的病例表现为伴 frataxin 基因点突变或缺失的复合杂合突变[52~54]。虽然 frataxin 在这种疾病中的确切作用尚不清楚，但被认为会导致总铁含量增加，从而造成脊髓神经组织变性。

Friedreich 共济失调患者通常在青春期前后或稍早出现症状，平均发病年龄为 10.5~15.5 岁[49, 55, 56]。最常见的表现为步态共济失调和全身笨拙[49, 55~57]。部分患者可能表现为迟发性脊柱侧凸和神经体征，应与早发性小脑共济

调、神经病变、痉挛和 CMT 相鉴别[58, 59]。

12.3.2　疾病特异性畸形特征和并发症

Friedreich 共济失调的脊柱侧凸发生率在使用 Geoffroy 等[61]临床标准时为 100%[60]，在使用遗传检测进行诊断时为 63%~78%[57, 62]。Friedreich 共济失调的脊柱侧凸表现出若干神经肌肉型脊柱侧凸特征：后凸增加，胸腰椎顶端较常见，左侧凸[62]。弯曲不是巨大的 C 形，相反，更像是特发性的。数字化放射学影像测量已经证明了在这一人群中，轴向旋转的椎体侧向偏移量更接近特发性侧凸，而不是脑瘫性侧凸[63]。Cady 和 Bobechko[64] 报告了 38 条 C 形弯曲中的 3 条，Tsirikos 和 Smith[65] 在他们的研究中指出了 31 条中的 2 条。Labelle 等[60] 注意到，14% 的弯曲呈 C 形，并证明并非所有的弯曲都在持续进展。他们认为 10 岁前出现弯曲是这种发展趋势的一个重要决定因素。Milbrandt 等[62] 主张将这些弯曲考虑为神经肌肉型的并将所有弯曲融合，因为尝试选择性融合可能有更高的失代偿率和需要翻修的可能性。

足部畸形伴高弓足或内翻足是 Friedreich 共济失调（74%）基因证实病例中另一种常见的骨异常[57]。眼球运动异常[66~68]、肌张力障碍和轻度吞咽困难[55, 56, 68, 69]是常见的早期症状。听力障碍常见[49, 56, 61, 68]，部分研究人员认为这种情况更常见[70]，中央听觉通路的神经传导紊乱会导致言语和理解能力受损，尤其是存在背景噪音时。这种听力受损可能是导致早期研究人员将智商下降作为部分表现的原因之一[61]。后来的研究人员认为，这更多可能是信息处理速度减慢和运动、语言和听觉功能受损的迹象[71]。约三分之一的病例有糖尿病[72]，心肌病约占 66%[57]。死亡发生在生命的第四个十年，心脏并发症占大多数[55, 73, 74]。

12.3.3　失调—特殊技术

Labelle 等[60] 主张将 Friedreich 共济失调患者按出现脊柱侧凸的年龄分为 10 岁前和 10 岁后两组，并认为脊柱侧凸出现越早的患者进展率越高，而出现较晚的患者可能没有明显进展。Tsirikos 和 Smith 介绍了 31 例有脊柱侧凸的 Friedreich 共济失调患者[65]，17 例患者的畸形进行性发展，行后路脊柱内固定融合手术（图 12.4）。同样，Daher 等[75] 报道了 19 例 Friedreich 共济失调的脊柱侧凸患者，其中 12 例因进行性畸形需要手术治疗（图 12.5）。

支具治疗在 Friedreich 共济失调中被广泛认为是不成功的。在 Daher 等[75] 的病例系列中，6 例患者中只有 2 例（33%）能够通过支具矫形过渡到成年期。他们认为，支具失效的概率较

高是由于支具在平衡和协调方面的困难导致支具耐受不良。Tsirikos 和 Smith[65] 报告了 9 例患者，只有 1 例成功使用支具到成年。Milbrandt 等[62] 报告称，10 例患者中有 8 例支具治疗失败，但仍建议进行尝试。

在多数神经肌肉型脊柱侧凸病例中，手术技术涉及所有弯曲[62]。由于 Friedreich 共济失调患者在确诊后平均可维持行走 15 年[49]，因此应尽量避免融合至骨盆。Cady 和 Bobechko[64] 将 25 例患者中的 1 例，Daher 等[75] 将 12 例患者中的 1 例，Tsirikos 和 Smith[65] 将 17 例患者中的 1 例与骶骨融合。虽然上述作者并不经常融合至骨盆，但他们都主张融合到 L2 以下，从而可以将所有的弯曲融合在一起。其他研究也报告了融合到骨盆；然而，这些报告主要是关于异源人群的神经肌肉型脊柱侧凸的一般技

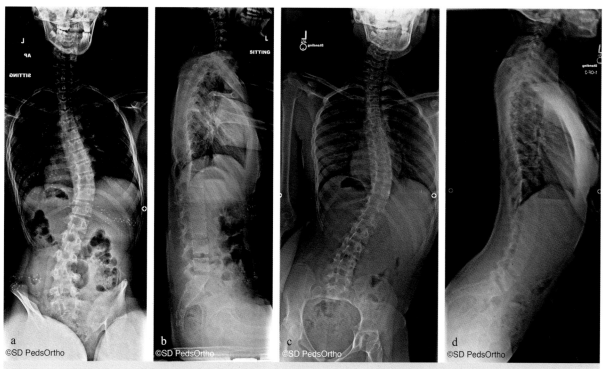

图 12.4　13 岁 Friedreich 共济失调伴脊柱侧凸（40°）的女孩坐位 PA（a）和侧位（b）X 线片。1 年后随访，PA 位（c）、侧位（d）影像学表现为脊柱侧凸相对稳定，Cobb 角为 42°，在平衡方面是满意的。此例患者由于需要使用轮椅，随访时于坐位摄 X 线片

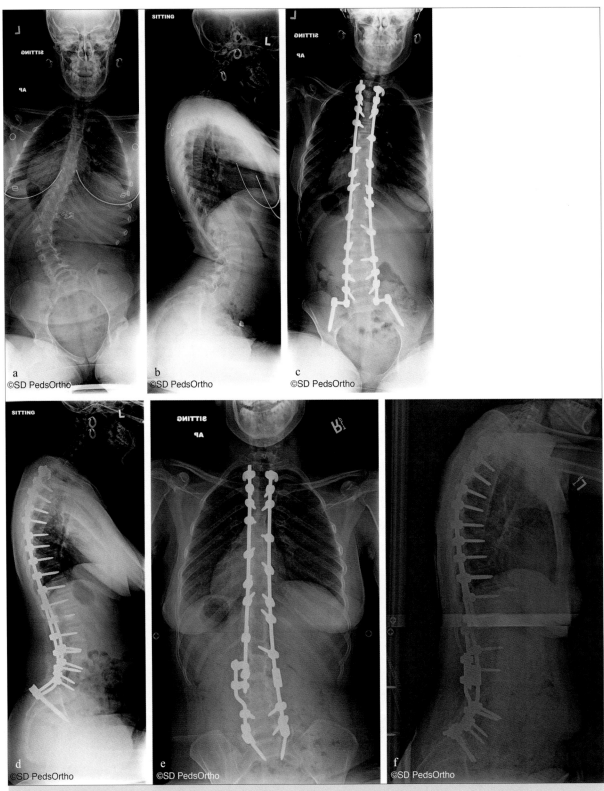

图 12.5　1 例有 Friedreich 共济失调、C 形弯曲塌陷、骨盆倾斜的 13 岁女孩的术前坐位 PA（a）和侧位（b）X 线片。后路使用髂骨螺钉行 T2– 骨盆固定融合术后 4 周 PA（c）和侧位（d）影像学检查。室内步行和移动时出现疼痛，并因此接受了固定到骶骨翻修手术。术后 3 年 PA（e）和侧位（f）影像学检查，显示畸形矫正和坐姿平衡的保持

术综述，其中 Friedreich 共济失调患者数量较少[76~80]。

这一患者群体中脊髓监测的变异性也为许多作者所强调[81]。Pelosi 等[82] 将运动诱发电位与体感诱发电位结合在一起，对 2 例 Friedreich 共济失调患者进行研究，在两个通道中都无法记录到信号。Milbrandt 等[62] 建议，如果需要的话，可以设计唤醒试验。

12.3.4 循证结果

Friedreich 共济失调患者的脊柱侧凸的手术结果文献由病例系列构成。Cady 和 Bobechko[64] 报告了 11 例手术患者，平均起始弯曲 56°，平均矫正率 41%。在他们的病例中，有 1 例在 6 周时死于充血性心力衰竭。Daher 等[75] 评估了 12 例使用 Harrington 棒或 Luque 内固定器的患者：估计失血量为 1 440 mL，12 例患者中有 10 例使用石膏或支具固定平均 9 个月，弯曲矫正从术前平均 49° 到术后平均 26°。Tsirikos 和 Smith[65] 报告了 17 例使用 Harrington 棒和全椎弓根螺钉装置的患者，有 1 例在早期死于心肺衰竭；1 例在胸腰椎结合部发生断棒；4 例融合到 T4 的患者出现近端结合部后凸，无症状，未治疗。

Milbrandt 等[62] 报告了两家机构中 Friedreich 共济失调的所有患者。在 49 例患者中，16 例脊柱侧凸患者接受了手术，平均融合 13.25 个节段。估计失血量为 1 268 mL，平均手术时间 5.6 小时。他们报告了 1 例患者有神经监测信号，但在所有其他患者中监测是无效的。在 4 例患者中进行了唤醒试验。最初的术后矫正率为 49%，但在 3.7 年的平均随访中，这一比例降至 39%。他们每家机构都有 1 例患者有感染、结合部后凸、侧凸进展和内固定失败多重并发症。

最近，尝试用几种评分量表来描述 Friedreich 共济失调的发展过程引起了人们的兴趣。这些评分量表正在取代更简单的测量方法，如发展到依赖轮椅转移的时间[83~87]。

参考文献

[1] Rett A. On a unusual brain atrophy syndrome in hyperammonemia in childhood [in German]. Wien MedWochenschr. 1966; 116(37):723–726

[2] Hagberg B, Aicardi J, Dias K, Ramos O. A progressive syndrome of autism, dementia, ataxia, and loss of purposeful hand use in girls: Rett's syndrome: report of 35 cases. Ann Neurol. 1983; 14(4):471–479

[3] Fehr S, Bebbington A, Nassar N, et al. Trends in the diagnosis of Rett syndrome in Australia. Pediatr Res. 2011; 70(3):313–319

[4] Amir RE, Zoghbi HY. Rett syndrome: methyl-CpG-binding protein 2 mutations and phenotype-genotype correlations. Am J Med Genet. 2000; 97(2):147–152

[5] Wan M, Lee SS, Zhang X, et al. Rett syndrome and beyond: recurrent spontaneous and familial MECP2 mutations at CpG hotspots. Am J Hum Genet. 1999; 65(6):1520–1529

[6] Berridge CW, Waterhouse BD. The locus coeruleus-noradrenergic system: modulation of behavioral state and state-dependent cognitive processes. Brain Res Brain Res Rev. 2003; 42(1):33–84

[7] Weaving LS, Ellaway CJ, Gécz J, Christodoulou J. Rett syndrome: clinical review and genetic update. J Med Genet. 2005; 42(1):1–7

[8] Hagberg B. Clinical manifestations and stages of Rett syndrome. Ment Retard Dev Disabil Res Rev. 2002; 8(2):61–65

[9] Hagberg B, Witt-Engerström I. Early stages of the Rett syndrome and infantile neuronal ceroid lipofuscinosis–a difficult differential diagnosis. Brain Dev. 1990; 12(1):20–22

[10] The Rett Syndrome Diagnostic Criteria Work Group. Diagnostic criteria for Rett syndrome. Ann Neurol. 1988; 23(4):425–428

[11] Anderson A, Wong K, Jacoby P, Downs J, Leonard H. Twenty years of surveillance in Rett syndrome: what

does this tell us? Orphanet J Rare Dis. 2014; 9:87

[12] Bassett GS, Tolo VT. The incidence and natural history of scoliosis in Rett syndrome. Dev Med Child Neurol. 1990; 32(11):963–966

[13] Keret D, Bassett GS, Bunnell WP, Marks HG. Scoliosis in Rett syndrome. J Pediatr Orthop. 1988; 8(2):138–142

[14] Harrison DJ, Webb PJ. Scoliosis in the Rett syndrome: natural history and treatment. Brain Dev. 1990; 12(1):154–156

[15] Lidström J, Stokland E, Hagberg B. Scoliosis in Rett syndrome. Clinical and biological aspects. Spine. 1994; 19(14):1632–1635

[16] Steffenburg U, Hagberg G, Hagberg B. Epilepsy in a representative series of Rett syndrome. Acta Paediatr. 2001; 90(1):34–39

[17] Smeets EEJ, Julu POO, van Waardenburg D, et al. Management of a severe forceful breather with Rett syndrome using carbogen. Brain Dev. 2006; 28 (10):625–632

[18] Julu PO, Engerström IW, Hansen S, et al. Cardiorespiratory challenges in Rett's syndrome. Lancet. 2008; 371(9629):1981–1983

[19] Smeets E, Schollen E, Moog U, et al. Rett syndrome in adolescent and adult females: clinical and molecular genetic findings. Am J Med Genet A. 2003; 122A(3):227–233

[20] Downs J, Bergman A, Carter P, et al. Guidelines for management of scoliosis in Rett syndrome patients based on expert consensus and clinical evidence. Spine. 2009; 34(17):E607–E617

[21] Berven S, Bradford DS. Neuromuscular scoliosis: causes of deformity and principles for evaluation and management. Semin Neurol. 2002; 22(2):167–178

[22] Gabos PG, Inan M, Thacker M, Borkhu B. Spinal fusion for scoliosis in Rett syndrome with an emphasis on early postoperative complications. Spine. 2012; 37(2):E90–E94

[23] Kerr AM, Webb P, Prescott RJ, Milne Y. Results of surgery for scoliosis in Rett syndrome. J Child Neurol. 2003; 18(10):703–708

[24] Karmaniolou I, Krishnan R, Galtrey E, Cleland S, Vijayaraghavan R. Perioperative management and outcome of patients with Rett syndrome undergoing scoliosis surgery: a retrospective review. J Anesth. 2015; 29(4):492–498

[25] Verma K, Errico TJ, Vaz KM, Lonner BS. A prospective, randomized, doubleblinded single-site control study comparing blood loss prevention of tranexamic acid (TXA) to epsilon aminocaproic acid (EACA) for corrective spinal surgery. BMC Surg. 2010; 10:13

[26] Vitale MG, Riedel MD, Glotzbecker MP, et al. Building consensus: development of a Best Practice Guideline (BPG) for surgical site infection (SSI) prevention in high-risk pediatric spine surgery. J Pediatr Orthop. 2013; 33(5):471–478

[27] Pastorelli F, Di Silvestre M, Plasmati R, et al. The prevention of neural complications in the surgical treatment of scoliosis: the role of the neurophysiological intraoperative monitoring. Eur Spine J. 2011; 20 Suppl 1:S105–S114

[28] Hammett T, Harris A, Boreham B, Mehdian SMH. Surgical correction of scoliosis in Rett syndrome: cord monitoring and complications. Eur Spine J. 2014; 23 Suppl 1:S72–S75

[29] Larsson E-L, Aaro S, Ahlinder P, Normelli H, Tropp H, Oberg B. Long-term follow-up of functioning after spinal surgery in patients with Rett syndrome. Eur Spine J. 2009; 18(4):506–511

[30] Skre H. Genetic and clinical aspects of Charcot-Marie-Tooth's disease. Clin Genet. 1974; 6(2):98–118

[31] Martyn CN, Hughes RA. Epidemiology of peripheral neuropathy. J Neurol Neurosurg Psychiatry. 1997; 62(4):310–318

[32] Jani-Acsadi A, Ounpuu S, Pierz K, Acsadi G. Pediatric Charcot-Marie-Tooth disease. Pediatr Clin North Am. 2015; 62(3):767–786

[33] Dyck PJ, Lambert EH. Lower motor and primary sensory neuron diseases with peroneal muscular atrophy. II. Neurologic, genetic, and electrophysiologic findings in various neuronal degenerations. Arch Neurol. 1968; 18(6):619–625

[34] Dyck PJ, Lambert EH. Lower motor and primary sensory neuron diseases with peroneal muscular atrophy. I. Neurologic, genetic, and electrophysiologic findings in hereditary polyneuropathies. Arch Neurol. 1968; 18(6):603–618

[35] Timmerman V, Strickland AV, Züchner S. Genetics of Charcot-Marie-Tooth (CMT) disease within the frame of the human genome project success. Genes (Basel). 2014; 5(1):13–32

[36] Raeymaekers P, Timmerman V, Nelis E, et al. The HMSN Collaborative Research Group. Duplication in chromosome 17p11.2 in Charcot-Marie-Tooth neuropathy type 1a (CMT 1a). Neuromuscul Disord. 1991; 1(2):93–97

[37] Thomas PK. Overview of Charcot-Marie-Tooth disease type 1A. Ann NY Acad Sci. 1999; 883:1–5

[38] Walker JL, Nelson KR, Stevens DB, Lubicky JP, Ogden JA, VandenBrink KD. Spinal deformity in Charcot-Marie-Tooth disease. Spine. 1994; 19(9):1044–1047

[39] Karol LA, Elerson E. Scoliosis in patients with Charcot-Marie-Tooth disease. J Bone Joint Surg Am. 2007; 89(7):1504–1510

[40] Hensinger RN, MacEwen GD. Spinal deformity associated with heritable neurological conditions: spinal muscular atrophy, Friedreich's ataxia, familial dysautonomia, and Charcot-Marie-Tooth disease. J Bone Joint Surg Am. 1976; 58(1):13–24

[41] Azzedine H, Ravisé N, Verny C, et al. Spine deformities in Charcot-Marie-Tooth 4C caused by SH3TC2 gene mutations. Neurology. 2006; 67(4):602–606

[42] Mikesová E, Hühne K, Rautenstrauss B, et al. Novel EGR2 mutation R359Q is associated with CMT type

1 and progressive scoliosis. Neuromuscul Disord. 2005; 15(11):764–767

[43] Hoellwarth JS, Mahan ST, Spencer SA. Painful pes planovalgus: an uncommon pediatric orthopedic presentation of Charcot-Marie-Tooth disease. J Pediatr Orthop B. 2012; 21(5):428–433

[44] Daher YH, Lonstein JE, Winter RB, Bradford DS. Spinal deformities in patients with Charcot-Marie-tooth disease. A review of 12 patients. Clin Orthop Relat Res. 1986(202):219–222

[45] Krishna M, Taylor JF, Brown MC, et al. Failure of somatosensory-evokedpotential monitoring in sensorimotor neuropathy. Spine. 1991; 16(4):479

[46] Burns J, Ouvrier R, Estilow T, et al. Validation of the Charcot-Marie-Tooth disease pediatric scale as an outcome measure of disability. Ann Neurol. 2012; 71(5):642–652

[47] Burns J, Raymond J, Ouvrier R. Feasibility of foot and ankle strength training in childhood Charcot-Marie-Tooth disease. Neuromuscul Disord. 2009; 19(12):818–821

[48] Filla A, De Michele G, Marconi R, et al. Prevalence of hereditary ataxias and spastic paraplegias in Molise, a region of Italy. J Neurol. 1992; 239(6):351–353

[49] Harding AE, Zilkha KJ. 'Pseudo-dominant' inheritance in Friedreich's ataxia. J Med Genet. 1981; 18(4):285–287

[50] Cossée M, Schmitt M, Campuzano V, et al. Evolution of the Friedreich's ataxia trinucleotide repeat expansion: founder effect and premutations. Proc Natl Acad Sci U S A. 1997; 94(14):7452–7457

[51] Epplen C, Epplen JT, Frank G, Miterski B, Santos EJ, Schöls L. Differential stability of the (GAA) n tract in the Friedreich ataxia (STM7) gene. Hum Genet. 1997; 99(6):834–836

[52] Campuzano V, Montermini L, Moltò MD, et al. autosomal recessive disease caused by an intronic GAA triplet repeat expansion. Science. 1996; 271(5254):1423–1427

[53] Cossée M, Dürr A, Schmitt M, et al. Friedreich's ataxia: point mutations and clinical presentation of compound heterozygotes. Ann Neurol. 1999; 45(2):200–206

[54] Gellera C, Castellotti B, Mariotti C, et al. Frataxin gene point mutations in Italian Friedreich ataxia patients. Neurogenetics. 2007; 8(4):289–299

[55] Filla A, DeMichele G, Caruso G, Marconi R, Campanella G. Genetic data and natural history of Friedreich's disease: a study of 80 Italian patients. J Neurol. 1990; 237(6):345–351

[56] Dürr A, Cossee M, Agid Y, et al. Clinical and genetic abnormalities in patients with Friedreich's ataxia. N Engl J Med. 1996; 335(16):1169–1175

[57] Delatycki MB, Paris DB, Gardner RJ, et al. Clinical and genetic study of Friedreich ataxia in an Australian population. Am J Med Genet. 1999; 87(2):168–174

[58] Schulz JB, Boesch S, Bürk K, et al. Diagnosis and treatment of Friedreich ataxia: a European perspective. Nat Rev Neurol. 2009; 5(4):222–234

[59] Delatycki MB, Corben LA. Clinical features of Friedreich ataxia. J Child Neurol. 2012; 27(9):1133–1137

[60] Labelle H, Tohmé S, Duhaime M, Allard P. Natural history of scoliosis in Friedreich's ataxia. J Bone Joint Surg Am. 1986; 68(4):564–572

[61] Geoffroy G, Barbeau A, Breton G, et al. Clinical description and roentgenologic evaluation of patients with Friedreich's ataxia. Can J Neurol Sci. 1976; 3(4):279–286

[62] Milbrandt TA, Kunes JR, Karol LA. Friedreich's ataxia and scoliosis: the experience at two institutions. J Pediatr Orthop. 2008; 28(2):234–238

[63] Aronsson DD, Stokes IA, Ronchetti PJ, Labelle HB. Comparison of curve shape between children with cerebral palsy, Friedreich's ataxia, and adolescent idiopathic scoliosis. Dev Med Child Neurol. 1994; 36(5):412–418

[64] Cady RB, Bobechko WP. Incidence, natural history, and treatment of scoliosis in Friedreich's ataxia. J Pediatr Orthop. 1984; 4(6):673–676

[65] Tsirikos AI, Smith G. Scoliosis in patients with Friedreich's ataxia. J Bone Joint Surg Br. 2012; 94(5):684–689

[66] Furman JM, Perlman S, Baloh RW. Eye movements in Friedreich's ataxia. Arch Neurol. 1983; 40(6):343–346

[67] Fahey MC, Cremer PD, Aw ST, et al. Vestibular, saccadic and fixation abnormalities in genetically confirmed Friedreich ataxia. Brain. 2008; 131(Pt 4):1035–1045

[68] Schöls L, Amoiridis G, Przuntek H, Frank G, Epplen JT, Epplen C. Friedreich's ataxia. Revision of the phenotype according to molecular genetics. Brain. 1997; 120(Pt 12):2131–2140

[69] Folker J, Murdoch B, Cahill L, Delatycki M, Corben L, Vogel A. Dysarthria in Friedreich's ataxia: a perceptual analysis. Folia Phoniatr Logop. 2010; 62(3):97–103

[70] Rance G, Corben LA, Du Bourg E, King A, Delatycki MB. Successful treatment of auditory perceptual disorder in individuals with Friedreich ataxia. Neuroscience. 2010; 171(2):552–555

[71] Corben LA, Georgiou-Karistianis N, Fahey MC, et al. Towards an understanding of cognitive function in Friedreich ataxia. Brain Res Bull. 2006; 70(3):197–202

[72] Hewer RL, Robinson N. Diabetes mellitus in Friedreich's ataxia. J Neurol Neurosurg Psychiatry. 1968; 31(3):226–231

[73] Andermann E, Remillard GM, Goyer C, Blitzer L, Andermann F, Barbeau A. Genetic and family studies in Friedreich's ataxia. Can J Neurol Sci. 1976; 3 (4):287–301

[74] Tsou AY, Paulsen EK, Lagedrost SJ, et al. Mortality in Friedreich ataxia. J Neurol Sci. 2011; 307(1–2):46–49

[75] Daher YH, Lonstein JE, Winter RB, Bradford DS. Spinal deformities in patients with Friedreich ataxia:

a review of 19 patients. J Pediatr Orthop. 1985; 5(5):553–557

［76］Piazzolla A, Solarino G, De Giorgi S, Mori CM, Moretti L, De Giorgi G. Cotrel-Dubousset instrumentation in neuromuscular scoliosis. Eur Spine J. 2011; 20 Suppl 1:S75–S84

［77］La Rosa G, Giglio G, Oggiano L. Surgical treatment of neurological scoliosis using hybrid construct (lumbar transpedicular screws plus thoracic sublaminar acrylic loops). Eur Spine J. 2011; 20 Suppl 1:S90–S94

［78］Bell DF, Moseley CF, Koreska J. Unit rod segmental spinal instrumentation in the management of patients with progressive neuromuscular spinal deformity. Spine. 1989; 14(12):1301–1307

［79］Bui T, Shapiro F. Posterior spinal fusion to sacrum in non-ambulatory hypotonic neuromuscular patients: sacral rod/bone graft onlay method. J Child Orthop. 2014; 8(3):229–236

［80］Stricker U, Moser H, Aebi M. Predominantly posterior instrumentation and fusion in neuromuscular and neurogenic scoliosis in children and adolescents. Eur Spine J. 1996; 5(2):101–106

［81］Lubicky JP, Spadaro JA, Yuan HA, Fredrickson BE, Henderson N. Variability of somatosensory cortical evoked potential monitoring during spinal surgery. Spine. 1989; 14(8):790–798

［82］Pelosi L, Lamb J, Grevitt M, Mehdian SMH, Webb JK, Blumhardt LD. Combined monitoring of motor and somatosensory evoked potentials in orthopaedic spinal surgery. Clin Neurophysiol. 2002; 113(7):1082–1091

［83］Fahey MC, Corben L, Collins V, Churchyard AJ, Delatycki MB. How is disease progress in Friedreich's ataxia best measured? A study of four rating scales. J Neurol Neurosurg Psychiatry. 2007; 78(4):411–413

［84］Bürk K, Mälzig U, Wolf S, et al. Comparison of three clinical rating scales in Friedreich ataxia (FRDA). Mov Disord. 2009; 24(12):1779–1784

［85］Friedman LS, Farmer JM, Perlman S, et al. Measuring the rate of progression in Friedreich ataxia: implications for clinical trial design. Mov Disord. 2010; 25(4):426–432

［86］Regner SR, Wilcox NS, Friedman LS, et al. Friedreich ataxia clinical outcome measures: natural history evaluation in 410 participants. J Child Neurol. 2012; 27(9):1152–1158

［87］Metz G, Coppard N, Cooper JM, et al. Rating disease progression of Friedreich's ataxia by the International Cooperative Ataxia Rating Scale: analysis of a 603-patient database. Brain. 2013; 136(Pt 1):259–268

13　脊柱侧凸的神经外科病因

著者：Marie Roguski, Steven W. Hwang, Amer F. Samdani

翻译：邹一鸣　朱晓东

摘要： 最常见的脊柱侧凸是特发性的。然而，在婴儿和青少年脊柱侧凸中，多达20%的患者可能有潜在的神经系统病因[1~4]。早期识别可逆的潜在神经系统疾病，对于防止出现不可逆的神经系统损伤具有重要意义。部分临床症状可能会促进脊柱侧凸的发生发展。神经系统的症状和体征，如疼痛、无力、感觉异常、步态异常、大小便习惯改变，甚至外观和皮肤的异常，都可能提示潜在的神经系统疾病[5]。过早的发病年龄，胸弯向左，驼背加重以及快速进展，在临床上更是提示需要尽早行脊柱MRI检查[6]。一旦神经系统疾病得到确诊，治疗重点就应该放在这一潜在疾病上。如果畸形很重或脊柱侧凸进展很快，再行畸形矫形治疗。这一章将重点讨论Chiari Ⅰ型畸形、脊髓栓系、脊髓纵裂这三种神经肌肉型脊柱侧凸的特殊病因，主要讨论其病因和发病机理、疾病的畸形特点、并发症，诊治技术以及循证结果。

关键词： Chiari Ⅰ型畸形，神经肌肉型脊柱侧凸，神经管闭合不全，脊髓纵裂，脊髓栓系综合征。

13.1　Chiari Ⅰ型畸形和脊髓空洞症

13.1.1　病因和发病机制

已知的Chiari畸形有4种，其发病机理和进展大不相同，Chiari Ⅰ型和Ⅱ型畸形的患者均可能发生脊柱侧凸。Chiari Ⅰ型畸形一般定义为小脑扁桃体移位，下降至枕骨大孔以下超过5 mm[7~9]。Chiari Ⅱ型畸形包括了小脑蚓部下疝合并脊膜膨出，并且常伴有脑积水[10~12]。尽管脊柱侧凸患者常合并脊柱裂和Chiari Ⅱ型畸形，但脊柱侧凸并不是其主要临床表现，因此这一章节主要介绍Chiari Ⅰ型畸形。在脊柱侧凸婴幼儿患者中，Chiari Ⅰ型畸形是已知最常见的神经系统性异常[2~4]。

Marin Padilla提出，胚胎发育时期后颅窝发育不良可能会限制后脑的生长，进而导致小脑扁桃体疝入枕骨大孔[13]。在形态学上，对偏小的后颅窝的研究更支持了这一理论[9, 14]。多达42%的脊柱侧凸患者合并Chiari Ⅰ型畸形[9]，并且不断进展的脊柱侧凸与脊髓空洞存在联系[15~17]。在Chiari Ⅰ型畸形患者中，脊髓空洞与脊柱侧凸进展之间的联系，被认为源于轴性肌肉麻痹、椎体发育不良和对姿势反射的干扰[18]。

部分研究理论尝试说明Chiari畸形发病过程中脊髓空洞的发生与发展的机制。Gardner的水流动力学理论提出，脉络膜神经丛中脑脊液（CSF）的搏动在胚胎时期中央管扩张中发挥了重要作用。小脑幕上和幕下脑脊液搏动的不平衡导致了后颅缩小、扁桃体的异常，并且因为第四脑室流出道在枕骨大孔处的受阻，使脑脊液改道流入脊髓中央管[19]。Willians提出瓦氏动作导致的短暂的颅内压力升高会导致脑脊液向尾端聚集；脑脊液流出道阻塞阻止了向后流动并在脊髓内外形成了不同的压力进而使脊髓空洞扩大[20]。尽管这些理论部分揭示了 Chiari Ⅰ 型畸形中脊髓空洞的病因，但并不能完全解释脊髓空洞的发病机制，因为脊髓空洞常于后天发生且并不总是直接与第四脑室相通。Oldfield 等尝试将这些不一致解释为是合理的，心脏收缩导致的脑脊液搏动压力变化使小脑扁桃体发生移位，在血管间质导致液体流入脊髓，而不是通过中央管[21]。

13.1.2　特殊的畸形与合并疾病

Chiari Ⅰ 型畸形定义为在 MRI 上小脑扁桃体疝大于 5 mm。然而，扁桃体下疝的程度的增加并不与症状严重程度直接相关。Elster 和 Chen 证实，约 30% 的小脑扁桃体下疝 5~10 mm 的患者没有相关症状[8]。Chiari Ⅰ 型畸形的患者表现各种各样的症状和体征，但最常见的是用力或做瓦氏动作后后颅部和颈椎疼痛。无力、感觉异常、麻木、眼球震颤、步态不稳、共济失调、吞咽困难、构音困难和跌倒发作等，是 Chiari Ⅰ 型畸形常见的其他症状[5]。儿童不一定能够描述典型症状，而是表现出兴奋易怒、角弓反张或不能健康成长。

除了小脑扁桃体疝之外，24%~50% 的 Chiari Ⅰ 型畸形患者存在脊柱和神经系统的相关异常，包括颈椎畸形和寰枢椎融合[22]。脊髓空洞症见于 50%~70% 的患者，最常发生于颈髓，与脊柱侧凸进展有关联[9, 15~17, 22, 23]。总而言之，脊柱侧凸可见于近 42% 患者[9]。

13.1.3　诊治技术

Chiari Ⅰ 型畸形相关的脊柱侧凸主要通过外科手段进行治疗，目的是在解除枕骨大孔处脊髓压迫，阻止脊柱侧凸加重。后颅窝减压常通过枕骨下部分颅骨切除术来达到效果。对是否

有必要对术中行硬膜成形术，小脑扁桃体是否需要固定来达到充分的减压效果等问题，尚存在很大的争议[24]。

13.1.4　循证结果

Arnautovic 等对 145 篇论文（8 605 例患者）进行了荟萃分析和系统回顾，研究了 Chiari Ⅰ 型畸形中减压手术的作用[25]。多数手术病例涉及颅骨部分切除和硬膜成形术。神经症状有所恢复和好转的占 72%。近 65% 的患者合并脊髓空洞，78% 的脊髓空洞患者术后有明显改善。其他报道显示约 85% 的患者头部和肩部疼痛症状有改善[22, 26]。然而，这些好的结果存在的同时，报道尚有平均 3.5% 的复杂并发症发生率，包括假性脑膜膨出、无菌性脑膜炎、脑脊液漏、脑膜炎，以及神经损伤。据 Arnautovic 报道，只有 11% 的患者经随访发生死亡；在这些患者中，预估的总死亡率大约为 3%[25]。此外，尽管脊髓空洞症一般在手术治疗后有改善，症状不完全恢复或残留感觉异常的患者仍然超过 50%[27]。

系列研究证明，枕骨切除减压可能会延缓或改善脊柱侧凸的进展[15, 16, 28, 29]。最近的一项系统回顾研究表明，手术后 37% 的患者脊柱侧凸角度改善，45% 的患者持续进展[30]。Brockmeyer 等进一步证实，脊柱侧凸在枕骨切除和后颅窝成形术后改善或停止进展的患者，在 10 岁以内的患儿中占 91%[31]。其他作者认为枕骨大孔减压后侧凸继续进展，与年龄较大、角度大于 40°、双主弯、脊柱后凸畸形和椎体旋转有关[17, 31~33]。术前较小的侧凸与术后改善或变得稳定不再加重密切相关，强调了早期发现和治疗 Chiari Ⅰ 型畸形合并脊柱侧凸的重要性（图 13.1，图 13.2）。

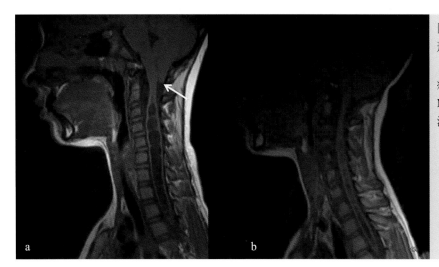

图 13.1　1 例患有 Chiari Ⅰ 型畸形和脊柱侧凸的 11 岁女性患者。（a）术前矢状位 T1WI 示扁桃体疝和脊髓空洞。（b）术后矢状位 MRI 示后颅窝减压术后和脊髓空洞缩小

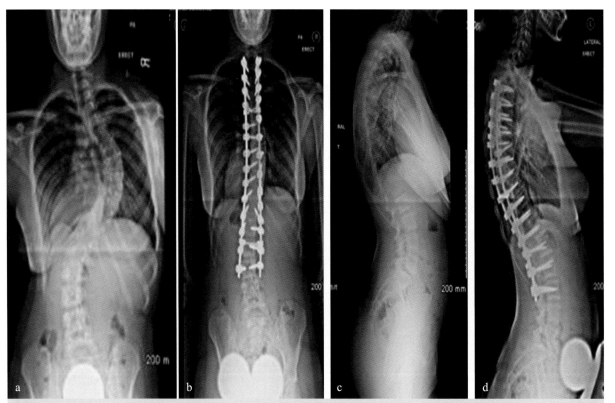

图 13.2　（a）术前正位片示进展性胸椎侧凸。（b）术后正位片。（c）术前侧位片示进展性脊柱后凸。（d）术后侧位片

13.2 脊髓栓系综合征和神经管闭合不全

13.2.1 病因和发病机制

脊髓栓系综合征由一系列先天发育缺陷引起，导致脊髓张力过大，随之引起了神经功能进行性下降。马尾神经是由圆锥延伸至骶骨的弹性结构，在脊柱活动时起到稳定脊髓圆锥的作用。疾病所致脊髓过度牵拉会引起脊髓功能异常，类似缺血性改变[34]。这些新陈代谢的变化，可能与脊髓活动时血供减少、氧代谢机制的损伤或栓系引起的物理性神经损伤有关。假设椎管在屈伸时长度变化7%会使神经组织发生代谢紊乱，部分作者推测脊髓栓系的表现是由椎管长度改变时马尾神经不能缓冲脊髓张力增加所致[35]。虽说马尾神经紧张可能是很多脊髓栓系患者的病因，但任何限制脊髓活动的病理变化，包括神经管关闭不全，也会导致病理性的脊髓张力增大并引起有关症状和体征。轻中度损伤有时通过减轻栓系处理后尚有恢复可能，但严重的牵拉引起的损伤可能无法逆转，强调了早期诊断和治疗的需要[35, 36]。

神经管闭合不全归因于早期胚胎发育时期中胚层、间质细胞和外胚层发育畸形导致的脊柱发育先天异常[37]。脊髓发生于尾芽期的神经胚、椎管的形成和尾细胞群的退化。这一过程始于妊娠第18天，此时在脊索的诱导下神经外胚层开始分化，使神经盘折叠为神经管。此后，神经外胚层和外胚层发生分离，形成被外胚层覆盖的神经管。这一过程从颈椎区域开始，向尾端延伸至L1/L2水平。这一过程也形成了脊髓的前端。而其尾部，包括脊髓圆锥和马尾，源于尾芽的椎管和尾部细胞群的退化。尾芽细胞（尾部细胞群）由位于神经管尾部的神经外胚层形成；尾芽细胞中以液泡的形式合并形成了中央管，从妊娠第28天开始，持续到妊娠第48天。中央管随后与神经管喙部相连，形成了下腰椎、骶骨及尾骨的胚胎学基础。最后，尾部细胞群的尾端退化形成了马尾神经和脊髓终室，即最后的脊髓圆锥[38]。神经胚形成和分离、椎管形成以及退化过程中的错误导致了先天性畸形，包括脊髓脊膜膨出、脑脊膜膨出、脂肪性脊髓脊膜膨出、皮肤窦道、表皮样瘤和脂肪丝，都可能会导致脊髓栓系和末端牵拉（图13.3）。

脊髓栓系综合征常伴有脊髓空洞症。因此，神经症状的进展可能与脊髓代谢紊乱和脊髓本身的囊性扩张有关。脊髓栓系患者的脊髓空洞一般发生在脊髓末端，提示之前提到的传统的致病理论可能与脊髓栓系合并脊髓空洞的进展没有必然联系[39]。脊髓栓系与脊柱侧凸的联系最先由 McLone 等证明[40]。通过证明脊膜膨出修补术后再次进行栓系减压的患者脊柱侧凸有稳定或改善的情况，他们假设脊髓栓系发生时脊髓牵拉、神经感觉异常、椎旁肌肉力量不对称对脊髓的损伤，可能会导致脊柱侧凸的发生[5]。

13.2.2 特殊的畸形与并发症

脊髓栓系患者常有进行性神经功能退变、骨骼肌肉系统异常（如脊柱侧凸和肢体异常），皮肤异常斑点以及椎管后部发育不良[41~43]。患有脊髓栓系的儿童，神经症状包括步态异常、行走能力退化、泌尿系统症状（包括经常性的尿路感染和遗尿）或麻木，疼痛相对于成人患者来说不那么突出[44]。皮肤改变包括多毛症，色素沉积，皮下脂肪瘤和皮肤窦道。骨骼肌肉系统异常包括椎体发育异常、脊柱侧凸、腰椎极度前凸和下肢畸形，下肢畸形包括槌状趾、马蹄内翻足、高拱马蹄足和双下肢不等长[42, 45]。多达29%的患者表现有脊柱侧凸和后凸畸形[46]。

脊髓圆锥低于第二腰椎可作为影像学诊断标准之一。但是，做过脊膜膨出修补术的患者

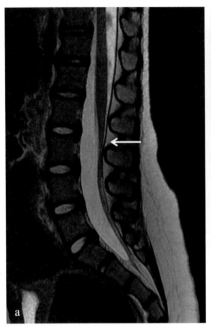
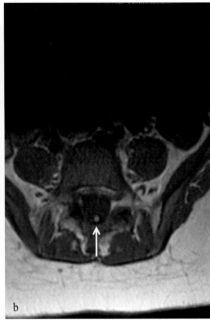

图 13.3 （a）1 例有症状的 3 岁女性患儿腰椎矢状位 T2WI 示低位圆锥和马尾神经增厚。（b）横截面 T1WI 示纤维增粗（白色箭头）

的诊断要结合临床，因为他们在影像学上普遍都有脊髓栓系的表现。

13.2.3　诊治技术

因脊髓栓系对于脊髓牵拉的影响，患者会表现出神经功能下降，许多神经外科医生建议通过减张手术来阻止神经症状的进一步加重[47]。手术最首要的目标就是完全解除对脊髓的牵拉。达到这一目标的过程包括从简单地切断终丝神经到处理复杂的畸形[48]。激光显微外科技术已被用于切除脊柱脂肪瘤[49]。

防止脊髓栓系的复发是脊髓栓系手术中的关键问题，因为有 5%~50% 的患者的栓系会复发[50~52]。仔细彻底的止血对于预防蛛网膜炎很有必要。此外，部分学者推荐行后颅窝重建技术而不是简单的硬膜缝扎，目的是扩大蛛网膜下腔[53~56]。重复的减张手术有多种缺陷，与蛛网膜粘连和瘢痕形成导致的手术难度增大有关。患者常在短暂的症状缓解之后又出现神经功能

障碍[57]。考虑到手术困难、发病率升高以及多次重复手术和较差的预后，Grande 等提出了脊柱截骨技术或称为脊柱短缩手术，对于进展加重的脊髓栓系和经历多次手术失败的患者，不失为一种治疗选择[58]。

13.2.4　循证结果

脊髓栓系减张手术后，神经系统和泌尿系统症状分别约有 90% 和 50% 得到缓解[59]。并发症包括脑脊液漏、伤口感染、脑膜炎症以及神经损伤，因为复杂而未知的病情变化，整个治疗过程的风险也多种多样。较小的患儿预后要好于较大的儿童或成人[5, 60]。

一些作者证明了脊髓栓系和脊柱侧凸之间存在着联系。McLone 等证明了在合并脊膜膨出和复发性脊髓栓系的患者中，减张手术后的脊柱侧凸保持稳定或有所改善[40]。据观察，6 例侧凸大于 50° 的患儿中仅有 1 例在减张术后脊柱侧凸得到了改善，这一研究表明畸形的程度

是脊髓松解术后改善情况的重要参考指标。相反，在对 24 例侧凸小于 50° 的患儿的随访中，术后 1 年几乎所有患儿侧凸角度保持稳定或缓解，随访 2~7 年之后依然有 63% 的患儿保持稳定或缓解[40]。其他作者也同样证明了脊髓松解术可使侧凸角度不再增大或减小[61~63]。

13.3　脊髓纵裂

13.3.1　病因和发病机制

脊髓纵裂是一种罕见的先天性畸形，即脊髓被纵向分割。Pang 和 Wilberger 提出了一个统一胚胎发育理论，即外胚层和内胚层的粘连导致了附属神经管的形成。一条间充质内束在附属神经管周围聚集，分割了发育中的脊索，导致了两束半条脊髓的形成（图 13.4）[64]。这一变异导致了分裂的脊髓各不相同的形态和方向，中间的隔膜也与血管、脂肪瘤、神经和神经纤维的异常有关。

为了解释发病机制，Pang 和 Wilberger 根据脊髓分裂的方向将脊髓纵裂分为两种类型。在 Ⅰ 型脊髓纵裂中，每一条分裂的脊髓具有独立的硬膜囊，并且有软骨和隔膜严格分开。在 Ⅱ 型脊髓纵裂中，两条分裂的脊髓共用一个由纤维隔膜分开的硬膜囊[64]。

13.3.2　特殊的畸形与并发症

脊髓纵裂在皮肤、骨骼肌肉及神经系统方面有一系列的表现。据 Mahapatra 和 Gupta 报道，在 254 例脊髓纵裂患者中有 80% 表现感觉运动和自主神经反射的紊乱[65]，包括运动障碍、肌肉萎缩、步态不稳、痛觉迟钝、营养不良性溃疡和大小便功能障碍。而且，下肢畸形和脊柱侧凸的患者分别占 43% 和 52%。有 59% 的患者出现皮肤病理变化，包括多毛症、皮肤凹陷、皮肤窦道形成、色素沉着、血管瘤以及皮下脂肪瘤。脊髓纵裂的隔膜多出现于腰椎部分，通常伴有脊髓栓系[5, 65]。

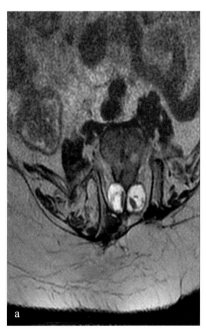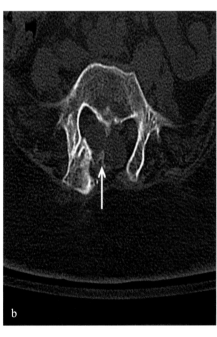

图 13.4　（a）横断面 T2WI 示有两条硬膜管道的脊髓纵裂畸形（Ⅰ型）。（b）横断面 CT 显示神经管隔膜有连通

13.3.3 诊治技术

减压技术与之前所述类似。然而，要去除纤维隔膜就必须行全椎板切除以切断纤维束。传统来讲，通常推荐患者优先行减张手术而不是脊柱矫形，理论上可将脊髓损伤的风险降到最低。然而，最近有一批有脊髓纵裂但是无神经症状的 247 例患者接受了矫形手术，而不是优先行减张手术。约 4% 的患者出现神经根性并发症，但未出现脊髓损伤并发症[66]。

13.3.4 循证结果

脊髓纵裂和脊髓栓系的患者出现进行性神经功能减退的风险大于 50%[67]。同样，许多作者优先推荐通过切除椎板、纤维隔膜或纤维束对分裂的脊髓栓系进行松解，用于缓解神经症状和体征[5, 65, 68]。从神经情况来看，Pang 报道在脊髓纵裂手术后有 89% 的患者病情改善或稳定[67]。术后通常有 7% 的患者神经症状发生短暂恶化[65]。尽管尚无研究阐明脊髓纵裂减压术对脊柱畸形的影响，但脊髓纵裂减压术可能与其他造成脊髓栓系的疾病术后一样，对脊柱侧凸的病情稳定或改善有相似的效果。

13.4 小结

识别潜在的可逆性神经系统疾病，对于预防进行性不可逆性神经损伤十分重要。虽然概率较低，但当出现不典型症状特点时，及时通过 MRI 进行诊断，对于识别神经系统疾病导致的脊柱侧凸，如 Chiari 畸形、脊髓空洞、神经管闭合不全、脊髓栓系、先天畸形以及脊髓肿瘤非常有帮助。一旦影像学诊断明确，神经外科会诊有助于患者选择合适的治疗方案，因为他们会综合考虑疾病自然史、手术并发症和临床表现。

参考文献

［1］McMaster MJ. Occult intraspinal anomalies and congenital scoliosis. J Bone Joint Surg Am. 1984; 66(4):588–601

［2］Dobbs MB, Lenke LG, Szymanski DA, et al. Prevalence of neural axis abnormalities in patients with infantile idiopathic scoliosis. J Bone Joint Surg Am. 2002; 84-A(12):2230–2234

［3］Evans SC, Edgar MA, Hall-Craggs MA, Powell MP, Taylor BA, Noordeen HH. MRI of 'idiopathic' juvenile scoliosis. A prospective study. J Bone Joint Surg Br. 1996; 78(2):314–317

［4］Gupta P, Lenke LG, Bridwell KH. Incidence of neural axis abnormalities in infantile and juvenile patients with spinal deformity. Is a magnetic resonance image screening necessary? Spine. 1998; 23(2):206–210

［5］Cardoso M, Keating RF. Neurosurgical management of spinal dysraphism and neurogenic scoliosis. Spine. 2009; 34(17):1775–1782

［6］Schwend RM, Hennrikus W, Hall JE, Emans JB. Childhood scoliosis: clinical indications for magnetic resonance imaging. J Bone Joint Surg Am. 1995; 77(1):46–53

［7］Dyste GN, Menezes AH, VanGilder JC. Symptomatic Chiari malformations. An analysis of presentation, management, and long-term outcome. J Neurosurg. 1989; 71(2):159–168

［8］Elster AD, Chen MY. Chiari I malformations: clinical and radiologic reappraisal. Radiology. 1992; 183(2):347–353

［9］Milhorat TH, Chou MW, Trinidad EM, et al. Chiari I malformation redefined: clinical and radiographic findings for 364 symptomatic patients. Neurosurgery. 1999; 44(5):1005–1017

［10］Chiari H. Uber Veranderungen des Kleinhiens, des pons und der medulla oblongata. Folge voncongenitaler hydrocephalie des grossherns. Deskschr Akad Wiss Wien. 1895; 63:71–116

［11］Peach B. The Arnold-Chiari malformation; morphogenesis. Arch Neurol. 1965; 12:527–535

［12］ Gilbert JN, Jones KL, Rorke LB, Chernoff GF, James HE. Central nervous system anomalies associated with meningomyelocele, hydrocephalus, and the Arnold-Chiari malformation: reappraisal of theories regarding the pathogenesis of posterior neural tube closure defects. Neurosurgery. 1986; 18(5):559–564

［13］ Marin-Padilla M, Marin-Padilla TM. Morphogenesis of experimentally induced Arnold–Chiari malformation. J Neurol Sci. 1981; 50(1):29–55

［14］ Schady W, Metcalfe RA, Butler P. The incidence of craniocervical bony anomalies in the adult Chiari malformation. J Neurol Sci. 1987; 82(1–3):193–203

［15］ Nohria V, Oakes WJ. Chiari I malformation: a review of 43 patients. Pediatr Neurosurg. 1990–1991; 16(4–5):222–227

［16］ Muhonen MG, Menezes AH, Sawin PD, Weinstein SL. Scoliosis in pediatric Chiari malformations without myelodysplasia. J Neurosurg. 1992; 77(1):69–77

［17］ Eule JM, Erickson MA, O'Brien MF, Handler M. Chiari I malformation associated with syringomyelia and scoliosis: a twenty-year review of surgical and nonsurgical treatment in a pediatric population. Spine. 2002; 27(13):1451–1455

［18］ Robin GC. Scoliosis and neurological disease. Isr J Med Sci. 1973; 9(5):578–586

［19］ Gardner WJ, Angel J. The cause of syringomyelia and its surgical treatment. Cleve Clin Q. 1958; 25(1):4–8

［20］ Williams B. On the pathogenesis of syringomyelia: a review. J R Soc Med. 1980; 73(11):798–806

［21］ Oldfield EH, Muraszko K, Shawker TH, Patronas NJ. Pathophysiology of syringomyelia associated with Chiari I malformation of the cerebellar tonsils. Implications for diagnosis and treatment. J Neurosurg. 1994; 80(1):3–15

［22］ Menezes AH. Chiari I malformations and hydromyelia–complications. Pediatr Neurosurg. 1991–1992; 17(3):146–154

［23］ Batzdorf U. Chiari I malformation with syringomyelia. Evaluation of surgical therapy by magnetic resonance imaging. J Neurosurg. 1988; 68(5):726–730

［24］ Hankinson T, Tubbs RS, Wellons JC. Duraplasty or not? An evidence-based review of the pediatric Chiari I malformation. Childs Nerv Syst. 2011; 27(1):35–40

［25］ Arnautovic A, Splavski B, Boop FA, Arnautovic KI. Pediatric and adult Chiari malformation Type I surgical series 1965–2013: a review of demographics, operative treatment, and outcomes. J Neurosurg Pediatr. 2015; 15(2):161–177

［26］ Nagib MG. An approach to symptomatic children (ages 4–14 years) with Chiari type I malformation. Pediatr Neurosurg. 1994; 21(1):31–35

［27］ Wetjen NM, Heiss JD, Oldfield EH. Time course of syringomyelia resolution following decompression of Chiari malformation Type I. J Neurosurg Pediatr. 2008; 1(2):118–123

［28］ Sengupta DK, Dorgan J, Findlay GF. Can hindbrain decompression for syringomyelia lead to regression of scoliosis? Eur Spine J. 2000; 9(3):198–201

［29］ Bertrand SL, Drvaric DM, Roberts JM. Scoliosis in syringomyelia. Orthopedics. 1989; 12(2):335–337

［30］ Hwang SW, Samdani AF, Jea A, et al. Outcomes of Chiari I-associated scoliosis after intervention: a meta-analysis of the pediatric literature. Childs Nerv Syst. 2012; 28(8):1213–1219

［31］ Brockmeyer D, Gollogly S, Smith JT. Scoliosis associated with Chiari 1 malformations: the effect of suboccipital decompression on scoliosis curve progression: a preliminary study. Spine. 2003; 28(22):2505–2509

［32］ Flynn JM, Sodha S, Lou JE, et al. Predictors of progression of scoliosis after decompression of an Arnold Chiari I malformation. Spine. 2004; 29(3):286–292

［33］ Attenello FJ, McGirt MJ, Atiba A, et al. Suboccipital decompression for Chiari malformation-associated scoliosis: risk factors and time course of deformity progression. J Neurosurg Pediatr. 2008; 1(6):456–460

[34] Yamada S, Won DJ, Pezeshkpour G, et al. Pathophysiology of tethered cord syndrome and similar complex disorders. Neurosurg Focus. 2007; 23(2):E6

[35] Yamada S, Iacono RP, Andrade T, Mandybur G, Yamada BS. Pathophysiology of tethered cord syndrome. Neurosurg Clin N Am. 1995; 6(2):311–323

[36] Schneider SJ, Rosenthal AD, Greenberg BM, Danto J. A preliminary report on the use of laser-Doppler flowmetry during tethered spinal cord release. Neurosurgery. 1993; 32(2):214–217, discussion 217–218

[37] Cochrane DD. Occult spinal dysraphism. In: Albright AL, Pollack IF, Adelson PD, eds. Principles and Practices of Pediatric Neurosurgery. 2nd ed. New York, NY: Thieme; 2008:367–393

[38] French BN. The embryology of spinal dysraphism. Clin Neurosurg. 1983; 30:295–340

[39] Iskandar BJ, Oakes WJ, McLaughlin C, Osumi AK, Tien RD. Terminal syringohydromyelia and occult spinal dysraphism. J Neurosurg. 1994; 81(4):513–519

[40] McLone DG, Herman JM, Gabrieli AP, Dias L. Tethered cord as a cause of scoliosis in children with a myelomeningocele. Pediatr Neurosurg. 1990–1991; 16(1):8–13

[41] Hertzler DA, II, DePowell JJ, Stevenson CB, Mangano FT. Tethered cord syndrome: a review of the literature from embryology to adult presentation. Neurosurg Focus. 2010; 29(1):E1

[42] Warder DE. Tethered cord syndrome and occult spinal dysraphism. Neurosurg Focus. 2001; 10(1):e1

[43] Anderson FM. Occult spinal dysraphism: a series of 73 cases. Pediatrics. 1975; 55(6):826–835

[44] Pang D, Wilberger JE, Jr. Tethered cord syndrome in adults. J Neurosurg. 1982; 57(1):32–47

[45] Tubbs RS, Bui CJ, Loukas M, Shoja MM, Oakes WJ. The horizontal sacrum as an indicator of the tethered spinal cord in spina bifida aperta and occulta. Neurosurg Focus. 2007; 23(2):E11

[46] Greenberg MS. Handbook of Neurosurgery. 7th ed. New York, NY: Thieme; 2010

[47] Tubbs RS, Pugh J, Wellons JC III. Tethered spinal cord: fatty filum terminale, meningocele manque, and dermal sinus tracts. In: Winn H, ed. Youmans Neurological Surgery. Philadelphia, PA: Elsevier Saunders; 2011:2227–2232

[48] Klekamp J. Tethered cord syndrome in adults. J Neurosurg Spine. 2011; 15(3):258–270

[49] McLone DG, Naidich TP. Laser resection of fifty spinal lipomas. Neurosurgery. 1986; 18(5):611–615

[50] Filler AG, Britton JA, Uttley D, Marsh HT. Adult postrepair myelomeningocoele and tethered cord syndrome: good surgical outcome after abrupt neurological decline. Br J Neurosurg. 1995; 9(5):659–666

[51] Hsieh PC, Ondra SL, Grande AW, et al. Posterior vertebral column subtraction osteotomy: a novel surgical approach for the treatment of multiple recurrences of tethered cord syndrome. J Neurosurg Spine. 2009; 10(4):278–286

[52] Herman JM, McLone DG, Storrs BB, Dauser RC. Analysis of 153 patients with myelomeningocele or spinal lipoma reoperated upon for a tethered cord. Presentation, management and outcome. Pediatr Neurosurg. 1993; 19(5):243–249

[53] Colak A, Pollack IF, Albright AL. Recurrent tethering: a common long-term problem after lipomyelomeningocele repair. Pediatr Neurosurg. 1998; 29(4):184–190

[54] Kang JK, Lee KS, Jeun SS, Lee IW, Kim MC. Role of surgery for maintaining urological function and prevention of retethering in the treatment of lipomeningomyelocele: experience recorded in 75 lipomeningomyelocele patients. Childs Nerv Syst. 2003; 19(1):23–29

[55] Samuels R, McGirt MJ, Attenello FJ, et al.

Incidence of symptomatic retethering after surgical management of pediatric tethered cord syndrome with or without duraplasty. Childs Nerv Syst. 2009; 25(9):1085–1089

[56] Zide B, Constantini S, Epstein FJ. Prevention of recurrent tethered spinal cord. Pediatr Neurosurg. 1995; 22(2):111–114

[57] Lagae L, Verpoorten C, Casaer P, Vereecken R, Fabry G, Plets C. Conservative versus neurosurgical treatment of tethered cord patients. Z Kinderchir. 1990; 45 Suppl 1:16–17

[58] Grande AW, Maher PC, Morgan CJ, et al. Vertebral column subtraction osteotomy for recurrent tethered cord syndrome in adults: a cadaveric study. J Neurosurg Spine. 2006; 4(6):478–484

[59] Lee GY, Paradiso G, Tator CH, Gentili F, Massicotte EM, Fehlings MG. Surgical management of tethered cord syndrome in adults: indications, techniques, and long-term outcomes in 60 patients. J Neurosurg Spine. 2006; 4(2):123–131

[60] Keating MA, Rink RC, Bauer SB, et al. Neurourological implications of the changing approach in management of occult spinal lesions. J Urol. 1988; 140(5, Pt 2):1299–1301

[61] Reigel DH, Tchernoukha K, Bazmi B, Kortyna R, Rotenstein D. Change in spinal curvature following release of tethered spinal cord associated with spina bifida. Pediatr Neurosurg. 1994; 20(1):30–42

[62] McGirt MJ, Mehta V, Garces-Ambrossi G, et al. Pediatric tethered cord syndrome: response of scoliosis to untethering procedures. Clinical article. J Neurosurg Pediatr. 2009; 4(3):270–274

[63] Pierz K, Banta J, Thomson J, Gahm N, Hartford J. The effect of tethered cord release on scoliosis in myelomeningocele. J Pediatr Orthop. 2000; 20(3):362–365

[64] Pang D, Dias MS, Ahab-Barmada M. Split cord malformation: Part I: A unified theory of embryogenesis for double spinal cord malformations. Neurosurgery. 1992; 31(3):451–480

[65] Mahapatra AK, Gupta DK. Split cord malformations: a clinical study of 254 patients and a proposal for a new clinical-imaging classification. J Neurosurg. 2005; 103(6) Suppl:531–536

[66] Shen JFF. Evaluation of surgical treatment of congenital scoliosis associated with split cord malformation. In: IMAST 22nd Annual Meeting; July 10, 2015; Kuala Lumpur, Malaysia

[67] Pang D. Split cord malformation: Part II: Clinical syndrome. Neurosurgery. 1992; 31(3):481–500

[68] Miller A, Guille JT, Bowen JR. Evaluation and treatment of diastematomyelia. J Bone Joint Surg Am. 1993; 75(9):1308–1317

14 神经肌肉型疾病患者的矢状位脊柱畸形

著者：Kirk W. Dabney

翻译：于荣华　朱晓东

摘要：单纯矢状位脊柱畸形（前凸和后凸）在神经肌肉型疾病中并不常见，但会对这些患者采取适当的站姿和坐姿造成干扰。脊柱侧凸通常合并矢状位畸形。轻度和部分中度矢状位畸形可以用轮椅改装和支具来治疗，有症状的中度和重度畸形需要手术治疗，有弹性的脊柱后凸和过度脊柱前凸，可以通过单纯脊柱后路融合内固定手术进行治疗。然而，对于僵硬的脊柱后凸畸形，需要加用后路截骨术（如脊柱后凸）或椎间盘切除（如脊柱前凸）。内固定和矫正技术包括使用钉棒结构通过撑开或加压进行矫形，以及使用钢丝和钉棒结构通过悬臂进行矫形。总之，目前专门研究神经肌肉型疾病患者矢状位畸形的文献很少而且结果不一致，虽然作者们都报道术后在疼痛、坐姿平衡、头颈部控制、呼吸和手的功能方面有所改善。正在接受内固定融合的脊柱后凸患者，有发生近端或远端内固定失败的风险。

关键词：脊柱前凸，脊柱后凸，神经肌肉型疾病，脊柱畸形，脊柱融合。

14.1 引言

神经肌肉型疾病表现多样化，并伴有大量病理学改变，涉及大脑、脊髓、周围神经系统和肌肉。脊柱畸形的患病率通常与神经损害的严重程度成正比。脊柱侧凸是神经肌肉脊柱畸形中最常见的，矢状面畸形（过度前凸或后凸）可与脊柱侧凸同时发生或单独存在。在单独矢状位脊柱畸形中，肺功能减退通常不是问题，但会导致坐下困难并伴有疼痛，特别是畸形角度超过 70° 时[1]。此外，一些作者对部分病例研究发现，脊柱前凸是肠系膜上动脉综合征的原因之一[1, 2]。矫形手术的指征应包括疼痛和坐下困难。手术治疗脊柱矢状面畸形需要采用特殊策略，为了得到更好的治疗效果，同样需要重视并存疾病。

14.2 病因 / 发病机制 / 历史

与神经肌肉型脊柱侧凸类似，神经肌肉型矢状面畸形是肌肉不平衡的结果，并可继发于多种神经肌肉型疾病，包括脑瘫、小儿麻痹症、脊髓脊膜突出、脊髓肌肉萎缩、肌肉萎缩症、肌肉疾病、感染、代谢异常和创伤性脑病。

在脑瘫患者中，腰椎前凸消失甚至后凸与腘绳肌挛缩之间有一定关联[3]，均会引起骨盆后倾导致骶骨垂直。另外，髂腰肌挛缩会导致腰椎过度前凸、严重骨盆前倾和水平骶骨。腰椎前凸会导致骶骨压力性疼痛，因为坐位时的负重转移到骶骨后部。较差的头部控制和躯干低张力也可能导致体位性胸椎后凸，并随着时间逐渐演变为僵硬性畸形。与脊柱侧凸一样，矢状面畸形的原因似乎与神经病的严重程度有关。了解神经肌肉疾病是稳定的还是进行性加重的，对脊柱畸形包括矢状面畸形的治疗选择很有帮助。了解引起脊柱畸形的特殊神经肌肉型疾病的发展过程也是非常重要的，因此外科医生必须重视矢状面畸形对患儿生活质量的影响。

此外，疾病的发展过程对相关疾病、手术时间以及术后相关风险都有影响。文献报道杜氏肌肉营养不良患者未接受类固醇治疗，62%发生矢状位后凸畸形，38%发生腰椎过度前凸[4]。与脊柱侧凸不同的是，人们对脊柱后凸和特定的神经肌肉型疾病脊柱过度前凸的发展过程知之甚少。

14.3　患者评估和术前注意事项

术前需得到患者家属的同意。通过术前充分的评估，确保合并疾病得到最佳的治疗。术前应对所有神经肌肉型疾病患儿进行详细评估。神经肌肉型疾病患者通常有相关合并疾病，与术后并发症有明显的关联，包括心脏疾病、胃食管反流、反应性气道疾病、限制性肺病、吸入性肺炎、营养不良、癫痫和骨质疏松[5]。这些应该在术前明确[5]。

体格检查应评估坐姿或站姿时平衡，骨盆冠状面、矢状面畸形和任何旋转畸形，脊柱后凸的僵硬程度（体格检查评估和过伸位影像检查）。冠状面（脊柱侧凸）和矢状面（脊柱过度前凸或脊柱后凸）侧凸僵硬的患者，需要在术中行脊柱前方松解或术前行牵引[6-8]。通过体格检查来评估矢状位侧凸僵硬程度，可以通过仰卧于垫板上来减轻畸形。此外，可以通过仰卧位过度屈髋、屈骨盆来观察脊柱过度前凸畸形的灵活性。仰卧矢状位影像学检查也可采用相同的动作。

评价和区分有神经肌肉改变（如脑瘫）患者的髋部屈曲挛缩和内收挛缩与脊柱畸形的关系也很重要，这可以通过将骨盆固定于中立位（屈曲对侧髋关节来消除患侧髋关节屈曲挛缩，

通过使骨盆达到中立位的髋关节内收角度来评估内收挛缩）来实现。如果存在此类挛缩，应提醒患儿父母注意，在脊柱手术后4~6个月可能需要肌肉松解。此外，始终应对脊柱畸形患者的髋关节半脱位进行评估。

外科医生还必须评估骨盆融合的必要性，特别是当骨盆包含在后凸节段内时。在脑瘫患者，几乎总是要防止畸形向远端扩展。同样，对头部控制不好患者，外科医生应考虑使用器械融合到T1或T2，以防止结合部后凸畸形和近端后凸畸形影响颈椎。此外，应该非常小心地保护后纵韧带，预防近端失败。最后，对患儿也应进行详细的神经系统检查，包括感觉、运动测试，以及反射，如代表基础神经功能的腹部反射，并需要寻找可能存在的椎管内病变，如肿瘤、脊髓栓系和脊髓空洞症。

14.3.1　非手术治疗

神经肌肉型疾病中的体位性（柔软的）后凸首先可以借助轮椅来治疗，如使用倾斜位轮椅和适当的胸式安全带防止躯干前倾（图14.1）。此外，轮椅托盘桌也有助于防止患者躯干前倾，Hensinger或软颈围可以协助控制躯干和头部（图14.1b）。如果胸椎后凸变得僵硬，硬质矫形器应制成躯干前侧低而在背后较高（通常在肩胛骨下）的形态（图14.1c），可能会对保持正确坐姿提供帮助。如果脊柱后凸不引起疼痛，身材高大和脊柱后凸畸形僵硬的患者一般不适合支撑，但可以用定制的椅背进行非手术治疗，但这些只能帮助患者适应后凸畸形。另一方面，脊柱前凸通常不适于支具治疗。神经肌肉型疾病患者使用支具的问题可能包括不舒服，在温暖的天气出汗过多，压力性疼痛，限制呼吸，以及进食时对腹部的限制，后者可以简单地在喂食一个小时后移除矫形器得到缓解。

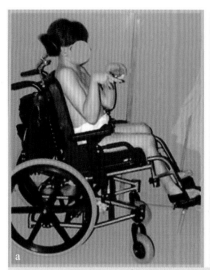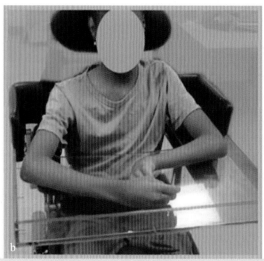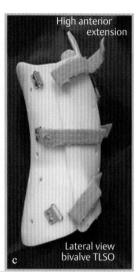

图 14.1　柔性后凸的非手术治疗方法。（a）空间倾斜椅可通过倾斜椅背，减轻有弹性的神经肌肉型脊柱后凸。（b）在有柔性后凸的儿童中，使用托盘桌可防止儿童过度倾斜。（c）用于后凸的硬质支具

14.4　手术治疗

脊柱畸形矫正的原则是：①矫正骨盆畸形（冠状位和矢状位）。通过坐或站立的表面使骨盆恢复水平，并恢复骨盆矢状位解剖排列（骶骨倾斜平均约 40°，骨盆倾斜 13°，腰椎前凸 40°~60°）。②恢复躯干平衡。③使头部中线通过躯干和骨盆。④恢复矢状面平衡（腰椎前凸和胸椎后凸，包括纠正骨盆前倾和后倾）。⑤节段固定最大化到最容易出现骨质疏松的椎体。⑥尽量缩短手术时间，有多种合并疾病和术中过度出血是伤口感染的高危因素[9, 10]。

14.5　术前计划

有三个主要技术问题术前值得仔细考虑：①骨盆融合是否有必要？②脊柱畸形合并明显旋转是否会造成坐位困难？③僵硬性畸形是否严重到需要进行股骨牵引、后路截骨，还是全椎体切除术？此外，严重僵硬后凸畸形可加用支撑物。

目前，唯一对神经肌肉型脊柱畸形的矫治有确切作用的治疗方法是内固定与融合。如果骨盆是畸形的一部分，矢状面神经肌肉型脊柱畸形的标准手术方法是后路脊柱融合术，从 T1 或 T2 到骶骨行节段性内固定。在脊柱前凸中，骨盆、腰椎几乎总是受累。对非活动患者或平衡能力差的可行走患者，即使骨盆没有受侧凸累及，也应该考虑融合到骨盆以防止晚期出现骨盆畸形。过去，矫正神经肌肉脊柱侧凸的金标准[11~13]是 Luque 棒（Galveston 骨盆器），横连接用来防止棒移位和旋转，椎板下用钢丝固定。然而，这种方法并没有像在治疗脊柱后凸中那么成功[14]。

14.6　作者首选的手术治疗方法

14.6.1　术中定位

患者俯卧于 Jackson 床上（Relton–Hall 框架也可以使用），腹部悬空（图 14.2）。我们在 Jackson 床安装了可透视柱，与标准床相比，此种床可以用于空间较狭窄的情况。在腰椎前凸

中，臀部和双膝弯曲并自由悬吊（减少过度前凸），有助于优化单一棒的置入。此外，它在脊柱过度前凸复位过程中有助于把钢缆或螺钉与骨界面压力降到最低。躯体所有的骨突起都应垫填充物。许多脑瘫儿童有明显挛缩，使其肢体难以安放。关节处应该张力最小。保持导尿管通畅，尤其对神经源性膀胱伴膀胱造瘘或行膀胱重建的儿童。

较新的仪器与方法，通过钢丝或骨盆螺钉、预弯棒和近端连接器相结合，使单一棒与悬臂矫正模块化（图 14.3）。单一棒和预弯棒（模块化结构）在矢状面预弯。通过模块化系统，预制棒除了骨盆螺钉外，在近端还与连接器连接，可以根据骨盆大小选择直径（7~10 mm）和长度（65~100 mm）。获得适当的矢状面平衡是至关重要的，尤其是对那些可行走的患者来说。预弯棒通常会使腰椎稍微过度前凸，可以使依靠轮椅活动的患者将负重转移至大腿后的肌肉，使胸椎后凸 / 腰椎前凸轮廓维持平衡。Dearolf

等[15]发现脊髓损伤患者允许更大的胸椎后凸，可以维持日常生活活动。许多外科医生使用椎弓根螺钉代替钢缆进行节段固定，特别是如果有严重的后凸畸形时；而椎板下钢缆可能通过有效牵引，使腰椎过度前凸恢复正常[6]。对于严重骨质疏松患者，需要注意防止椎弓根螺钉拔出。如果因经体格检查和 X 线检查确定因矢状面存在明显僵硬而无法减轻畸形，在脊柱前凸，应考虑行椎间盘切除术、股骨牵引；在脊柱后凸，是否行前路椎间盘切除术值得讨论。

14.6.2 医疗 / 麻醉注意事项

在神经肌肉型疾病患者中，进行手术矫正前应首先评估儿童全身情况。许多神经肌肉型疾病患儿会同时合并肺部疾病、心脏病、癫痫、胃肠道反流、营养不良、骨质疏松症等。Samdani等[16]在对 127 例脑瘫患者的多中心研究中报告并发症的发生率为 39.4%。这些并发症延长了重症监护病房的时间住院。围术期肺部并发症发生率最高。发生围术期并发症的主要危险因素包括术前较大的后凸、分阶段手术、缺乏抗纤溶药物的使用，以及术中失血较多。因此，术前所有患者应进行适当的检查来处理复杂的身体状况。

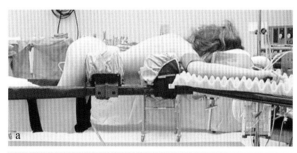
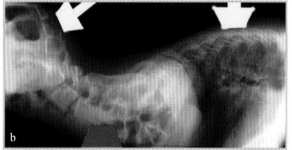

图 14.2 患者体位应允许腹部悬空。在脊柱前凸的情况下，髋部弯曲至 90°，躯干和腿悬空，以允许尽可能多地被动脊柱前凸矫正

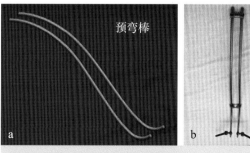

图 14.3 模块化系统由（a）两根矢状面的弯棒组成，由近端连接器（b）和胸腰交界区交连连接。骨盆螺钉分别固定于骨盆，与单一棒相比，更容易对骨盆进行操作预弯棒

外科医生和麻醉师应考虑术中大量失血的可能性[17]。Jain 等[19]报道在脊柱手术中，与特发性脊柱侧凸和 Scheuermann 后凸相比，脑性瘫痪合并其他神经肌肉型疾病的患者在术中的出血量较大。根据我们自己的经验，脊柱前凸手术因为解剖通常比较困难，尤其是使用椎板下钢缆显露椎板下间隙时。应该做好交叉配血（多达患者血液的 2 倍），并备足新鲜冷冻血浆和血小板。此外，应考虑使用自体回输血。目前，氨甲环酸被用于减少纤维蛋白溶解，减少整体失血[18]。良好的血管通路是必要的，外周血管较差时通常采用中心静脉通路。因为术后可能需要补充营养，我们在所有神经肌肉型疾病患者中放置中心静脉导管。

治疗神经肌肉型脊柱畸形疾病时需要考虑另一个因素是神经损伤的风险和脊髓监测的使用。僵硬的胸椎前凸可能会导致脊髓向后移位，从而使其处于更危险的位置，尤其是显露椎板下空间时。矫正僵硬的胸椎后凸可能造成脊柱前部过度伸展，导致脊髓前综合征。在这种情况下，对于刚性畸形，多节段椎间盘切除术伴脊柱前部截骨切除术可降低发生脊髓伸展损伤的危险。神经肌肉型脊柱畸形患者多为患有神经病、肌病和轻度到中度的脑性瘫痪（没有严重的运动皮层受累）的儿童，可以通过躯体感觉电位和运动诱发电位相结合来监测恢复的潜力，但具体机制不清[19]。然而，在一项研究中，约 40% 儿童患有严重四肢瘫痪、脑瘫和运动功能差却无法被检测[19]。另外，如果在儿童有最小运动功能信号改变，很难证明可以完全去除内固定装置，因为在此人群中重新置入内固定的风险相当高。躯体感觉电位和运动诱发电位监测应作为普遍原则，适用于任何有行走能力或可完成功能性站立的儿童（能够协助进行站立）。观察神经肌肉型疾病患者感觉以及肠道、膀胱功能控制情况也有一定效果。对任何患有神经源性膀

胱的患儿，在术前都应仔细评估尿路感染情况，如有感染应予以治疗。术前排空尿液。

进行脊柱融合的患儿的骨密度应也被纳入考虑。不能行走的患儿，发生营养不良和需服用癫痫药物的风险最高。骨密度低的患儿，由于椎板下钢缆穿出或椎弓根螺钉拔出的风险，可能难以实现内固定。任何不能行走患儿或有低能量长骨骨折患者，都应该进行双能 X 线骨密度仪扫描检查骨密度。服用癫痫药物的患儿应测量机体钙、磷和维生素 D 的水平。患者骨密度比均值低两个标准差或更多并经常发生骨折时，应考虑通过静脉注射使用氨羟二磷酸二钠[20]。

另一个术前和术中考虑的重要方面是预防脊柱融合后感染。感染率被证明可达 4.2%~20%[21]。Sponseller[22, 23]等报道了 2 项多中心研究，分析脑瘫感染危险因素和治疗。术前白细胞计数高、年龄大、畸形角度大、手术时间长、存在胃造口或胃空肠造口管、使用单一棒等，均与深部伤口感染有关。感染患者的侧凸最终矫正率低于非感染者。部分感染患者需要加强伤口冲洗 / 清创和抗生素治疗。在我们所在的医疗机构，静脉注射头孢唑林预防葡萄球菌感染。对于耐甲氧西林金黄色葡萄球菌（MRSA）鼻拭子阳性患者，应给予万古霉素或克林霉素（所有住院患者都应考虑这一点）。对于大便失禁、有胃造瘘管并有革兰阴性菌尿路感染史的患者，我们在术前使用庆大霉素。另外，我们将同种异体骨与庆大霉素和 / 或万古霉素混合移植[24]。Mohamed[21]等研究发现，皮肤破损是伤口深部感染最重要的易感因素之一。术中应仔细缝合深筋膜，防止渗漏，皮下封闭，并在伤口敷料上覆盖一层黏附屏障，以防粪便和尿液进入伤口。儿童脊柱外科最佳操作指南在近期提出，对于多数神经肌肉型疾病患者：①患者应在术前一天晚上用氯己定冲洗皮肤；②术前应进行尿培养；③患者应接受术前宣教；④术前进行

营养评估；⑤如需脱毛，宜剪发剃须；⑥围术期静脉注射头孢唑啉；⑦围术期静脉注射针对革兰阴性杆菌的抗生素；⑧应监测围术期抗菌方案的遵守情况；⑨脊柱侧凸手术时应限制人员进入手术室（根据实际情况）；⑩无须使用紫外线灯手术室；⑪应在术中冲洗伤口；⑫植骨和/或手术部位应使用万古霉素粉；⑬术后首选不透水敷料；⑭术后应尽量减少更换衣服，直到出院[25]。

14.7 特殊手术技术

14.7.1 盆腔固定

对每例伴矢状面畸形并延伸到骨盆的神经肌肉型疾病患者，应考虑固定和融合至骨盆。悬臂修正是一种矫正骨盆矢状面前、后倾的功能强大的方法。需要将器械牢固定于骨盆，然后以其作为杠杆臂将骨盆调整到与脊柱纵轴垂直的正常位置。传统上，单一棒是骨盆固定的理想器械；然而，在严重腰椎前凸的情况下，其腰椎支很难放置，因其必须以一个单位整体

置于骨盆（图 14.4）。悬臂矫正通过固定于骨盆的螺钉连接通过近端连接器相连的两根预制棒（图 14.3）也可以做到这一点，比单一棒更容易放置。通过解剖骶髂关节处腰肌在骨盆内表面的附着处来显露骨盆。重要的是尽可能不要切至骶髂关节骨膜下，此处易出血。在关节表面解剖时出血会很少。随后在髂嵴突出处钝性与锐性分离相结合对肌肉进行分离。分开表面筋膜，从髂后上棘向前沿骨盆后 1/3 并向下至坐骨切迹在骨膜下显露髂骨外翼。在导航下，用钩住坐骨切迹的导丝引导自髂后上棘向坐骨切迹上前方钻孔。如果没有导航，可以通过直接触诊和术中透视椎弓根探针瞄准略高于坐骨切迹进行钻孔（图 14.5）。此处骨盆十分坚固，可以置入骨盆螺钉固定[26]。术中前后位和斜位透视确认钻头或探头的位置，确认没有穿透骨盆内、外壁或进入坐骨切迹。尽量采用最大直径的骨盆螺钉进行固定（通常为 7~10 mm），并应足够长以超出坐骨神经孔至少 1 cm。作者更喜欢使用闭合多轴螺钉头，以最大限度地提高棒—骨盆螺钉固定结构的最终刚度。通常仅

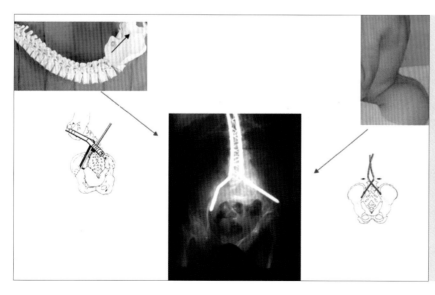

图 14.4 在脊柱过度前凸中，置入骨盆单一棒骨盆支比较困难，因为骨盆的起点太靠前。钻孔和置入骨盆支（后者必须交叉，以正确进入骨盆）必须分别对准前面坐骨切迹和远后方，否则可能会导致骨盆支穿透骨盆内壁（图示）

使用骨盆螺钉进行固定；但当需要额外固定来提高硬度时，可增加用 S1 螺钉。作者认为这比单纯的骶骨螺钉固定要好，因为骨盆螺钉固定为纠正骨盆倾斜和控制矢状面骨盆畸形提供了一个更好的杠杆臂。

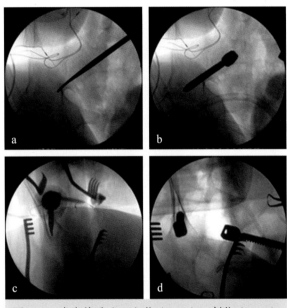

图 14.5 术中前后（AP）位（a、b）、斜位（c、d）影像示骨盆螺钉放置正确。前后位视图示椎弓根探针从髂后上棘至坐骨切迹上方附近的轨迹，以及螺钉最后的位置至少位于坐骨切迹以远 1 cm 处。斜位影像方向与探针平行，示探针和位于坐骨切迹以上内外皮质骨之间的螺钉最终位置，看起来像"泪滴"

另外，骨盆螺钉可以通过内侧入路置入（S2-髂骨入路），如 Chang[27]、Sponseller 等[28] 描述的那样。此方法的倡导者认为此入路的显露时间更短，出血更少，螺钉顶部也不那么突出。虽然术中出血、暴露时间在我们的手术中没有区别，但使用这种方法可减轻螺钉突出，与棒的连接更直接，避免了需要横向棒连接器。如果起点位于髂后上棘（PSIS），在入口髂嵴处用咬骨钳制作凹槽，将螺钉头埋头处理，以降低其突出度。用固定侧棒连接器（通常为 10 或 20 mm）连接骨盆螺钉与预弯棒。矫正的关键是用固定的外侧连接器将预弯棒精确连接髂骨螺钉，从而使每根棒完全垂直于骨盆水平轴，棒的矢状面轮廓与骶骨相同（图 14.6）。每根棒的矢状面弯曲都是一样的，也应对准，使轮廓从近端到远端匹配。如果操作不当，将无法通过悬臂使骨盆倾斜度得到最佳纠正。完成后，拧紧骨盆螺钉然后将其连接于预弯棒。在结构顶部添加近端连接器，可对近端结构进行加强。在腰椎部分可加用交叉连接器，以增强其稳定性。

只有当患者骨盆恢复水平，在矢状位的位置也正常并保持平衡时，外科医生才考虑完成近端固定（如 L4 或 L5 椎体水平）。如果未固

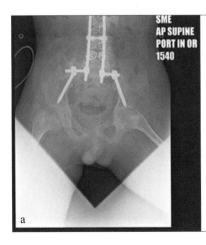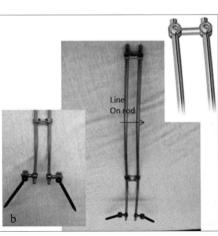

图 14.6 采用由远到近的悬臂修正时，应先固定骨盆。（a）前后位影像示置入骨盆螺钉。（b）随后从远向近组建结构，如采用传统的 PSIS 用棒连接器将棒固定于骨盆螺钉，则显示连接器进入骨盆。近端封闭的胸腰椎横连连接两根预成型棒，应该是平行的

定至骨盆，建议至少在 4 个水平行腰椎椎弓根螺钉固定。随后用椎弓根螺钉或椎板下钢缆对其余脊柱进行悬臂矫正和固定。

14.8 脊柱后凸

14.8.1 腰椎 / 胸椎后凸

悬臂矫正是一种非常有效的矫正神经肌肉型脊柱后凸的方法。利用始于骨盆从远端到近端的悬臂可以对腰椎和胸腰椎后凸进行有效矫正[6]。置入骨盆螺钉后，将预弯棒锚定于骨盆螺钉，开始悬臂矫正（图 14.7）。重要的是逐步将棒向下推至每个椎体，然后在每个椎体水平用椎板下钢丝或螺钉进行固定，不要将棒拉向脊柱，这可能导致固定丢失（钢丝切开椎板或椎弓根螺钉拔出）。将棒固定于每个椎体，自 L5 椎体水平开始，逐渐向上至 T2 或 T1 椎体水平。骨盆通常会后倾，也可在悬臂矫正时得到纠正。

14.8.2 胸椎后凸

用从远端到近端的悬臂矫正胸椎后凸比较困难。在这种情况下，悬臂远端自骨盆或腰椎开始，进行胸椎固定时在棒的近端顶点上方保留的杠杆臂很短，使得难以完全矫正非常靠近近端的后凸。由于单一棒的使用要求首先于远

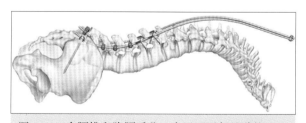

图 14.7 在腰椎和胸腰椎后凸，由远至近行悬臂校正。首先将棒固定于远端椎骨，将棒固定在顶椎骨后向下（前）推棒。矢状位上棒的位置最初应平行于预先矫正的骶骨，后者在后凸时与骨盆一起后倾。随着棒沿脊柱移动，通过悬臂矫正使骨盆和脊柱的矢状位对线得到矫正

端在骨盆进行固定，所以这种类型的侧凸很难通过传统的棒技术进行矫正。对于这种情况，可用模块化系统来形成反向悬臂（近端到远端）进行处理（图 14.8）。在显露脊椎和骨盆后，如前所述置入骨盆螺钉和椎板下钢缆。在顶部用近端闭合连接器连接预弯棒，在腰椎区域通过交叉连接器连接。从近端到远端，棒应与其轮廓平行。随后，从 T1 到侧凸顶点将棒的顶端用椎板下钢缆固定。将顶椎固定于棒后，可以通过逐渐将棒向下推到下一个更远的椎体，拧紧椎板下钢缆或固定到椎弓根螺钉来进行悬臂矫正，沿脊柱向下进行同样的操作，直到骨盆固定处。在无法活动的患者中，随后使用带吊杆的横向连接器将棒与骨盆螺钉连接起来。在部分没有骨盆畸形的可活动的患者中，器械和融合可以不包括骨盆，通过椎弓根螺钉进行固定，通常在 L4 或 L5 椎体（图 14.8）。利用这种"由近端至远端"的悬臂矫正，可以更好地矫正胸椎后凸。在胸椎后凸中，向上至少固定到 T1 椎体，偶尔到 C7 椎体水平至关重要，以防在颈胸交界处"脱落"。在最近端，推荐用双缆、钩或螺钉进行牢固固定。

14.8.3 脊柱过度前凸

神经肌肉型腰椎前凸确实可以孤立发生，但更常见的是伴有脊柱侧凸或胸椎后凸。将连有复位桩的椎弓根螺钉置于过度前凸（通常是腰椎）区域（图 14.9）[6]。确认用骨盆螺钉将预弯棒固定于骨盆后，将棒向下推至复位桩并用螺钉固定，通过逐渐向下拧螺钉对过度前凸进行复位（图 14.9）。必须非常小心地注意有无螺钉后翻的迹象。尽量使用大直径螺钉，有助于加强椎弓根固定。此外，可以在同一水平补充椎板下钢缆固定，以降低螺钉拔出的风险。一旦脊柱前凸复位，向近端完成其余脊柱器械固定。

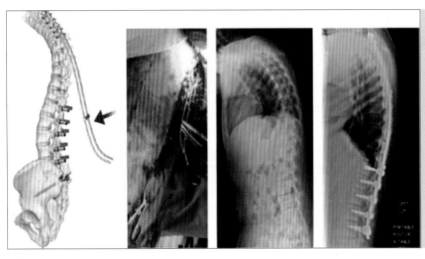

图 14.8 由于杠杆悬臂不足，胸椎后凸很难通过悬臂进行矫正。图示可用自近至远的悬臂技术矫正胸椎后凸。在没有骨盆矢状面错位的情况下，将棒预先组装并先在近端固定，然后向远端依次与腰椎椎弓根螺钉连接。术前和术后的 X 线片如图所示

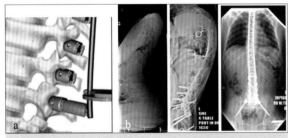

图 14.9 （a）在完成棒的骨盆固定后，在明显前凸区域使用带复位桩的椎弓根螺钉实现矫正。（b）术前和术后 X 线片

14.8.4 僵硬性脊柱后凸畸形和高前凸畸形

像其他僵硬性脊柱畸形一样，胸段和胸腰段硬性脊柱后凸很难单独通过后路融合和器械固定进行矫正。在脊柱畸形最明显的区域，第一阶段行多节段后方截骨（Ponte 或 Smith-Petersen）和后方器械固定，同时行或不行前路椎间盘切除术，可有效减轻致畸力，使缩短脊柱成为可能[7, 29~31]。推荐行 Halo 股骨牵引代替对脊柱僵硬性畸形行前路松解，特别是脊柱侧凸[32]。对于 Halo 股骨牵引及其在矢状面畸形中的应用的描述很少。然而，应该注意的是，如果髋关节存在屈曲挛缩，则下肢牵引可能会加重腰椎前凸。僵硬性前凸畸形可能需要围绕畸形的刚性顶点分阶段行前路松解（多次前路椎间盘切除术），随后行后路脊柱融合[1, 6]。在严重强直性脊柱前凸畸形和脊柱后凸畸形中，脊柱切除对侧凸矫正和恢复坐位平衡的效果较好[33, 34]（图 14.10）。

14.9 循证结果

Lipton 等[1]描述了 24 例存在单纯矢状面脊柱畸形的脑瘫患者（8 例合并过度前凸畸形，14 例合并后凸畸形，2 例合并前后凸畸形），并应用单一棒内固定行后路脊柱融合和悬臂矫正。手术适应证包括使用改装轮椅仍存在坐位问题、严重背痛和肠系膜上动脉综合征难以保守治疗（2 例过度前凸）的患者。在脊柱后凸患儿中，术前平均为 93.8°，术后平均为 35.8°；在脊柱前凸的患儿中，前凸术前平均为 91.8°，术后平均为 43.6°。据护理人员报道，术后患者在身体外观、坐姿平衡、头部控制，疼痛等方

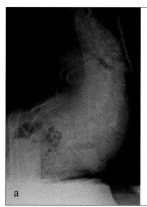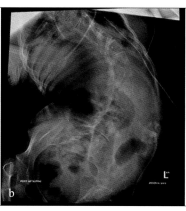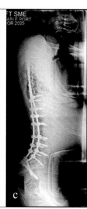

图 14.10 （a）严重脊柱前凸（原发性脊柱前凸）患者，经历了（b）分期前路椎体切除术，以及随后的（c）后路全椎体切除、固定和融合

面均有所改善或消失。术后所有坐位问题和背痛均有改善或缓解。肠系膜上动脉综合征患者均经手术治愈。

Karampalis 和 Tsirikos[2] 描述了 13 例腰椎前凸和脊柱前侧凸患者，通过后路进行了融合与固定。腰椎前凸自术前平均 108° 矫正至术后 62°，骶骨倾斜度（水平骶骨倾斜度）从术前平均 79° 改善至术后平均 50°，矢状面失衡由术前平均 8 cm 改善到术后 –1.6 cm。术前腰椎前凸和骶骨倾斜与围术期并发症发生率增加有关。随访时腰椎前凸减少和胸椎后凸增加均与矢状面平衡改善有关。最后随访时的术后问卷调查显示，身体外观、功能以及严重术前背痛都有所改善，在头部控制、呼吸和手功能等方面也有所改善。

Sink 等[14] 回顾性研究了 41 例脊柱畸形病例，其中 24 例术前有脊柱后凸畸形，重点是矢状面脊柱矫形。术前胸椎、胸腰椎和腰椎后凸畸形是导致术后近端和远端矢状面矫正丢失的危险因素。正如这些作者所说，在脊柱后凸矫正过程中，在近端和远端固定处应力的增加可导致失败，建议在端部采用更强的固定。远侧矫正丢失包括 Galveston 骨盆固定部分的丢失。应尽量使用大直径骨盆螺钉进行固定，根据我们的

经验，与单棒或 Galveston 固定相比，这种固定的抗拔出效果更佳。近端矫形丢失见于 11 例患者，出现交界区后凸畸形。如前所述，在近端用两根钢缆、螺钉或椎板钩加固固定，可使近端固定更安全。

参考文献

[1] Lipton GE, Letonoff EJ, Dabney KW, Miller F, McCarthy HC. Correction of sagittal plane spinal deformities with unit rod instrumentation in children with cerebral palsy. J Bone Joint Surg Am. 2003; 85-A(12):2349–2357

[2] Karampalis C, Tsirikos AI. The surgical treatment of lordoscoliosis and hyperlordosis in patients with quadriplegic cerebral palsy. Bone Joint J. 2014; 96-B(6):800–806

[3] McCarthy JJ, Betz RR. The relationship between tight hamstrings and lumbar hypolordosis in children with cerebral palsy. Spine. 2000; 25(2):211–213

[4] Shapiro F, Zurakowski D, Bui T, Darras BT. Progression of spinal deformity in wheelchair-dependent patients with Duchenne muscular dystrophy who are not treated with steroids: coronal plane (scoliosis) and sagittal plane (kyphosis, lordosis) deformity. Bone Joint J. 2014; 96-B(1):100–105

[5] Lipton GE, Miller F, Dabney KW, Altiok H, Bachrach SJ. Factors predicting postoperative complications following spinal fusions in children with cerebral palsy. J Spinal Disord. 1999; 12(3):197–205

[6] Dabney KW, Miller F, Lipton GE, Letonoff EJ, McCarthy HC. Correction of sagittal plane spinal deformities with unit rod instrumentation in children with cerebral palsy. J Bone Joint Surg Am. 2004; 86-A(Pt 2) Suppl 1:156–168

[7] Diab MG, Franzone JM, Vitale MG. The role of posterior spinal osteotomies in pediatric spinal deformity surgery: indications and operative technique. J Pediatr Orthop. 2011; 31(1) Suppl:S88–S98

[8] Takeshita K, Lenke LG, Bridwell KH, Kim YJ, Sides B, Hensley M. Analysis of patients with nonambulatory neuromuscular scoliosis surgically treated to the pelvis with intraoperative halo-femoral traction. Spine. 2006; 31(20):2381–2385

[9] Jain A, Njoku DB, Sponseller PD. Does patient diagnosis predict blood loss during posterior spinal fusion in children? Spine. 2012; 37(19):1683–1687

[10] Sponseller PD, LaPorte DM, Hungerford MW, Eck K, Bridwell KH, Lenke LG. Deep wound infections after neuromuscular scoliosis surgery: a multicenter study of risk factors and treatment outcomes. Spine. 2000; 25(19):2461–2466

[11] Bell DF, Moseley CF, Koreska J. Unit rod segmental spinal instrumentation in the management of patients with progressive neuromuscular spinal deformity. Spine. 1989; 14(12):1301–1307

[12] Dias RC, Miller F, Dabney K, Lipton G, Temple T. Surgical correction of spinal deformity using a unit rod in children with cerebral palsy. J Pediatr Orthop. 1996; 16(6):734–740

[13] Rinsky LA. Surgery of spinal deformity in cerebral palsy. Twelve years in the evolution of scoliosis management. Clin Orthop Relat Res. 1990(253): 100–109

[14] Sink EL, Newton PO, Mubarak SJ, Wenger DR. Maintenance of sagittal plane alignment after surgical correction of spinal deformity in patients with cerebral palsy. Spine. 2003; 28(13):1396–1403

[15] Dearolf WW, III, Betz RR, Vogel LC, Levin J, Clancy M, Steel HH. Scoliosis in pediatric spinal cord-injured patients. J Pediatr Orthop. 1990; 10(2):214–218

[16] Samdani AF, Belin EJ, Bennett JT, et al. Major perioperative complications after spine surgery in patients with cerebral palsy: assessment of risk factors. Eur Spine J. 2016; 25(3):795–800

[17] Brenn BR, Theroux MC, Dabney KW, Miller F. Clotting parameters and thromboelastography in children with neuromuscular and idiopathic scoliosis undergoing posterior spinal fusion. Spine. 2004; 29(15):E310–E314

[18] Dhawale AA, Shah SA, Sponseller PD, et al. Are antifibrinolytics helpful in decreasing blood loss and transfusions during spinal fusion surgery in children with cerebral palsy scoliosis? Spine. 2012; 37(9):E549–E555

[19] DiCindio S, Theroux M, Shah S, et al. Multimodality monitoring of transcranial electric motor and somatosensory-evoked potentials during surgical correction of spinal deformity in patients with cerebral palsy and other neuromuscular disorders. Spine. 2003; 28(16):1851–1855

[20] Sees JP, Sitoula P, Dabney K, et al. Pamidronate treatment to prevent reoccurring fractures in children with cerebral palsy. J Pediatr Orthop. 2016; 36(2):193–197

[21] Mohamed Ali MH, Koutharawu DN, Miller F, et al. Operative and clinical markers of deep wound infection after spine fusion in children with cerebral palsy. J Pediatr Orthop. 2010; 30(8):851–857

[22] Sponseller PD, Shah SA, Abel MF, Newton PO, Letko L, Marks M. Infection rate after spine surgery in cerebral palsy is high and impairs results: multicenter analysis of risk factors and treatment. Clin Orthop Relat Res. 2010; 468(3):711–716

［23］Sponseller PD, Jain A, Shah SA, et al. Deep wound infections after spinal fusion in children with cerebral palsy: a prospective cohort study. Spine. 2013; 38(23):2023–2027

［24］Borkhuu B, Borowski A, Shah SA, Littleton AG, Dabney KW, Miller F. Antibiotic-loaded allograft decreases the rate of acute deep wound infection after spinal fusion in cerebral palsy. Spine. 2008; 33(21):2300–2304

［25］Vitale MG, Riedel MD, Glotzbecker MP, et al. Building consensus: development of a Best Practice Guideline (BPG) for surgical site infection (SSI) prevention in high-risk pediatric spine surgery. J Pediatr Orthop. 2013; 33(5):471–478

［26］Miller F, Moseley C, Koreska J. Pelvic anatomy relative to lumbosacral instrumentation. J Spinal Disord. 1990; 3(2):169–173

［27］Chang TL, Sponseller PD, Kebaish KM, Fishman EK. Low profile pelvic fixation: anatomic parameters for sacral alar-iliac fixation versus traditional iliac fixation. Spine. 2009; 34(5):436–440

［28］Sponseller PD, Zimmerman RM, Ko PS, et al. Low profile pelvic fixation with the sacral alar iliac technique in the pediatric population improves results at two-year minimum follow-up. Spine. 2010; 35(20):1887–1892

［29］Dorward IG, Lenke LG. Osteotomies in the posterior-only treatment of complex adult spinal deformity: a comparative review. Neurosurg Focus. 2010; 28(3):E4

［30］Geck MJ, Macagno A, Ponte A, Shufflebarger HL. The Ponte procedure: posterior only treatment of Scheuermann's kyphosis using segmental posterior shortening and pedicle screw instrumentation. J Spinal Disord Tech. 2007; 20(8):586–593

［31］Modi HN, Suh SW, Hong JY, Yang JH. Posterior multilevel vertebral osteotomy for severe and rigid idiopathic and nonidiopathic kyphoscoliosis: a further experience with minimum two-year follow-up. Spine. 2011; 36(14):1146–1153

［32］Keeler KA, Lenke LG, Good CR, Bridwell KH, Sides B, Luhmann SJ. Spinal fusion for spastic neuromuscular scoliosis: is anterior releasing necessary when intraoperative halo-femoral traction is used? Spine. 2010; 35(10):E427–E433

［33］Helenius I, Serlo J, Pajulo O. The incidence and outcomes of vertebral column resection in paediatric patients: a population-based, multicentre, follow-up study. J Bone Joint Surg Br. 2012; 94(7):950–955

［34］Sponseller PD, Jain A, Lenke LG, et al. Vertebral column resection in children with neuromuscular spine deformity. Spine. 2012; 37(11):E655–E661

15　成人神经系统退变性疾病与脊柱畸形

著者：Dana L. Cruz, Shaleen Vira, Virginie Lafage, Themistocles Protopsaltis, Thomas J. Errico

翻译：徐瑞军　朱晓东

摘要：尽管经常被忽略，但神经系统退变性疾病是导致成人脊柱畸形很重要的病因。由于其病因复杂和合并疾病，这类患者术后往往存在很多并发症以及较高的失败率。本章介绍了与神经退变性疾病有关的脊柱畸形的临床表现与治疗策略，如帕金森病和阿尔兹海默病的脊柱畸形。

关键词：成人脊柱畸形，阿尔兹海默病，颈项前屈，躯干前屈，帕金森病，比萨综合征。

15.1　引言

在脊柱畸形手术患者中，患有神经系统退变性疾病者只占一小部分，但却非常重要。在美国，2001~2010 年有 1 347 359 例患者进行了胸腰椎脊柱融合手术（ICD9 编码 8104-8108，8134-8138）。（美国）全国住院样本（NIS）数据库统计，这部分患者占美国住院患者总数的 20%。在这些患者中，有 146 268（10.9%）例患者患有帕金森病。中枢神经系统退变性疾病主要表现为神经细胞进行性减少以及后续的脑白质变化。神经细胞减少是选择性的，没有神经系统外伤以及没有明显诱因的患者也可出现临床症状[1]。神经系统退变性疾病病因多样，因此只能通过受影响的解剖学部位进行分类。

神经系统退变性疾病通常影响大脑皮质，表现为不受意识支配的认知功能的丧失。这些疾病包括阿尔兹海默病（成人最常见的神经系统退变性疾病）、皮克病的额颞性痴呆、进行性核上性瘫痪、基底节退变性疾病、非 tau 蛋白介导的额颞性痴呆、多发脑梗性痴呆、库贾病、神经梅毒等。基底节和脑干退变性疾病以病理性动作为特征，包括僵硬、异常姿势、舞蹈症，这类疾病包括帕金森病、多系统萎缩症、亨丁顿舞蹈症等。脊髓小脑退变性疾病以运动和感觉失调、强直、周围神经病变、脊髓小脑共济失调为特征。神经系统退变性疾病最终通过影响下运动神经元传入功能导致肌肉失神经支配，包括肌萎缩侧索硬化症（ALS）、脊髓延髓肌肉萎缩症（肯尼迪病）、脊髓性肌肉萎缩症等。

成人神经系统退变性脊柱畸形的治疗，无论是药物治疗还是手术治疗方面都不同于合并慢性疾病的患者的治疗。神经系统退变性脊柱畸形如帕金森病和阿尔兹海默病脊柱畸形患者的治疗面临独特的挑战，必须全面考虑，包括药物优化、手术介入以及康复训练。每例此类患者都是复杂而又不同的，本章主要介绍神经系统退变性脊柱畸形患者的诊疗原则。

15.2　病因和发病机制

神经系统退变性疾病的主要病理机制是细胞正常降解机制的丧失[1]，导致细胞毒素蛋白的累积，我们称之为包涵体。在亨丁顿舞蹈症患者体内，多聚谷氨酰胺的重复产生异常的亨丁顿蛋白。在阿尔兹海默病患者中，Aβ 跨膜蛋白的大量聚集导致星形胶质细胞和小胶质细胞对神经元的攻击。在帕金森病患者中，α 突触核蛋白的不正常修饰导致了印记蛋白的累积，我们称之为路易斯小体。在肌萎缩侧索硬化症患者中，铜锌超氧化物歧化酶基因功能的异常导致含希夫反应（PAS）阳性自体吞噬液泡的包涵体产生。所有这些疾病导致神经元传导功能的丧失，造成肌肉痉挛或萎缩。肌纤维平衡被打破，最终导致这些患者的中轴骨的冠状位和矢状位畸形。

15.3　疾病特异性畸形的特点和并发症

神经系统退变性疾病患者的脊柱畸形特点多样，包括颈项前屈、侧轴性肌张力障碍（LAD）、躯干前屈、脊柱侧凸等。

15.3.1　颈项前屈

1817 年，James Parkinson 首先描述并命名了这种头颈前倾畸形，体格检查可以发现患者的下颌几乎紧贴胸骨[2-4]。1886 年，Gerlier 用"vertigeparalysant"一词形容斜颈和枕部肌肉疼痛蔓延至肩部的患者的头紧贴胸部的姿势[5]。与此同时，日本的 Miura 在 1897 年用"kubisagari"一词来描述此类患者[4]。这些是最早的有关颈项前屈的记载。

颈项前屈是一种严重的颈部屈曲畸形（至少 45°），但可以通过主动或被动活动来改善。这种畸形的严重程度多变，有些患者无法抵抗重力后伸颈部，但却可以抵抗检查者手的阻力[6, 7]。帕金森病患者的颈项前屈是因为颈部屈肌张力障碍或颈伸肌力减弱[4]。5%~6% 的帕金森病患者会出现颈项前屈畸形[3, 4, 8]，有时多系统萎缩症也会伴有这种畸形，表现为运动症状发生和颈项前屈发生之间的间隔变短[7]。

15.3.2　侧轴性肌张力障碍

侧轴性肌张力障碍是一种由躯干屈肌张力障碍导致的躯体侧屈，就是所谓的角弓反张和比萨综合征[9, 10]。1972 年，Ekbom 等在药物镇静疗法中观察到的此种特殊体征[11]。比萨综合征是一种严重的躯体侧方屈曲（至少 10°），常伴有轴向旋转，可以通过被动活动或卧床休息得到缓解[12]。侧轴性肌张力障碍患者在站立位或坐位可通过肌电图测出同侧椎旁肌的连续肌电活动，而在卧位时无明显的肌电活动[9]。虽然说这些术语一直通用，但在发病原因上仍然存在争论（是迟发性后天性肌张力障碍还是特发性先天性肌张力障碍），有学者认为这不只是一种单纯的临床表现。

比萨综合征可出现在以下疾病中：阿尔兹海默病[13, 14]、多系统萎缩症[15]、帕金森病[6, 16]、肌萎缩侧索硬化症[17]，以及应用胆碱酯酶抑制剂进行治疗的痴呆患者[9, 18]。在一项包括 1 400 例帕金森病患者的研究中，1.9% 的患者表现典型的比萨综合征[9]，可能是这些患者发展为脊柱侧凸的前驱症状[6, 9]。尽管有一些比萨综合征是先天性的，但多数患者与抗精神药物的应用有关，在停用抗精神药物后患者的症状得到缓解[19, 20]。

15.3.3　躯干前屈

1818 年，Benjamin Collins Brodie 提出"功能性驼背"，之后被称为脊柱弯曲综合征[21-23]。躯干前屈，来源于希腊语"camptos"和"trunk"，也称为脊柱弯曲综合征[21, 24, 25]。躯干前屈是一种严重的胸腰椎矢状位屈曲畸形（至少45°），可以通过仰卧完全缓解[26, 27]。患者通常表现为逐渐加重的"身体向前冲"的感觉，以及逐渐恶化的躯体姿势和长时间活动后的疼痛。躯干前屈开始被认为是一种心因性障碍，但现在被认为是一种原发性或继发性神经肌肉型疾病，包括帕金森病、肌萎缩侧索硬化症、多发性肌炎、包涵体肌炎、肌肉萎缩症、重症肌无力、臂丛性肌张力障碍等。这些疾病都表现为椎旁肌疼痛、无力，并在运动后加重[28]。其他的躯干前屈也在文献中报道过（图 15.1）。在 2010 年的一份日本病例报告中，研究者发现 1 例带状疱疹患者从 T12 到 L4 的 40° 脊柱侧凸畸形[29]。

在帕金森病患者中，由于肌病导致的轴向性肌张力障碍[30]，最终破坏了脊柱的屈伸平衡。神经变性和神经肌肉型疾病导致的躯干前屈可以通过肌电图诊断，表现为椎旁肌无力和肌酸酐酶水平的升高。在帕金森病患者的肌肉组织

活检中，可以看到肌原纤维紊乱，表现为肌肉组织的纤维化和脂肪变性[31]。MRI 表现为椎旁肌的早期水肿和脂肪浸润[32, 33]。在帕金森病患者中，有 3%~17.6% 的患者表现为躯干前屈畸形[24, 25, 34, 35]。

15.3.4　脊柱侧凸

包括脊柱侧凸等在内的脊柱畸形最早由 Hippocrates 提出，他在《骨与关节》一书中提出了"脊柱生理性侧凸"这一概念[36, 37]。传统的脊柱侧凸定义为不能通过主动或被动活动改善的脊柱侧方屈曲畸形，影像资料提示椎体存在轴向旋转和 Cobb 角至少 10° 的脊柱畸形[38]。脊柱侧凸畸形应区别于前述的姿势性畸形，包括躯干前屈、颈项前屈以及比萨综合征。脊柱侧凸畸形是一种僵硬性畸形。

椎体对人体平衡提供了结构支撑。脊柱是人体保持直立和水平平视的最基本支持。Dubousset 首次提出了人体直立状态的圆锥理论。他的圆锥理论来源于狭义的"圆锥经济学"，即用最小的努力换取最大的成效，也即能量消耗的最优化[39, 40]。Dubousset 认为人体的双足处于一个正多边形区域，身体在肌肉和韧带系统的支配下，可以在不移动双足的前提下做圆锥运动，躯体可以适应不同的平衡姿势从而在最小的活动范围调节重心[41]。人体正是基于这种自身代偿性的姿势调节来保持平衡，才驱使躯体去不断调整以适应如神经系统退变性疾病等原发或继发性脊柱疾病等。

颈项前屈、躯干前屈、躯体侧屈都是姿势性畸形，都可以发展为僵硬性畸形，如脊柱侧凸。神经系统退变性脊柱侧凸严格限制于不是由药物应用或疾病本身导致的脊柱畸形。此外，侧凸的方向不能与帕金森病患者最初的临床症状相关[42]。在帕金森病患者中，脊柱侧凸很常见（43%~90%[42~44]），但在同龄正常患者中只

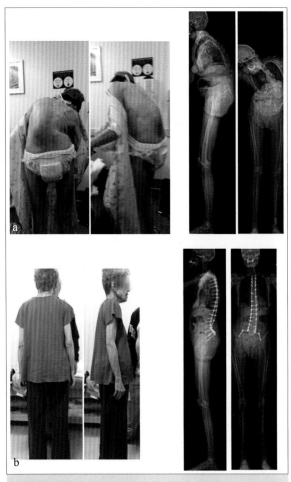

图 15.1　（a）带状疱疹后脊柱侧凸（术前）。（b）带状疱疹后脊柱侧凸（术后）

占 6%~30%[45, 46]。

矢状位序列反映了保持躯体直立的最经济的脊柱形状，因此矢状位平衡是躯体维持直立状态的动态参数。帕金森病患者的稳定性较差，通常有震颤或者跌倒的趋势[47]。Sinaki 等于 2005 年提出，脊柱后凸畸形患者竖脊肌力量减弱、步态不稳，导致躯体侧方弯曲、跌倒的概率大大增加[48]。

由于脊柱骨盆失衡，帕金森病患者常出现脊柱、骨盆及膝盖的屈曲畸形。不正常的神经肌肉活动大大增加了出现脊柱畸形的风险，导致矢状位失衡，从而产生疼痛和残疾[49]。Oh 等在一项研究中发现，42% 的帕金森病患者的 SVA 大于 50 mm，51% 患者存在脊柱骨盆不稳定（PI-LL>10°），提示帕金森病症状的严重程度影响骨盆后倾的代偿能力[50, 51]。另外，部分帕金森病患者会出现特发性脊柱侧凸，而这与帕金森病无关。

目前认为，神经肌肉等软组织系统出现亚临床症状从而导致渐进性的脊柱畸形，但机制尚不清楚。

目前并不清楚到底是肌肉退化导致了矢状位失衡，还是矢状位失衡导致了肌肉退化，从而引发疼痛和残疾。有关"软组织"的更多研究有助于进一步了解成人脊柱侧凸维持姿势的代偿机制（如膝关节屈曲、骨盆后倾、髋关节过伸），未来的研究必须要把这些复杂的代偿机制考虑进去。总之，阐明成人神经系统退变性疾病的软组织因素，可以使我们更清楚地了解成人脊柱侧凸，进一步优化治疗方式。

15.4 治疗方式

15.4.1 非手术治疗

在治疗神经系统退变性脊柱畸形前，详细的病史采集、体格检查及影像学检查尤为重要，

必须排除如炎性肌病等可以导致类似症状的疾病。这些都会影响脊柱畸形的进展，虽然每种疾病治疗效果相差很大。因此，在治疗前必须要明确诊断。在诊断和优化药物治疗的方式上，与神经内科医生合作是必不可少的。

保守治疗始于对原发性疾病的治疗。尽管没有特别有效的药物，但药物还是可以缓解症状，维持功能[1]。治疗时，脊柱外科医生必须告知患者相应的收益和风险。例如，左旋多巴可以缓解帕金森病患者的僵硬和运动失调，但可能会促进躯干前屈的进展[25, 26]。在处理脊柱症状时，非手术方式包括支具固定、物理治疗、药物注射以及近期发展的脑深部电刺激术（DBS）。

15.4.2 手术治疗

传统脊柱侧凸手术治疗的目的是恢复脊柱冠状位和矢状位的平衡[52]，尤其是恢复矢状位平衡，可以使患者的症状得到缓解，功能得到恢复[53-55]。但是神经系统退变性脊柱畸形患者在手术时还需要考虑很多方面。在处理神经系统退变如脑性瘫痪的脊柱畸形时，目前指导原则和手术经验都很少[56]。在处理神经系统退变性脊柱畸形的相关参数时，没有相关的经验可参考，目前仍然使用退变性脊柱侧凸的参数：PT<25°[57]，C7-S1 SVA<50 mm[49, 58]，PI-LL<10°[54, 57, 59]，T1 骨盆角 <20°[60]。

技术考虑

神经系统退变性脊柱畸形通常见于胸腰段。这种冠状位和矢状位的畸形使得在设定矫正目标时非常困难。这些患者通过骨盆后倾或胸椎后凸的代偿能力有限[61]，因此在矫正时修正 SVA、PT 以及 PI-LL 这些参数尤为重要。另外，长节段融合会使躯体处于一种不正常的生物力学状态，从而损害了躯体调节身体重心的代偿能力。这样会降低圆锥稳定性，患者容易摔倒。

在部分神经系统退变性脊柱侧凸患者中，畸形得到了很好的矫正，但稳定性很差，导致患者容易摔倒。在处理神经系统退变性脊柱畸形患者时，一定要考虑稳定性丧失的问题[51]。

术前与术后注意事项

在对神经系统退变性脊柱畸形患者进行手术治疗时，术者一定要考虑到相关的手术风险。这些患者除了常规手术风险外，发生谵妄、硬膜外血肿、肺栓塞、心血管系统并发症、输血相关并发症以及内固定失败、近端交界性后凸畸形（PJK）、邻近节段退变等手术相关并发症的概率大大增加。由于如此多的风险和并发症，手术治疗一般只针对手术意愿强烈并且能配合术后康复的患者。某些情况下，对药物治疗无效并且脊髓和神经根症状进行性加重的患者也可以考虑手术治疗。必须注意的是，手术治疗必须平衡患者疾病状态、药物的疗效以及疾病进展的可能性三者之间的关系。术前、术后发生并发症的风险，与疾病的严重程度、术后随访的治疗方式相关。手术指征通常根据患者的畸形进展程度和疼痛程度来确定。手术采取长节段还是短节段融合，是否需要减压，应基于影响手术效果和手术风险的因素来决定。

由于这类疾病患者本身的特性，围术期准备对于手术效果来说尤为重要。Bourghli 等建议使用颅脑、躯体感觉运动，下肢感觉运动脊髓监测以及椎弓根螺钉刺激诱发电位肌电监测[62]。

另外，与正常患者相比，帕金森病患者术后更容易出现动作不协调、吞咽困难、尿潴留[63]，从而更容易发生肺炎、尿路感染、跌倒等，而且住院时间较长，需要的康复锻炼时间也较长。因此，Katus 和 Shtilbans 建议对此类患者应尽量限制经口摄入药物、食物或改变用药途径，尽量避免使用加重帕金森症状的药物，经常评估吞咽功能，鼓励患者锻炼肺功能、及时排空膀胱，

避免留置导尿，提供强有效的物理治疗[64]。同样，Bourghli 等建议，患者术后要在 ICU 观察至少 48 小时，以最大限度减少肺部和心血管系统并发症[62]。

另外，鉴于术后并发症风险的增加，帕金森病患者行脊柱融合术后需要长时间的康复锻炼。众所周知，这些患者的慌张步态会导致术后康复锻炼更加困难，在这种情况下，患者本身和康复医生都没有进行康复锻炼的动力[62]。然而，强有力的物理治疗和康复锻炼，对于患者适应新的脊柱曲度和良好的手术疗效是必需的。康复锻炼对于患者的运动症状（如慌张步态、失平衡、力量等）和非运动症状（如沮丧、淡漠、疲劳、便秘等）的改善都是有好处的，并且对防止心血管系统并发症和骨质疏松等也有益处[64]。在进行强有力的康复锻炼前，必须考虑到这些患者的骨质疏松情况[45]。Bourghli 等建议，为了防止螺钉拔出，术后必须佩带支具 3 个月[62]。

原发疾病的进展可以发生于术后的任何时间，手术前后应与神经内科医生通力合作并进行特别护理，可以很好地处理原发疾病急性加重和并发症。

尽管存在风险，但手术治疗可以使患者的功能得到很好的恢复。手术分为长节段和短节段的胸腰椎融合。对躯干前屈合并脊髓或非运动神经损伤的神经根性疾病患者或高龄患者，可以采取长节段减压和融合[62]。短节段减压融合需要特定条件，Upadhyaya 等推荐对无神经症状的躯干前屈畸形患者采用短节段减压融合[65]。

15.5 循证医学结果

15.5.1 非手术治疗

尽管已经有了循证医学结果，学者们认为这些结果仍有局限性。尽管脊柱外科医生意识

到了受神经系统退行性病变影响的这部分患者，但是关于其治疗复杂性、多样性的文献还是少之又少。有关姿势性畸形的证据高等级文献非常少，大部分是有关帕金森病的回顾性研究。我们希望通过多学科合作得到更加具有说服力的研究结果，包括大样本量研究、统一的对比方法，并包含更多的神经系统退变性疾病。

支具治疗

学者们试着按照特发性脊柱侧凸的方式对神经系统退变性脊柱侧凸患者进行支具治疗，结果不尽如人意。在最近的 1 例韩国躯干前屈的帕金森病患者的病例报告中，患者使用了一种脊柱过伸十字形矫形支具（CASH）。积极锻炼后 3 个月，患者的临床症状、行走能力得到了极大的缓解。5 个月后，患者甚至能够在不用支具辅助的情况下保持正常姿势[66]。同样，在一项包含 15 例躯干前屈患者的前瞻性研究中（6 例患者患有帕金森病），使用胸椎骨盆前方矫正支具，患者的畸形得到大大缓解，平均 SVA 从 18.3 减少到 7（$P<0.01$），70% 患者 VAS 评分得到提高（$P<0.01$），90 天后 92% 患者 VAS 评分得到提高（$P<0.01$）[67]。在法国的一项包含 15 例躯干前屈患者的前瞻性研究中，通过支具矫形和康复锻炼，患者的平均腰椎前凸角在 30 天和 90 天时分别增加到 10.1° 和 12.5°（$P<0.05$），平均胸椎后凸角在 90 天时增加 7°（$P<0.05$），70% 患者在 90 天时疼痛得到缓解（$P<0.05$）[68]。尽管支具治疗获益很大，但有些患者的依从性较差。

功能锻炼

尽管在姿势性畸形的康复锻炼方面研究很少，但学者还是推荐了一系列的康复治疗方式：物理治疗、水疗、瑜伽、普拉提以及高强度运动[6]。在 2014 年的一项关于姿势性异常的帕金森病患者的研究中，患者被随机分配到两组，治疗组接受特定的姿势康复锻炼，对照组没有。结论显示，所有接受康复锻炼患者的矢状位畸形得到了极大的缓解。根据 BBS 量表，接受康复锻炼的患者步态和平衡能力得到了改善，提示康复锻炼在治疗神经退变性脊柱畸形患者中有重要作用[69]。

肉毒毒素注射

早期的肉毒毒素研究发现，早发性和迟发性神经抑制性肌张力障碍患者在使用肉毒毒素后，疼痛和活动范围得到了极大的改善，并且副作用较小[70, 71]。然而，相同的研究在躯干前屈[72]、LAD[9]、颈项前屈[73]患者中得到了不同的结果。在一项包含 16 例躯干前屈的帕金森患者的研究中，于腹直肌注射肉毒毒素 A 的 9 例患者中，4 例患者在脊柱后凸畸形上得到了极大改善，但姿势改善不是很明显[74]。在 2007 年的一项包含 9 例帕金森病 LAD 患者的双盲交叉研究中，使用肉毒毒素 A 后，6 例患者（67%）在功能、疼痛以及 LAD 的级别上都有改善，无副作用发生[9]。在另外一项评价肉毒毒素治疗颈项前屈患者的研究中，患者主观认为"极好"者占 13.3%，"好"占 33.3%，"一般"占 26.7%，"无作用"占 26.7%[73]。

为了更加精确，研究人员通过超声或 CT 进行了类似的研究。Fietzek 等在 2009 年的一项研究中，他们将肉毒毒素注射到有躯干前屈的帕金森病患者的腹直肌或髂腰肌中，尽管超声提示肌肉萎缩，但是患者主观认为没有任何临床治疗效果[75]。在一项超声引导下髂腰肌注射肉毒毒素的研究中，所有患者没有姿势的改善，反而产生了髋部屈肌肌力的减弱[76]。由于这些不同的研究结果，对于应用肉毒毒素治疗有躯干前屈的帕金森病患者只给予 U 级推荐（U 级：不充分或者冲突的结果，疗效不确定）[77]。

利多卡因注射

应用利多卡因注射剂减轻躯干侧屈取得了良好的效果[78, 79]。在一项包含5例帕金森病驼背患者的研究中，Furusawa等发现，利多卡因注射于腹外斜肌可以极大地改善患者的姿势，但注射到腹直肌和腹内在肌则没有效果[78]。在他们随后的研究中，12例帕金森病躯干前屈患者重复进行了利多卡因腹外斜肌注射，单次注射后重复注射（1天1次，连续4~5天）。尽管效果逐渐减弱，但几天后，8例单次注射患者显示了很好的疗效（平均后凸角度从62.1°减少到54°，P=0.018）。在90天的观察期内，9例重复注射患者显示疗效（平均后凸角度从62.1°减少到49°，P=0.05）[79]。

脑深部电刺激术

脑深部电刺激术（DBS）通过置入电极调节特定靶点，来治疗各种神经系统疾病。DBS已经成功用于治疗各种运动障碍性疾病，尤其是在帕金森病和肌张力障碍，使功能得到了极大的恢复[80]。根据受累部位，DBS的靶点包括丘脑、底丘脑核、苍白球等[81]。

在一篇67例帕金森病驼背患者应用DBS治疗的综述中（来自13项研究），61%的患者症状得到了改善[30]。针对不是所有患者都有效的现象，Schulz-Schaeffer等研究了DBS治疗躯干前屈患者的预后因素。在一项包含25例患者的多因素研究中，研究者对受试者的双侧底丘脑核进行电刺激，发现进行电刺激时的发病时间与疗效有关。例如，研究发现，躯干前屈发病时间小于1.5年的13例患者后凸角度至少改善了50%，而躯干前屈发病时间在1.5~3年之间的患者效果不确切，躯干前屈发病时间大于40个月的患者基本无效[30]。鉴于这些良好的效果和低风险，学者认为凡是符合DBS指征的姿势性畸形患者都应先进行DBS治疗而非手术[65]。

15.5.2 手术治疗

手术治疗结果

在手术治疗神经系统疾病脊柱侧凸患者时，除了技术上的难度，还存在其他很多风险，骨质疏松是其中的一种。一项研究发现，34%的帕金森病患者有骨质疏松[45]。内固定失败原因包括：融合的医源性因素，随年龄增长的骨质疏松，椎间盘退变，神经肌肉型疾病的自身因素[62]。研究显示，这些并发症的发病率为29%~33.3%[62, 82]。近端交界性后凸（PJK）的发生可能与年龄增长、骨质疏松、神经肌肉型疾病自身因素等的组合有关。16.7%~17.6%的帕金森病患者会发生PJK[61, 62]。为了减少PJK的发生，有学者建议在长节段融合时保留T1–T2之间的棘间韧带和棘上韧带，以增加颈胸段的稳定性[83]。

在考虑手术入路时，我们必须要知道神经系统退变性脊柱畸形患者有多种姿势性或混合性（包括脊柱侧凸）畸形。另外，我们要预估这些畸形的病因。例如，与伸肌力量减弱患者相比，躯干性肌张力障碍患者的躯干前屈的肌肉病变可能会在内固定和相邻节段产生更大的应力。另外，在考虑矫形目标时，畸形的严重程度和神经系统退变性疾病的严重程度不同，矫形目标也不一样。

基于上述问题，患者可能因为不融合、内固定失败或拔出、PJK、邻近节段不稳定、硬膜外血肿、感染等而进行翻修手术，50%~79%的患者需要再次手术[61, 62, 82]。这些也在Babat等的一项回顾性研究中得到证实，14例帕金森病患者进行了腰椎/腰骶椎（8例）、胸腰椎（2例）、颈椎（4例）手术。由于并发症，这些患者的翻修率很高，12例患者（86%）由于不稳定、内固定失败或拔出而进行翻修手术[82]。尽管如此，随着手术技术和器械的发展，加上丰富的手术经验，未来会向好的方向发展。

临床结果

与一般脊柱疾病患者一样，神经系统退变性脊柱疾病患者也有着相当高的手术风险。Koller 等通过对 23 例帕金森病患者的脊柱手术进行回顾性研究发现，围术期并发症发生率高达 30.4%，包括阑尾炎（1 例）、术后谵妄（3 例）、肝功能不全合并临时性肝性脑病（1 例）、气胸（1例）、瘫痪（1 例）、失代偿性胰岛素依赖性糖尿病（1 例）、失代偿性肾功能不全（1 例）。术后并发症包括邻近节段塌陷或骨折（17.6%），PJK（17.6%），需要翻修（58.8%）[61]。

神经系统退变性疾病本身使术后的过程更加复杂化。例如，这类患者术后发生谵妄是很常见的，甚至是很严重的。在一项对帕金森病患者进行 T2 到骨盆后路融合手术的研究中发现，66.7%[62] 的患者发生了术后谵妄，而这一数字在正常人群中为每 1 000 例中发生 8.4 例[84]。为了阐明这种并发症的影响，一项对正常人群的研究发现，术后谵妄会增加手术并发症（P=0.01），导致患者术后情绪较差和住院时间延长 1.5 天[85]。另一项研究发现，术后谵妄患者在术后 6 个月随访时发现功能改善很少（t=6.43，P<0.001）[63]。

手术治疗的收益

尽管风险较大，但是手术治疗的获益还是不错的。在 Sarkiss 等发表于 2015 年的一篇综述中，6 篇文献中的 95 例帕金森病患者在 2000~2013 年间进行了脊柱手术，63% 术后恢复良好[86]。在 Bourghli 等的一项回顾性研究中，研究者对 12 例帕金森病患者行长节段后路融合手术（T2 到骶骨）进行了分析，他们都采用了髂骨螺钉固定和自体骨移植（需要时应用 BMP）[62]。总

体结果有所改善：平均 SVA 从 15.2 cm 减少到 0.5 cm，平均 C7PL 从 8.9 cm 较少到 3.2 cm，平均 PI–LL 从 34° 减少到 –3°，平均 PT 从 31.6° 减少到 19.1°[64]。在功能恢复方面，根据 SRS–30 量表进行了统计：平均功能分数为 24/35，平均疼痛分数为 24/30，平均患者满意度为 12.5/15，平均总分为 114/150（76%）。在 Koller 等的一项类似研究中，他们分析了 23 例接受手术治疗的帕金森病患者，11 例患者表示满意，6 例患者表示非常满意，2 例无评价，2 例不满意（2 例患者失访）[61]。

15.6 病例分析

64 岁女性帕金森病患者，腰背部、双下肢疼痛（左腿重于右腿）数年。站立时疼痛加重，坐位缓解。帕金森症状通过服药和 DBS 治疗控制可。体格检查：左侧股四头肌肌力减弱，左膝反射减弱，Romberg 试验阳性，步态不稳，躯干向左侧倾斜。全身 X 线和 MRI（图 15.2a，b）影像提示左凹脊柱侧凸，矢状位序列不齐，左侧 L3、L4 神经根椎间孔受压，多个椎体侧方滑脱。

患者进行了 T10 到骨盆的后路融合内固定术，L5–S1 椎间融合，L3–L4 和 L4–L5 的半椎板切除、椎间孔扩大成形加 L3、L4 神经根减压，髂骨固定（图 15.2c，d）。术后患者发生心律失常，通过药物得以纠正；患者同时发生了下肢深静脉血栓形成和肺栓塞，置入下腔静脉滤器。住院期间，患者发生幻觉，用药后好转。术后 9 天患者出院转至康复医院进行治疗。

术后 1 个月随访，患者诉腰背部和左下肢症状好转，可以行走半英里（约 0.8 km）。术后 3 个月和 6 个月随访，患者诉疼痛几乎完全缓解，只残留左膝局部麻木感。术后 10 个月随访，患者诉右腿疼痛，不能行走。X 线影像（图

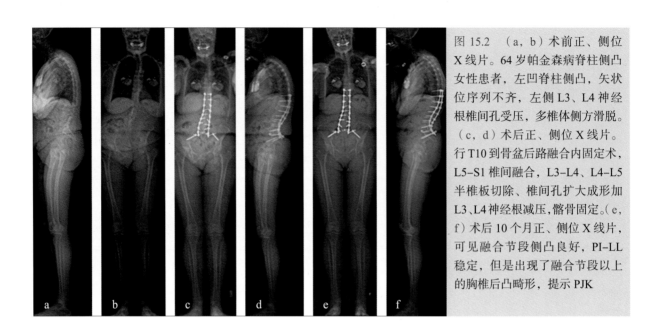

图 15.2 （a，b）术前正、侧位X线片。64 岁帕金森病脊柱侧凸女性患者，左凹脊柱侧凸，矢状位序列不齐，左侧 L3、L4 神经根椎间孔受压，多椎体侧方滑脱。（c，d）术后正、侧位X线片。行 T10 到骨盆后路融合内固定术，L5-S1 椎间融合，L3-L4、L4-L5 半椎板切除、椎间孔扩大成形加 L3、L4 神经根减压，髂骨固定。（e，f）术后 10 个月正、侧位X线片，可见融合节段侧凸良好，PI-LL 稳定，但是出现了融合节段以上的胸椎后凸畸形，提示 PJK

15.2e，f）提示融合良好，PI-LL 稳定，但是出现了融合节段以上的胸椎后凸畸形，提示发生 PJK。随访后调整了止痛药物的使用。从这个病例可以看出，帕金森病患者也可以预后良好，但更易发生围术期和术后的并发症，以及本身脊柱疾病的进展。

15.7　小结

成人神经系统退变性疾病的病理生理使得手术矫正脊柱畸形充满挑战，术前、术后并发症的鉴别是必需的。依据前面所述非手术和手术治疗，脊柱外科医生的介入可以使患者获得更多的功能恢复和更好的生活质量。为了优化治疗，必须进行多学科的紧密合作，包括护理、神经科、麻醉科、康复科，尤其是内科。未来需要更强有力的研究来指导这类疾病的治疗。

参考文献

［1］Frosch MP, Anthony DC, De Girolami U. The central nervous system. In: Kumar V, Abbas AK, Fausto N, eds. Robbins and Cotran Pathologic Basis of Disease. 7th ed. Philadelphia, PA: Elsevier Saunders; 2005:1374–1419

［2］Parkinson J. An essay on the shaking palsy. 1817. J Neuropsychiatry Clin Neurosci. 2002; 14(2):223–236, discussion 222

［3］Kashihara K, Ohno M, Tomita S. Dropped head syndrome in Parkinson's disease. Mov Disord. 2006; 21(8):1213–1216

［4］Fujimoto K. Dropped head in Parkinson's disease. J Neurol. 2006; 253 Suppl 7:VII21–VII26

［5］Gerlier EF. Une epidemie de vertige paralysant. Rev Med Suisse Romande. 1887; 7:5–29

［6］Doherty KM, van de Warrenburg BP, Peralta MC, et al. Postural deformities in Parkinson's disease. Lancet Neurol. 2011; 10(6):538–549

［7］van de Warrenburg BPC, Cordivari C, Ryan AM, et al. The phenomenon of disproportionate antecollis in Parkinson's disease and multiple system atrophy. Mov Disord. 2007; 22(16):2325–2331

［8］Ashour R, Jankovic J. Joint and skeletal deformities in Parkinson's disease, multiple system atrophy, and progressive supranuclear palsy. Mov Disord. 2006; 21(11):1856–1863

[9] Bonanni L, Thomas A, Varanese S, Scorrano V, Onofrj M. Botulinum toxin treatment of lateral axial dystonia in Parkinsonism. Mov Disord. 2007; 22(14):2097–2103

[10] Fichtner CG. Pleurothotonus and the Pisa syndrome. Biol Psychiatry. 1992; 31(5):534

[11] Ekbom K, Lindholm H, Ljungberg L. New dystonic syndrome associated with butyrophenone therapy. Z Neurol. 1972; 202(2):94–103

[12] Uemura T, Kasai Y, Araki K, Uchida A. Pisa syndrome. J Spinal Disord Tech. 2008; 21(6):455–457

[13] Patel S, Tariot PN, Hamill RW. Pisa syndrome without neuroleptic exposure in a patient with dementia of the Alzheimer type. J Geriatr Psychiatry Neurol. 1991; 4(1):48–51

[14] Davidson M, Powchik P, Davis KL. Pisa syndrome in Alzheimer's disease. Biol Psychiatry. 1988; 23(2):213

[15] Colosimo C. Pisa syndrome in a patient with multiple system atrophy. Mov Disord. 1998; 13(3):607–609

[16] Di Matteo A, Fasano A, Squintani G, et al. Lateral trunk flexion in Parkinson's disease: EMG features disclose two different underlying pathophysiological mechanisms. J Neurol. 2011; 258(5):740–745

[17] Deriu M, Murgia D, Paribello A, Marcia E, Melis M, Cossu G. Pisa syndrome as presenting symptom of amyotrophic lateral sclerosis. J Neurol. 2011; 258(11):2087–2089

[18] Cossu G, Melis M, Melis G, et al. Reversible Pisa syndrome (pleurothotonus) due to the cholinesterase inhibitor galantamine: case report. Mov Disord. 2004; 19(10):1243–1244

[19] Villarejo A, Camacho A, García-Ramos R, et al. Cholinergic-dopaminergic imbalance in Pisa syndrome. Clin Neuropharmacol. 2003; 26(3):119–121

[20] Hung T-H, Lee Y, Chang Y-Y, Chong M-Y, Lin P-Y. Reversible Pisa syndrome induced by clozapine: a case report. Clin Neuropharmacol. 2007; 30(6):370–372

[21] Ponfick M, Gdynia H-J, Ludolph AC, Kassubek J. Camptocormia in Parkinson's disease: a review of the literature. Neurodegener Dis. 2011; 8(5):283–288

[22] Cooper A. Sir Benjamin Collins Brodie (1783–1862). JAMA. 1967; 200(4):331–332

[23] Hawkins C. The Works of Sir Benjamin Collins Brodie. London: Longman, Green, Longman, Roberts, & Green; 1865

[24] Tiple D, Fabbrini G, Colosimo C, et al. Camptocormia in Parkinson disease: an epidemiological and clinical study. J Neurol Neurosurg Psychiatry. 2009; 80 (2):145–148

[25] Abe K, Uchida Y, Notani M. Camptocormia in Parkinson's disease. Parkinsons Dis. 2010

[26] Marinelli P, Colosimo C, Ferrazza AM, et al. Effect of camptocormia on lung volumes in Parkinson's disease. Respir Physiol Neurobiol. 2013; 187(2):164–166

[27] Sato M, Sainoh T, Orita S, et al. Posterior and anterior spinal fusion for the management of deformities in patients with Parkinson's disease. Case Rep Orthop. 2013; 2013:140916

[28] Serratrice G. Axial myopathies: an elderly disorder. Acta Myol. 2007; 26(1):11–13

[29] Tashiro S, Akaboshi K, Kobayashi Y, Mori T, Nagata M, Liu M. Herpes zosterinduced trunk muscle paresis presenting with abdominal wall pseudohernia, scoliosis, and gait disturbance and its rehabilitation: a case report. Arch Phys Med Rehabil. 2010; 91(2):321–325

[30] Schulz-Schaeffer WJ, Margraf NG, Munser S, et al. Effect of neurostimulation on camptocormia in Parkinson's disease depends on symptom duration. Mov Disord. 2015; 30(3):368–372

[31] Wrede A, Margraf NG, Goebel HH, Deuschl G, Schulz-Schaeffer WJ. Myofibrillar disorganization

characterizes myopathy of camptocormia in Parkinson's disease. Acta Neuropathol. 2012; 123(3):419–432

[32] Lenoir T, Guedj N, Boulu P, Guigui P, Benoist M. Camptocormia: the bent spine syndrome, an update. Eur Spine J. 2010; 19(8):1229–1237

[33] Margraf NG, Rohr A, Granert O, Hampel J, Drews A, Deuschl G. MRI of lumbar trunk muscles in patients with Parkinson's disease and camptocormia. J Neurol. 2015; 262(7):1655–1664

[34] Seki M, Takahashi K, Koto A, et al. Keio Parkinson's Disease Database. Camptocormia in Japanese patients with Parkinson's disease: a multicenter study. Mov Disord. 2011; 26(14):2567–2571

[35] Lepoutre AC, Devos D, Blanchard-Dauphin A, et al. A specific clinical pattern of camptocormia in Parkinson's disease. J Neurol Neurosurg Psychiatry. 2006; 77(11):1229–1234

[36] Marketos SG, Skiadas P. Hippocrates. The father of spine surgery. Spine. 1999; 24(13):1381–1387

[37] The GenuineWorks of Hippocrates. Hippocrates. Charles Darwin Adams. New York. Dover. 1868.

[38] Schwab FJ, Smith VA, Biserni M, Gamez L, Farcy J-PC, Pagala M. Adult scoliosis: a quantitative radiographic and clinical analysis. Spine. 2002; 27(4):387–392

[39] Dubousset J. Three-dimensional analysis of the scoliotic deformity. In: Weinstein SL, ed. The Pediatric Spine: Principles and Practices. New York, NY: Raven Press; 1994:479–496

[40] Dubousset J, Challier V, Farcy J-P, Schwab FJ, Lafage V. Spinal alignment versus spinal balance. In: Haid RW, Shaffrey CI, Schwab FJ, Youssef JA, eds. Global Spinal Alignment: Principles, Pathologies, and Procedures. St. Louis, MO: Quality Medical Publishing; 2015

[41] Tang JA, Scheer JK, Smith JS, et al. ISSG. The impact of standing regional cervical sagittal alignment on outcomes in posterior cervical fusion surgery. Neurosurgery. 2012; 71(3):662–669

[42] Baik JS, Kim JY, Park JH, Han SW, Park JH, Lee MS. Scoliosis in patients with Parkinson's disease. J Clin Neurol. 2009; 5(2):91–94

[43] Duvoisin RC, Marsden CD. Note on the scoliosis of Parkinsonism. J Neurol Neurosurg Psychiatry. 1975; 38(8):787–793

[44] Grimes JD, Hassan MN, Trent G, Halle D, Armstrong GW. Clinical and radiographic features of scoliosis in Parkinson's disease. Adv Neurol. 1987; 45:353–355

[45] Robin GC, Span Y, Steinberg R, Makin M, Menczel J. Scoliosis in the elderly: a follow-up study. Spine. 1982; 7(4):355–359

[46] Vanderpool DW, James JI, Wynne-Davies R. Scoliosis in the elderly. J Bone Joint Surg Am. 1969; 51(3):446–455

[47] Maetzler W, Mancini M, Liepelt-Scarfone I, et al. Impaired trunk stability in individuals at high risk for Parkinson's disease. PLoS One. 2012; 7(3):e32240

[48] Sinaki M, Brey RH, Hughes CA, Larson DR, Kaufman KR. Balance disorder and increased risk of falls in osteoporosis and kyphosis: significance of kyphotic posture and muscle strength. Osteoporos Int. 2005; 16(8):1004–1010

[49] Glassman SD, Bridwell K, Dimar JR, Horton W, Berven S, Schwab F. The impact of positive sagittal balance in adult spinal deformity. Spine. 2005; 30(18):2024–2029

[50] Oh JK, Smith JS, Shaffrey CI, et al. Sagittal spinopelvic malalignment in Parkinson disease: prevalence and associations with disease severity. Spine. 2014; 39(14):E833–E841

[51] Diebo BG, Henry J, Lafage V, Berjano P. Sagittal deformities of the spine: factors influencing the outcomes and complications. Eur Spine J. 2015; 24 Suppl 1:S3–S15

[52] Fu K-MG, Bess S, Shaffrey CI, et al. International Spine Study Group. Patients with adult spinal deformity treated operatively report greater

baseline pain and disability than patients treated nonoperatively; however, deformities differ between age groups. Spine. 2014; 39(17):1401–1407

[53] Djurasovic M, Glassman SD. Correlation of radiographic and clinical findings in spinal deformities. Neurosurg Clin N Am. 2007; 18(2): 223–227

[54] Bess S, Schwab F, Lafage V, Shaffrey CI, Ames CP. Classifications for adult spinal deformity and use of the Scoliosis Research Society-Schwab Adult Spinal Deformity Classification. Neurosurg Clin N Am. 2013; 24(2):185–193

[55] Terran J, Schwab F, Shaffrey CI, et al. International Spine Study Group. The SRS-Schwab adult spinal deformity classification: assessment and clinical correlations based on a prospective operative and nonoperative cohort. Neurosurgery. 2013; 73(4):559–568

[56] Kalen V, Conklin MM, Sherman FC. Untreated scoliosis in severe cerebral palsy. J Pediatr Orthop. 1992; 12(3):337–340

[57] Schwab F, Ungar B, Blondel B, et al. Scoliosis Research Society-Schwab adult spinal deformity classification: a validation study. Spine. 2012; 37(12):1077–1082

[58] Lafage V, Schwab F, Patel A, Hawkinson N, Farcy J-P. Pelvic tilt and truncal inclination: two key radiographic parameters in the setting of adults with spinal deformity. Spine. 2009; 34(17):E599–E606

[59] Smith JS, Klineberg E, Schwab F, et al. International Spine Study Group. Change in classification grade by the SRS-Schwab Adult Spinal Deformity Classification predicts impact on health-related quality of life measures: prospective analysis of operative and nonoperative treatment. Spine. 2013; 38(19):1663–1671

[60] Protopsaltis T, Schwab F, Smith JS, et al. The T1 pelvic angle (TPA), a novel radiographic measure of sagittal deformity, accounts for both pelvic retroversion and truncal inclination and correlates

strongly with HRQOL. In: Scoliosis Research Society (SRS); September 18–21, 2013; Lyon, France

[61] Koller H, Acosta F, Zenner J, et al. Spinal surgery in patients with Parkinson's disease: experiences with the challenges posed by sagittal imbalance and the Parkinson's spine. Eur Spine J. 2010; 19(10):1785–1794

[62] Bourghli A, Guérin P, Vital JM, et al. Posterior spinal fusion from T2 to the sacrum for the management of major deformities in patients with Parkinson disease: a retrospective review with analysis of complications. J Spinal Disord Tech. 2012; 25(3):E53–E60

[63] Katus L, Shtilbans A. Peri-operative management of patients with Parkinson's disease. Am J Med. 2014; 127(4):275–280

[64] van der Kolk NM, King LA. Effects of exercise on mobility in people with Parkinson's disease. Mov Disord. 2013; 28(11):1587–1596

[65] Upadhyaya CD, Starr PA, Mummaneni PV. Spinal deformity and Parkinson disease: a treatment algorithm. Neurosurg Focus. 2010; 28(3):E5

[66] Ye BK, Kim H, Kim YW. Correction of camptocormia using a cruciform anterior spinal hyperextension brace and back extensor strengthening exercise in a patient with Parkinson disease. Ann Rehabil Med. 2015; 39(1):128–132

[67] de Sèze M-P, Creuzé A, de Sèze M, Mazaux J-M. An orthosis and physiotherapy programme for camptocormia: a prospective case study. J Rehabil Med. 2008; 40(9):761–765

[68] De Sèze M, Creuzé A. Background summary: a new brace for the treatment of camptocormia. Scoliosis. 2009; 4 Suppl 1:O70

[69] Capecci M, Serpicelli C, Fiorentini L, et al. Postural rehabilitation and Kinesio taping for axial postural disorders in Parkinson's disease. Arch Phys Med Rehabil. 2014; 95(6):1067–1075

[70] Comella CL, Shannon KM, Jaglin J. Extensor truncal

dystonia: successful treatment with botulinum toxin injections. Mov Disord. 1998; 13(3):552–555

[71] Nuzzo RM, Walsh S, Boucherit T, Massood S. Counterparalysis for treatment of paralytic scoliosis with botulinum toxin type A. Am J Orthop. 1997; 26(3):201–207

[72] Bertram KL, Stirpe P, Colosimo C. Treatment of camptocormia with botulinum toxin. Toxicon. 2015; 107 Pt A:148–153

[73] Papapetropoulos S, Tuchman A, Sengun C, Russell A, Mitsi G, Singer C. Anterocollis: clinical features and treatment options. Med Sci Monit. 2008; 14(9):CR427–CR430

[74] Azher SN, Jankovic J. Camptocormia: pathogenesis, classification, and response to therapy. Neurology. 2005; 65(3):355–359

[75] Fietzek UM, Schroeteler FE, Ceballos-Baumann AO. Goal attainment after treatment of parkinsonian camptocormia with botulinum toxin. Mov Disord. 2009; 24(13):2027–2028

[76] von Coelln R, Raible A, Gasser T, Asmus F. Ultrasound-guided injection of the iliopsoas muscle with botulinum toxin in camptocormia. Mov Disord. 2008;23(6):889–892

[77] Mills R, Bahroo L, Pagan F. An update on the use of botulinum toxin therapy in Parkinson's disease. Curr Neurol Neurosci Rep. 2015; 15(1):511

[78] Furusawa Y, Mukai Y, Kobayashi Y, Sakamoto T, Murata M. Role of the external oblique muscle in upper camptocormia for patients with Parkinson's disease. Mov Disord. 2012; 27(6):802–803

[79] Furusawa Y, Mukai Y, Kawazoe T, et al. Long-term effect of repeated lidocaine injections into the external oblique for upper camptocormia in Parkinson's disease. Parkinsonism Relat Disord. 2013; 19(3):350–354

[80] Nandi D, Parkin S, Scott R, et al. Camptocormia treated with bilateral pallidal stimulation: case report. Neurosurg Focus. 2002; 12(2):ECP2

[81] Lang AE. Deep brain stimulation for dystonia. Mov Disord. 2011; 26 Suppl 1: S3–S4

[82] Babat LB, McLain RF, Bingaman W, Kalfas I, Young P, Rufo-Smith C. Spinal surgery in patients with Parkinson's disease: construct failure and progressive deformity. Spine. 2004; 29(18):2006–2012

[83] Kretzer RM, Hu N, Umekoji H, et al. The effect of spinal instrumentation on kinematics at the cervicothoracic junction: emphasis on soft-tissue response in an in vitro human cadaveric model. J Neurosurg Spine. 2010; 13(4):435–442

[84] Fineberg SJ, Nandyala SV, Marquez-Lara A, Oglesby M, Patel AA, Singh K. Incidence and risk factors for postoperative delirium after lumbar spine surgery. Spine. 2013; 38(20):1790–1796

[85] Rogers MP, Liang MH, Daltroy LH, et al. Delirium after elective orthopedic surgery: risk factors and natural history. Int J Psychiatry Med. 1989; 19(2):109–121

[86] Sarkiss CA, Fogg GA, Skovrlj B, Cho SK, Caridi JM. To operate or not?: A literature review of surgical outcomes in 95 patients with Parkinson's disease undergoing spine surgery. Clin Neurol Neurosurg. 2015; 134:122–125

第三部分

手术技术

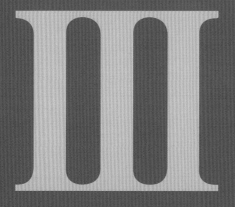

16 腰骶骨盆固定技术

著者：Suken A. Shah

翻译：廖嘉炜 易红蕾

摘要：在腰骶交界处的屈曲力矩和悬臂力矩相当大，需要强有力的远端固定，以控制和纠正畸形，避免假关节形成和内置物失败。本章将讨论骶骨和骨盆螺钉固定的生物力学和各种技术，重点介绍现代固定技术，以达到更高的融合率，改善固定效果，避免失败和其他并发症。

关键词：髂骨钉，腰骶骨盆固定，经第2骶孔骶髂关节螺钉内固定技术。

16.1 引言

骶盆固定适应证包括脊柱侧凸长段融合、重度脊柱滑脱、骨盆倾斜矫形、矢状面畸形矫形、骶骨骨折，以及骨质量差的骨质疏松患者需要行腰骶融合等情况。每一种适应证都需要强有力的远端固定来抵抗交界处显著的屈曲力矩和悬臂力矩。尽管在脊柱内固定技术方面取得了许多进步和发展，但腰骶交界处的内固定失败仍然是一个挑战。

由于腰骶交界处需承受显著的生物力学效应，而且此区域的骶骨的松质骨质量相对较差，腰骶部假关节发生率高达33%~39%[1, 2]，导致腰椎前凸丢失[1, 2]、内固定失败，尤其是采用过时的固定方法，如石膏、Harrington 和 Luque 棒、Cotrel–Dubousset（CD）内固定[3] 和 Galveston 技术等时，这些技术是在20世纪80年代引入的，虽然假关节发生率较低，但 CD 系统有固有的内固定并发症，Galveston 技术也有相关的操作技术难度，如弯棒塑形、髂骨置钉、钉棒松动等。

16.2 生物力学

McCord 等指出了腰骶支点的重要性，腰骶支点定义为最后一节腰椎与骶骨之间的骨韧带的中点。内置物越过这一点向前越多，结构的刚性越高。对各种置钉方式（髂骨固定、S1 固定和 S2 固定）均进行了测试，两种在断裂前承受最大负荷的结构采用了髂骨（棒或螺钉）固定。他们得出结论，如果内固定延伸到支点前方，跨骶髂（SI）关节的固定是有保证的[4]。

O'Brien 确定了骶盆区三个不同的区域：1区由 S1 椎体和骶骨翼头端边缘部分组成；2区由骶骨翼下缘、S2 和延伸至尾骨尖的区域组成；3区由髂骨组成。固定强度从1区到3区逐渐提高，3区可提供最大的生物力学固定强度，以对抗腰骶交界处的拔出力和致弯力矩。此外，与 McCord 一致的是，骨盆螺钉或髂骨棒进行髂骨固定，与其他类型的内置物相比，可使内置物最大限度地位于腰骶支点前方[5]。

Lebwohl 等对小牛脊柱模型的腰骶固定进行了生物力学比较，发现 S1 椎弓根螺钉远端辅助固定优于单纯 S1 固定，髂骨固定优于骶骨内两个固定点的固定（S1，S2）[6]。

Cunningham 等通过猪脊柱的体外生物力学研究，比较了腰骶融合术中前柱支撑与髂骨固定的作用。作者发现，髂骨螺钉固定会显著减少腰骶运动，特别是轴向旋转、屈伸和侧凸。

与采用前路椎间融合器固定相比，髂骨固定更能保护 S1 螺钉，对固定区域的活动度限制更佳[7]。

然而，其他研究人员却认为在进行长节段腰骶融合时，尤其是 L4-L5 和 L5-S1 处的前柱支撑很有帮助[8, 9]。前路腰椎融合术将植骨材料置于内固定腹侧和腰骶轴心点，对植骨材料加压，以促进融合，提高稳定性[9]。这一过程提高了融合率，减轻了尾端椎弓根螺钉的负担，在长节段腰骶融合中具有明确的保护作用，特别是在成人和其他有可能发生假关节的患者中。

现代各种骶盆固定技术能达到更高的融合率，改善成骨，抵消应力，避免拔出，降低置钉/棒难度，减少并发症。在本章，我们将涵盖髂骨固定技术的关键步骤，包括以下内容：① Galveston 和单一棒技术；②髂骨固定，有或无偏置连接器连接纵向棒；③双侧髂骨 2 枚螺钉固定；④经解剖途径置入髂骨螺钉；⑤ S2 骶翼髂（S2AI）螺钉固定。

16.2.1 Galveston 和单一棒技术

Galveston 技术的基础是在髂骨内、外皮质间插入棒，可以提供更广的固定基座和更具有生物力学优势的位置[1, 4]。棒的横向部分通过肌层至髂后上棘。置棒的方向为尾端倾斜 30°~35°，向外侧倾 20°~25°。钛棒可能会穿过骶髂关节，塑形可能会很困难[10]。这项技术降低了长节段融合至骶骨的假关节发生率，尽管做了腰骶段融合[11, 12]，可能因为髂骨内的棒尖处仍存在微动[13]，仍有中等程度的松动发生率。在影像学上，这被描述为雨刷效应，可能引起疼痛和需要去除内置物[13, 14]。从我们对脑瘫患者进行 U 棒固定的长期经验来看，这并不是需要再次手术的常见问题[15]。Lonstein 等发表了 93 例脑瘫合并脊柱侧凸患者的结果和并发症，

这些患者接受了后路 Luque-Galveston 内固定融合，平均随访 3.8 年[14]。末次随访时冠状面矫正 50%，骨盆倾斜矫正 40%。晚期并发症发生率为 47%，包括雨刷征、交界性后凸、假关节（7.5%），内固定断裂、脱位、突出等问题。7例患者需要再次手术，最常见的是假关节和 / 或内置物失败。

单一棒凭借其预弯的单体结构的优势，能够较好地控制包括骨盆倾斜在内的脊柱畸形，并允许利用悬臂机制同时纠正骨盆倾斜和脊柱侧凸[16]。图 16.1 为严重胸腰椎侧凸和骨盆倾斜患者使用单一棒治疗的例子。单一棒可根据相应的胸、腰、骨盆的弧度进行不同长度预弯。单一棒插入的具体技术如下[17]。

在切口的下缘，于骨膜下向坐骨切迹下方剥离髂骨翼，填充明胶海绵以维持止血。两侧单一棒导钻置于相应的坐骨切迹处，应注意确保导钻尽可能沿髂后上棘（PSIS）的下缘进入。导钻的手柄可作为校准的参考点：T 型手柄的侧柄与骨盆平行，轴柄与骶骨平行。接下来，利用导向装置，用 3/8 英寸的攻丝对准髂前下棘（AIIS）钻到预定深度，然后用含球头的探针探查通道，以确认骨盆内外表的皮质骨没有穿破。或者，在建立了标志后，徒手或在透视引导下用椎弓根开路在髂骨松质骨中钻取通道。为了控制松质骨出血，应在攻丝孔内置入明胶海绵。选择合适长度的棒后，将棒的骨盆端插入各自的钻孔中。双侧应用锤子交替敲击，每次推进 1 cm。必须注意保持对棒的控制，并确保其不穿透骨盆的任何一面。有过度前凸的情况下，骨盆明显的前倾角使棒的骨盆端在插入时穿透内皮层的风险增高。棒的骨盆端的入针方向需要更向后，以适应此角度。在插入棒前手动预弯棒可方便置入（前凸）。在存在明显前凸的情况下，可以将棒的骨盆端切断后分别插入，然后用连接器连接到棒上。

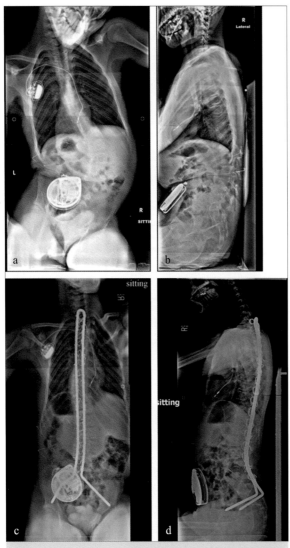

图 16.1 （a，b）严重胸腰椎侧凸和骨盆倾斜患者的术前坐位 X 线片。（c，d）脊柱后路融合与单一棒融合后患者的坐位 X 线片

我们使用单一棒内固定对小儿脑瘫合并脊柱侧凸的患者进行了一系列矫治手术[15]，241 例患者随访 2 年以上，采用非常经济有效的置入系统，冠状面矫正平均 68%，骨盆倾斜度矫正平均 71%。17 例患者发生骨盆内固定相关术中并发症，矢状面畸形，尤其是腰椎过度前凸是一个危险因素。12 例患者出现术后晚期并发

症，包括假关节形成（3 例）、深部感染（3 例）、近端内置物隆起（6 例）。

虽然单一棒提供了极好的骨盆倾斜度矫正并可对抗屈曲力矩，但由于棒较光滑，插入棒后髂骨部分仍有微动，对抗轴向提拉和扭转的作用很小。这样，需要在远端增加横连杆来提高抗扭转刚度，并在远端 L5 处置入腰椎椎弓根螺钉来显著提高轴向拔出力、强度和刚度[18]。

16.2.2 髂骨螺钉—标准技术

Galveston 技术存在弯棒和髂骨插入相关的学习曲线，髂骨螺钉解决了这些难题。髂骨螺钉允许将不同长度和直径的螺钉分别置入每侧髂骨。用螺钉固定骨盆更简单，也可能减少 Galveston 技术的潜在并发症，Gau 等[11]报道并发症发生率为 62%，Lonstein 等[14]报道并发症发生率为 47%。随后通过各种连接杆将螺钉连接于主棒。该技术简化了髂骨内固定过程，尤其对于骨盆明显不对称或腰椎过度前凸畸形的患者，通过同时在髂皮质和松质骨内交叉置入有丝内置物来提高拔出强度[19, 20]。图 16.2 为严重胸腰椎侧凸和骨盆倾斜患者，采用全节段内固定和髂骨螺钉治疗。

用髂骨螺钉代替光滑的 Galveston 骨盆内固定时，进针点类似，位于髂后上棘（PSIS）下 1~2 cm。为了减少内置物突出，可以咬除部分髂骨形成缺口，将螺钉尾端埋在皮质骨表面下。将椎弓根开路或钻头插入髂骨内、外面之间的松质骨，经坐骨切迹上方 1 cm 处并指向髂前下棘（AIIS）。然后用球头探针检查该通道，并轻敲以拧入更大直径和更长的螺钉。PSIS 的显露可以通过相同的切口进行，掀开椎旁腰骶肌肉和软组织，在骨膜下剥离 PSIS 和髂骨外表的一部分；也可通过单独的小斜切口，牵开髂嵴上的皮肤。另一种方法是，使用 Wang 等[21]所描述的微创 Viper 螺钉系统（DePuy Synthes

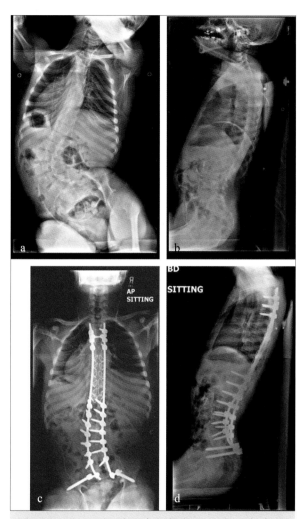

图 16.2 （a，b）严重胸腰椎侧凸和骨盆倾斜患者的术前坐位 X 线片。（c，d）术后 3 年患者坐位 X 线片。后路脊柱融合术使用预弯棒、近端偏置连接器（Expedium Neuromuscular Set）以及 Sacropelvic 系列（DePuy Synthes Spine，Raynham，MA）的带偏移连接器的髂骨螺钉

Spine，Rayn ham，MA），在透视引导下经皮置入髂骨螺钉，从而避免肌肉和软组织剥离相关的并发症。

在可被安全容纳的情况下，固定用螺钉的直径应尽量大、尽量长，以获得良好的生物力学性能。螺钉应至少延伸至 L5/S1 椎间盘前缘 McCord 骶盆轴心点上方[4]。螺钉向前和向外侧伸展得越远，对骨盆屈曲、伸展、倾斜和旋转的控制就越好。即使在体形较小的患者中，我们也成功地置入了直径 7.5~8 mm、长 65~80 mm 的螺钉。体形更大的患者可以容纳 10 mm × 100 mm 的螺钉。应用大的丝攻扩大进钉点和螺钉路径的尺寸。在 Expedium 神经肌肉和骨盆固定系统（DePuy Synthes Spine，Rann ham，MA）中有多种选择，包括开放式或闭合式螺钉头以及偏置连接器，允许与纵棒的模块式、刚性的连接，向上与脊柱内置物连在一起。因为经典的髂后上棘处的髂骨路径位于椎弓根连线外侧 1~2 cm，常需要偏置连接器，螺钉尾端可以选择固定轴或可变轴，也可选择开放式或闭合式连接器，以相当于 Expedium 椎弓根螺钉连接器的滑动力连接于棒。另外，纵向棒可以在 L5 或 S1 螺钉远端于冠状面向外侧折弯，可以在插入棒前在原位折弯。

有回顾性单中心队列研究比较了两组 20 例病例（弛缓性和痉挛性麻痹性脊柱侧凸），一组应用 Luque-Galveston 技术，一组使用髂骨螺钉。结果显示，两组在骨盆倾斜和脊柱侧凸矫正方面的效果类似，但是髂骨螺钉技术避免了复杂的腰骶部连接棒的三维折弯，减少了骨盆移植物周围的晕圈现象和置入相关并发症。Galveston 组有 4 例断棒和 2 例再手术；髂骨螺钉组有 1 例断钉，没有再手术[22]。

一项更大的多中心回顾性研究对 157 例病例进行了随访，入选病例几乎平均分配到单一棒组或髂骨螺钉固定组，结果发现虽然单一棒能更好地实现骨盆倾斜矫正，但平均手术时间、失血量、住院时间、感染发生率和近端固定问题明显增加[23]。

16.2.3 髂骨双螺钉固定

有时需要髂骨双螺钉固定，以应对骨质疏松、骶骨骨折或肿瘤切除／重建等挑战，从而获得更好的生物力学稳定性。Phillips 等对 50 例神经肌肉型脊柱侧凸患者的治疗经验进行了概述，这些患者接受了改进的 Luque 系统治疗，同时增加了髂骨螺钉固定术，其中 20 例患者双侧髂骨翼各置入了 2 枚髂骨螺钉（共 4 枚）。结果显示，双侧髂骨各接受 2 枚螺钉固定髂骨的患者并发症发生率较低；相反，使用单一髂骨螺钉的患者脱棒的发生率要高 2.5 倍，骨盆头端置入失败的发生率高 7 倍[24]。

采用这一技术时，进针点选在髂后上棘（PSIS），于骨盆外表显露直达坐骨切迹，以识别置钉路径，于内、外板之间的松质骨建立置钉通路，指向髂前下棘（AIIS）。第一枚螺钉于 PSIS 上方约 2 cm 处置入，第二枚螺钉置于第一枚螺钉进针点上方 2 cm 处。结果显示，平均侧凸矫正率为 48%，平均骨盆倾斜矫正率为 59%[24]。

16.2.4 髂骨螺钉—解剖技术

使用前面描述的传统标准技术置入髂骨螺钉需要使用横向连接器，可能使髂肌失活和去神经化。Harrop 等描述了另一种技术是将螺钉插入与纵棒对齐的解剖位置而不切断竖脊肌[25]。从内侧向外侧仔细剥离竖脊肌，但远端不要切断以维持肌肉的活力。作者指出，切断中线肌肉并随后将其剥离至髂嵴内侧，可导致肌肉收缩，形成空腔，会导致血肿形成，并可能引发感染。在附着于髂嵴外侧壁的软组织上做第二个筋膜切口，对臀肌进行骨膜下剥离至髂骨外侧板，允许手指触诊坐骨切迹。螺钉的置入点位于髂后上棘（PSIS）内侧缘与骶骨交界处。开路器在中间矢状面向外侧倾斜 20°、轴面向足端倾斜 30°～35°，指向髂前上棘，距坐骨切迹 1.5~2 cm 处建立置钉路径。这使得髂骨螺钉头可与纵向杆连在一起，不需要偏置连接器，也不需要切除骨头，而且不像由 PSIS 置入的螺钉那么突出。

16.2.5 经骶骨翼骨盆固定术（S2AI）

由 Chang 等[26]、Kebaish[27] 和 Sponseller 等[28] 描述的 S2AI 技术由于各种原因成为我们的首选技术。由于起始点较传统髂骨 PSIS 进针点深 1.5 cm，其主要优势就是消除内置物的突出。由于 S2AI 起始点与 L5、S1 椎弓根螺钉头在一条直线上，因而不需要偏向连接器（图 16.3）。这一进针点很容易发现，所需的肌肉剥离很少，甚至可以通过微创的方式进行[29]。螺钉的起始点在 S1 孔外侧 2~4 mm、下方 4~8 mm，需要剥离的肌肉也较少（图 16.4）。用锋利的开路锥或磨钻标记置钉点并穿透皮质骨。然后，用钻头或椎弓根操作杆置入骶骨松质骨，指向骶髂关节背侧，进入髂骨。即使在骨质疏松患者，由于穿透了多层骨皮质，螺钉也能获得良好的固定效果。笔者发现，触诊同侧股骨近端大转子是一个有价值的标记（见图 16.5）。进钉轨迹向外侧（与水平面成 40° 角），并尾倾 20°~30°（取决于骨盆倾斜度），透视可清楚观察这一轨迹。前后位影像可显示骨盆和坐骨切迹。泪滴位影像有助于确保通路位于髂骨最厚的部分，没有骨皮质破裂（见图 16.6）。进入髂骨后，通路位于坐骨切迹上方 1~2 cm，指向髂前下棘（AIIS）。使用多轴螺钉，通常长 80~90 mm，成人可容纳 8~10 mm 直径；直径 7~8 mm 的螺钉可用于体形较小的患者。

强生公司 Expedium SAI 螺丝（DePuy Synthes Spine，Raynham，MA）具备几个新的特点：具有合适角度的万向钉尾，方便与纵棒连

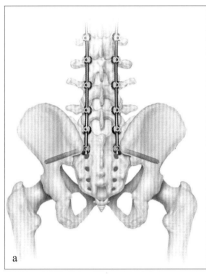
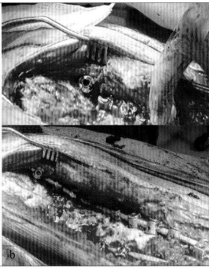

图 16.3　（a）S2AI 螺钉可以是髂骨螺钉与腰椎和椎弓根螺钉对齐，因此在放置固定杆时不需要偏置连接。（b）术中螺钉排列和对准的照片

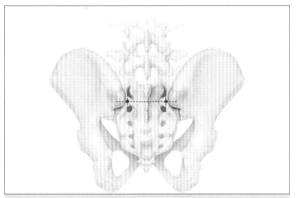

图 16.4　SAI 螺钉的起点是沿着 S1 与 S2 外侧边界之间的一个点，与 S1 椎弓根螺钉相齐

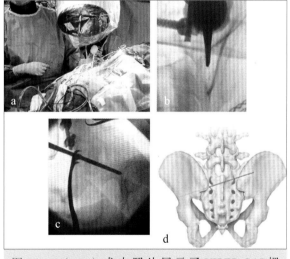

图 16.6　（a~c）术中照片展示了 VIPER SAI 螺丝组的使用（DePuy Synthes Spine, Raynham, MA）。在透视下置入 S2AI，然后使用导丝敲击并置入 SAI 螺丝。通过该技术，肌肉剥离少且精准有效。（d）图示在置入 S2AI 螺钉时放置导丝的情况

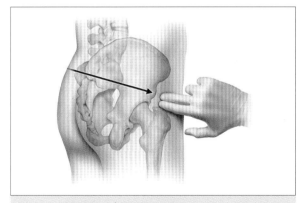

图 16.5　刚开始，医师应该看准 AIIS，手顺着同侧大转子的尖端

接；钉柄的近端光滑无螺纹设计，增加头端的外直径和把持力；松质骨大螺纹设计；不同尺寸。Kebaish 等报告了一组 52 例病例（包括成人和儿童）使用这项技术并随访 2 年以上，结果发现并发症发生率低于其他技术，对骶髂关节没有不良影响，只有 1 例患者需要移除置入物[30]。Sponseller 等在一项针对儿童患者（主要是继发于脑瘫的脊柱侧凸患者）的队列研究中，描述了 S2AI 技术与传统的于 PSIS 起始点置入髂骨螺钉的技术相比，效果出色。S2AI 螺钉患者骨盆倾斜度恢复较好，并发症少，无深部感染、内置物突出或螺钉移位等并发症；PSIS 组有 3 例感染患者出现内置物突出、皮肤破溃或螺钉移位[28]。

S2AI 螺钉技术也可以使用现有的工具和空心螺钉进行微创操作（图 16.7，图 16.8），通过安置钻孔或导杆节省手术和透视的时间。

16.3　并发症

与骶骨盆腔内固定相关的并发症，包括相邻结构（如膀胱、结肠、髂或臀血管）因错位、骨皮质破裂、内置物突出和松动、伤口问题、感染、内置物失败和骨不连导致的损伤。

以传统的方式置入 S1 椎弓根螺钉，可能会损伤骶正中血管。如双侧放置的 S1 螺钉或骶骨翼螺钉过长，会对髂内血管或腰骶干造成损伤。通过传统方式置入的 S2 螺钉如过长，会损伤下腹下神经丛或结肠。髂骨螺钉如侵犯坐骨切迹，可能损伤臀上动脉损伤，在髂骨内侧可能损伤髂内血管或腰丛，造成髂部血肿或盆腔空腔脏器损伤等。髂前螺钉过长可能会侵犯髋臼。熟悉解剖风险，具有尸体解剖、钝头探针使用经验，在螺钉置入过程中正确辨识骨性标志，反复透视确认螺钉位置正确，可避免螺钉误置。

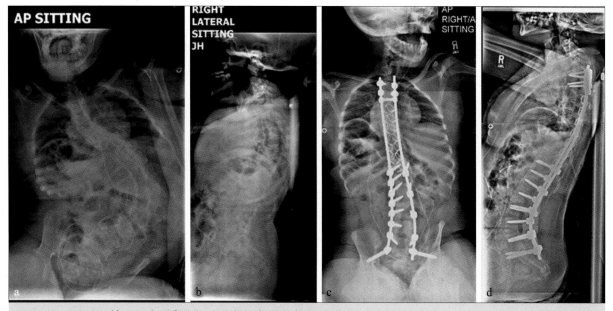

图 16.7　（a，d）神经肌肉型脊柱侧凸患者的术前和术后 X 线片。患者行后路融合，用预弯棒、近端偏置连接器（Expedium Neuromuscular Set）以及 VIPER SAI 螺钉对骨盆进行固定

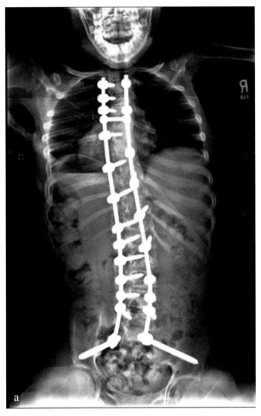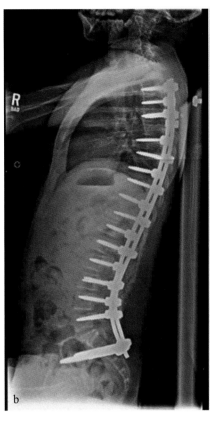

图 16.8 神经肌肉型脊柱畸形患者行后路融合+椎弓根螺钉/经第二骶椎骶髂螺钉内固定术后坐位脊柱全长正侧位片

内置物突出被认为是被迫移除内固定的常见原因。例如，在对行髂骨螺钉固定的 36 例患者的研究中，8 例需要移除内固定[31]，但这可以通过髂骨顶部进行切除，形成可以隐藏螺钉头的凹陷；或采用 S2AI 技术，因其所允许的螺钉长度较传统髂骨螺钉长 15 mm[26]。Kebaish 等对采用 S2AI 螺钉固定的 52 例成人患者进行了研究，结果只有 1 例患者后续需要移除内固定[30]。

这种技术的感染发生率似乎也更低，也许因为这种技术所需要的剥离更少，再加上软组织保留更多和更低的切迹，似乎更适合营养不良的神经肌肉型脊柱侧凸患者。Sponseller 等报道了 32 例脑瘫合并脊柱侧凸患者，术后随访 2 年，无感染、内置物突出或 S2AI 螺钉失败发生[28]。单纯髂骨固定相关的感染率很难从文献中比较，因为髂骨固定通常与其他手术联合进行。然而，Kuklo 等对接受髂骨固定治疗的患者进行了为期 2 年的全面随访，报告的感染率为 4%（81 例患者中有 3 例）。这些作者还指出，3 例患者的髂骨螺钉松动退出，这 3 例患者都存在脊椎滑脱，但均未发生假关节。

骨不连和内置物失败通常同时发生，宿主生物学和固定强度也可能起主要作用。在取出内置物之前必须进行适当的检查以排除假关节，以便在手术室进行合适的准备。再次强调前柱支持是非常重要的，尤其是在处理假关节时。在 L5/S1，前柱结构性支撑在生物力学上非常有利，因为它在轴心点前方，能承载压缩负荷，可以提高融合和稳定性[9]。

16.4 小结

在历史上曾有多种骶盆固定技术帮助外科医生进行长节段固定到骶骨，但只有少数仍被广泛使用，包括骶骨螺钉、Galveston 技术、髂骨螺钉和 S2AI 螺钉。S1 椎弓根螺钉在三皮质固定时最有效，向内和向上倾斜，朝向骶岬。骶骨翼和 S2 椎弓根螺钉已被用于提高结构强度，但未显示明显的生物力学优势或可获得更好的临床结果。髂骨螺钉可以保护 S1 螺钉，具有优越的抗拔出效果和较高的融合率。采用传统方式于髂后上棘起始点置入螺钉时，采用偏置连接器连接螺钉与纵杆。S2AI 螺钉的优点就是减轻内置物突起，进针点低于髂后上棘突出部位最大达 15 mm，而且不需要偏置连接器，因为置入的螺钉尾部与 S1 螺钉和纵向棒呈线性关系。这些技术中有些与并发症有关，通过密切关注区域解剖，尽量减少软组织剥离，以及选择低切迹的内置物和技术，可将发生并发症的风险降到最低。为了增强前柱的结构支撑，在延伸至胸椎的长节段融合中应该考虑前柱融合，这将减轻后路内置物的负荷，并促进早期骨愈合。

参考文献

［1］Devlin VJ, Boachie-Adjei O, Bradford DS, Ogilvie JW, Transfeldt EE. Treatment of adult spinal deformity with fusion to the sacrum using CD instrumentation. J Spinal Disord. 1991; 4(1):1–14

［2］Balderston RA, Winter RB, Moe JH, Bradford DS, Lonstein JE. Fusion to the sacrum for nonparalytic scoliosis in the adult. Spine. 1986; 11(8):824–829

［3］Camp JF, Caudle R, Ashmun RD, Roach J. Immediate complications of Cotrel-Dubousset instrumentation to the sacro-pelvis. A clinical and biomechanical study. Spine. 1990; 15(9):932–941

［4］McCord DH, Cunningham BW, Shono Y, Myers JJ, McAfee PC. Biomechanical analysis of lumbosacral fixation. Spine. 1992; 17(8) Suppl:S235–S243

［5］O'Brien MF. Sacropelvic fixation in spinal deformity. In: DeWald RL, ed. Spinal Deformities: The Comprehensive Text. New York, NY: Thieme; 2003:601–614

［6］Lebwohl NH, Cunningham BW, Dmitriev A, et al. Biomechanical comparison of lumbosacral fixation techniques in a calf spine model. Spine. 2002; 27(21):2312–2320

［7］Cunningham BW, Lewis SJ, Long J, Dmitriev AE, Linville DA, Bridwell KH. Biomechanical evaluation of lumbosacral reconstruction techniques for spondylolisthesis: an in vitro porcine model. Spine. 2002; 27(21):2321–2327

［8］Ogilvie JW, Schendel M. Comparison of lumbosacral fixation devices. Clin Orthop Relat Res. 1986(203):120–125

［9］Crock HV. Anterior lumbar interbody fusion: indications for its use and notes on surgical technique. Clin Orthop Relat Res. 1982(165):157–163

［10］Allen BL, Jr, Ferguson RL. The Galveston technique of pelvic fixation with Lrod instrumentation of the spine. Spine. 1984; 9(4):388–394

［11］Gau YL, Lonstein JE, Winter RB, Koop S, Denis F. Luque-Galveston procedure for correction and stabilization of neuromuscular scoliosis and pelvic obliquity: a review of 68 patients. J Spinal Disord. 1991; 4(4):399–410

［12］Allen BL, Jr, Ferguson RL. L-rod instrumentation for scoliosis in cerebral palsy. J Pediatr Orthop. 1982; 2(1):87–96

［13］Broom MJ, Banta JV, Renshaw TS. Spinal fusion augmented by Luque-rod segmental instrumentation for neuromuscular scoliosis. J Bone Joint Surg Am. 1989; 71(1):32–44

［14］Lonstein JE, Koop SE, Novachek TF, Perra JH. Results and complications after spinal fusion for neuromuscular scoliosis in cerebral palsy and static encephalopathy using Luque Galveston instrumentation: experience in 93 patients. Spine.

2012; 37(7):583–591

[15] Tsirikos AI, Lipton G, Chang WN, Dabney KW, Miller F. Surgical correction of scoliosis in pediatric patients with cerebral palsy using the unit rod instrumentation. Spine. 2008; 33(10):1133–1140

[16] Bell DF, Moseley CF, Koreska J. Unit rod segmental spinal instrumentation in the management of patients with progressive neuromuscular spinal deformity. Spine. 1989; 14(12):1301–1307

[17] Dabney KW, Miller F, Lipton GE, Letonoff EJ, McCarthy HC. Correction of sagittal plane spinal deformities with unit rod instrumentation in children with cerebral palsy. J Bone Joint Surg Am. 2004; 86-A(Pt 2) Suppl 1:156–168

[18] Erickson MA, Oliver T, Baldini T, Bach J. Biomechanical assessment of conventional unit rod fixation versus a unit rod pedicle screw construct: a human cadaver study. Spine. 2004; 29(12):1314–1319

[19] Kuklo TR, Bridwell KH, Lewis SJ, et al. Minimum 2-year analysis of sacropelvic fixation and L5-S1 fusion using S1 and iliac screws. Spine. 2001; 26(18):1976–1983

[20] Schwend RM, Sluyters R, Najdzionek J. The pylon concept of pelvic anchorage for spinal instrumentation in the human cadaver. Spine. 2003; 28(6):542–547

[21] Wang MY, Ludwig SC, Anderson DG, Mummaneni PV. Percutaneous iliac screw placement: description of a new minimally invasive technique. Neurosurg Focus. 2008; 25(2):E17

[22] Peelle MW, Lenke LG, Bridwell KH, Sides B. Comparison of pelvic fixation techniques in neuromuscular spinal deformity correction: Galveston rod versus iliac and lumbosacral screws. Spine. 2006; 31(20):2392–2398

[23] Sponseller PD, Shah SA, Abel MF, et al. Harms Study Group. Scoliosis surgery in cerebral palsy: differences between unit rod and custom rods. Spine. 2009; 34(8):840–844

[24] Phillips JH, Gutheil JP, Knapp DR, Jr. Iliac screw fixation in neuromuscular scoliosis. Spine. 2007; 32(14):1566–1570

[25] Harrop JS, Jeyamohan SB, Sharan A, Ratliff J, Vaccaro AR. Iliac bolt fixation: an anatomic approach. J Spinal Disord Tech. 2009; 22(8):541–544

[26] Chang TL, Sponseller PD, Kebaish KM, Fishman EK. Low profile pelvic fixation: anatomic parameters for sacral alar-iliac fixation versus traditional iliac fixation. Spine. 2009; 34(5):436–440

[27] Kebaish KM. Sacropelvic fixation: techniques and complications. Spine. 2010; 35(25):2245–2251

[28] Sponseller PD, Zimmerman RM, Ko PS, et al. Low profile pelvic fixation with the sacral alar iliac technique in the pediatric population improves results at two-year minimum follow-up. Spine. 2010; 35(20):1887–1892

[29] O'Brien JR, Matteini L, Yu WD, Kebaish KM. Feasibility of minimally invasive sacropelvic fixation: percutaneous S2 alar iliac fixation. Spine. 2010; 35(4):460–464

[30] Kebaish KM, Pull ter Gunne AF, Mohamed AS, et al. A new low profile sacropelvic fixation using S2 alar iliac (S2AI) screws in adult deformity fusion to the sacrum: a prospective study with minimum 2-year follow-up. Presented at: the North American Spine Society Annual Meeting; November 10–14, 2009; San Francisco, CA

[31] Emami A, Deviren V, Berven S, Smith JA, Hu SS, Bradford DS. Outcome and complications of long fusions to the sacrum in adult spine deformity: Luque-Galveston, combined iliac and sacral screws, and sacral fixation. Spine. 2002; 27(7):776–786

17 单一棒和组装式内固定系统在脑瘫患者中的应用比较

著者：Mark Shasti, Paul D. Sponseller

翻译：廖嘉炜　易红蕾

摘要：本章比较了神经肌肉型脊柱侧凸手术的单一棒和组装式内固定器械结构。单一棒和组装式内固定或定制预弯系统都经常用于脊柱手术，但每种方法都有其自身的风险和收益。单一棒的成本比定制产品低，而且几乎可以"自动"纠正骨盆倾斜度，但对腰椎过度前凸和骨盆内旋转患者很难实现纠正，因其通过悬臂力矩和横向牵拉来发挥作用。组装式系统允许额外的矫正机制，包括压缩、分散、去旋转和单独纠正骨盆倾斜。矫正操作可根据需要调整，以适应骨盆的不对称。更高的通用性使得组装式系统应用增加，而单一棒的使用相对减少。然而，骨盆倾斜矫正的标准化和悬臂操作的力量，其经验都是来自单一棒的使用。本章将介绍历史数据和当代成果，让读者对这两种技术有更深入的了解。

关键词：组装式结构，椎弓根螺钉，骨盆倾斜，脊柱后路融合，脊柱侧凸，椎板下钢丝，单一棒。

17.1 介绍和背景

脑瘫儿童脊柱侧凸的独特性质给治疗带来了许多挑战。脊柱内固定术能有效矫正这些患者的脊柱畸形和髋关节倾斜[1, 2]。对脑性瘫痪（CP）患儿行手术矫正可能是困难的。手术矫正的适应证有：①脊柱侧凸达 50° 以上；②患者功能有重大损害（目前或预计）；③存在实质性疼痛[3]。手术治疗的目标应该是在不影响安全性的前提下，最大限度地改善脊柱侧凸和骨盆倾斜。通过融合至骨盆，可显著改善坐姿，同时纠正骨盆倾斜[4]。后路脊柱融合术在过去 30 年里不断发展，包括早期的 Harrington 内固定和随后的 Luque 棒、改良 Galveston 技术，在神经肌肉侧凸的手术治疗方面取得了重大成就。然而，与这些技术相关的问题，激发了单一棒和组装式内固定系统的开发。

17.2 单一棒系统

Galveston 棒固定由一对弯曲的 Luque 棒组成，如此就可以固定于髂骨[5]。两根棒的位移不同可以通过增加横连来解决，后来，通过将两根棒的顶部连接在一起作为一个单元使用，形成一个倒置的"U"结构。1989 年，Moseley 的这一创新建立了一种一体化的预弯系统，与椎板下钢丝固定联合使用时，符合 Luque-Galveston 技术原则[6]，允许对脊柱和骨盆进行稳定的节段固定，可以更好地矫正脊柱和骨盆畸形，恢复冠状面和矢状面平衡[6]。一旦杆的远端插入并固定于髂骨翼，杆的近端可以悬臂移向中线，使骨盆恢复水平位置。然后，通过将椎板下钢缆拉紧，使脊柱侧凸的顶点横向牵拉至固定的垂直纵棒，进一步矫正脊柱侧凸（图 17.1）[7]。

并发症发生率低。作者指出，单一棒是治疗 CP 患者的首选，有以下几个原因：使用相对容易，与全椎弓根螺钉相比成本更低，畸形矫正效果不错，矫正丢失率较低，再手术率和并发症发生率较低。Bulman 等[7] 较早的一项研究也发现了类似的结果，支持单一棒的使用。

通过单一棒可使骨盆倾斜近乎自发矫正。然而，有几个缺点是值得关注的。首先，对于胸椎近端侧凸的矫正，它不是最优的，因为棒的插入必须从骨盆开始，对近端脊柱畸形的矫正，悬臂矫正的效率会降低。其次，由于同样的原因，不能压缩后柱，纠正过大的胸椎后凸。第三，CP 患者的骨盆发育不对称可能与单一棒所依赖的典型骨盆解剖结构不匹配。第四，需要多层切开导致出血增加。第五，腰椎过度前凸实际上需要在胸腰椎交界处切断棒，重新塑形后与多个连接器重新连接。由于单一棒的这些局限性，用于治疗神经肌肉型脊柱侧凸的组装式系统越来越受欢迎。

17.3 组装式内固定系统

全椎弓根螺钉在青少年特发性脊柱侧凸患者中应用广泛。首先放置凸侧棒，通过使用螺钉和棒进行悬臂矫正操作和椎体压缩、平移、去旋转；随后置入凹侧棒，以增强内固定结构的稳定性。也可以先在凹侧置棒，使顶椎向中线和背侧移动，牵开以获得胸椎后凸；而凸侧棒可以通过悬臂作用将顶椎牵拉至中线，并矫正肋骨凸起。矫形可以根据患者的具体情况进行。使用螺钉、钢丝和挂钩的组装式结构的发展，对于神经肌肉型脊柱侧凸患者的治疗非常有利（图 17.2）。

Tsirikos 和 Mains[8] 回顾了 45 例连续接受椎弓根螺钉 / 棒内固定的重度 CP［基本运动功能分类系统（GMFCS）第 5 级］患者。他们报

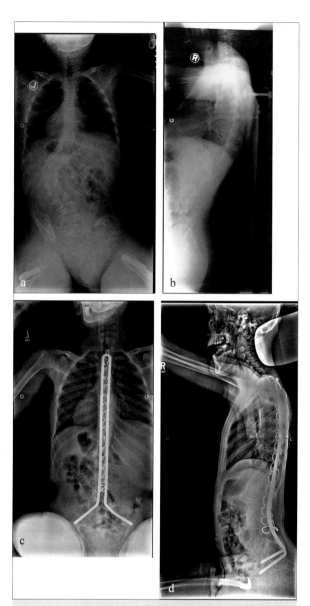

图 17.1 使用单一棒治疗伴脑瘫和脊柱侧凸的 13 岁男性患者的 X 线片。（a）患者术前正位 X 线片。（b）患者术前侧位 X 线片。（c）术后患者正位 X 线片和侧位（d）X 线片（图像由 Harms 研究小组提供）

Tsirikos 等[2] 在对使用单一棒矫正手术的文献综述中，分析了 287 例重度 CP 患儿和青少年患者使用单一棒治疗的情况。患者主弯矫正 68%，骨盆倾斜度矫正 71%，脊柱侧位平衡良好，

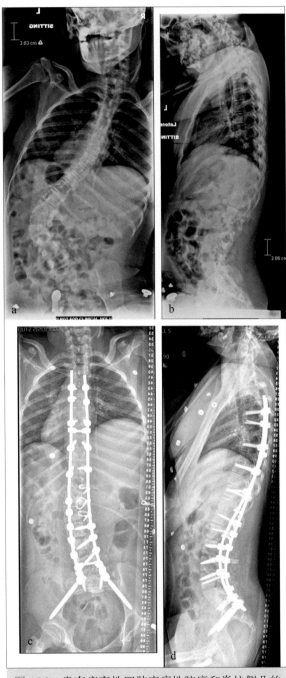

图 17.2 患有痉挛性四肢麻痹性脑瘫和脊柱侧凸的 15 岁女性患者,采用组装式内固定内固定系统治疗。术前正位片（a）和术前侧位片（b）。术后正位片（c）和术后侧位片（d）（图像由 Harms 研究小组的数据库提供）

告的脊柱侧凸平均矫正率为 74%,骨盆倾斜平均矫正率为 83%,平均随访 3.5 年,矫正度仅丢失 2.5°。经脊柱后路或前后路联合固定术治疗的患者均未出现"曲轴"现象,可能与节段性椎弓根螺钉提供的三柱固定有关（Dubousset 等[9]描述的曲轴现象,即在脊柱后路融合术脊柱后柱的纵向生长停止,但脊柱前柱继续生长,导致脊柱进行性成角和旋转）。与单一棒技术相比,他们没有报告与髂骨置钉或骨盆固定相关问题。髂骨螺钉的放置通常在骨盆显露后于直视下进行。他们报道,在腰椎前凸明显且骨盆向前外倾斜的患者中,放置髂骨钉比放置单一棒更容易、更安全。在他们的研究中,并发症包括需要手术清创和抗生素治疗的 1 例深部感染和 5 例浅表伤口感染。没有发现假关节,只有 1 次手术用于处理内固定突起。他们的研究结果与之前的单一棒研究结果一致[2],在 45 例脊柱前后路联合手术的患者中,术后 3 年多随访时,3 例发生假关节,2 例需要翻修,12 次因内置物突起再手术。Tsirikos 和 Mains[8] 在 2012 年的研究中得出结论,采用节段椎弓根螺钉/棒结构进行脊柱矫形是安全的,与传统的单一棒相比,主要并发症少,再手术率低。术后经过 3.5 年的随访,对脊柱骨盆失衡的矫正得到良好的保持。

在一项类似的研究中,Modi 等[10] 报道了 52 例 CP 患者和有不同程度神经受累的脊柱侧凸患者,通过后路脊柱融合术和椎弓根螺钉内固定进行矫正。术后平均随访 3 年,平均脊柱侧凸矫正率为 63%;术后盆腔倾斜度整体矫正 56%,3 年随访时矫正仍保持 43%。与 Tsirikos 和 Mains[8] 的研究中 8 例患者均为四肢瘫伴骨盆严重倾斜相比,Modi 等的研究中患者均为双侧瘫或偏瘫,说明骨盆畸形程度较小[10]。他们报告的并发症发生率为 33%,包括 2 例围术期死亡,1 例因螺钉在根管内穿透造成神经功能缺损,1 例突出的髂骨螺钉需要取出，以及数例呼吸道并发症，但无伤口深部感染。

17.4　骨盆固定

骨盆倾斜的进展与不平衡的脊柱畸形会对坐姿平衡，皮肤压力和生活质量产生不利影响[11~15]。在脊柱畸形矫形手术中，对骨盆进行固定有 3 个目的：①改善脊柱畸形，尤其是当顶椎位于腰椎时；②稳定腰骶交界区，促进融合；③预防腰骶区畸形的加重，改善躯干控制不良患者的坐姿。骶椎处的螺钉可以提供固定功能，但由于骶骨很大程度上是松质骨，这些螺钉很难承受施加的载荷。McCord 等[16]发现，在髂骨使用可穿过"轴心点"的长螺钉，能提供最有效的生物力学固定，因为螺钉的力矩延伸到脊柱的最前端和外侧。如前所述，Galveston 和单一棒是早期的应用。最近，组装式内固定系统变得越来越受欢迎，

将螺钉分别置入髂骨，然后连接到长棒上，有时需要使用偏置连接器。这项技术需要在髂后上棘进行筋膜下剥离，可能会破坏肌肉。此外，通过髂后上棘置入的螺钉比内置物的其余部分更加突出，容易松脱。因此，Chang 等[17]发明了一种置入路径，用尽可能宽的螺钉经骶骨起始点置入髂骨（图 17.3）。这个起始点位于 S1 螺钉的起始点尾端、S2 翼部的顶端，延伸到坐骨切迹上方髂骨最厚的部分。螺钉穿过骶髂关节的纤维或关节部分（图 17.4）。该通道的长度几乎与传统的髂骨螺钉相当，更倾斜的角度可以防止螺钉拔出。内置物与所有其他的脊柱螺钉固定物是一致的，所以不需要使用横连。即使在存在骨质疏松的情况下，内置物的长度和宽度也可实现对骨盆倾斜的矫正。在一项随访至少 2 年的研究中，Sponseller 等[18]回顾了 32 例行骶髂（SAI）螺钉固定的患者，与 27 例采用传统运用骶骨螺钉或髂骨螺钉进行骨盆固

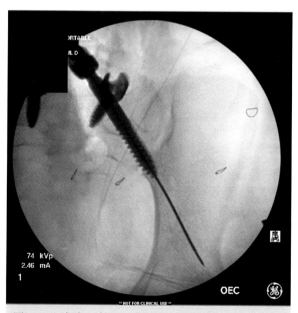

图 17.3　术中开始置入骶髂螺钉的透视图像，该钉低于 S1 螺钉的起点，高于 S2 翼上部

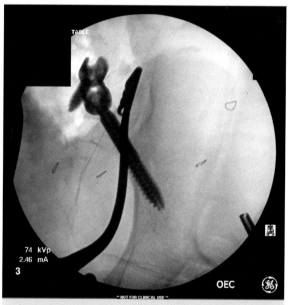

图 17.4　术中透视显示骶髂螺钉已通过至髂骨最厚的部分，刚好在坐骨切迹之上。它穿过骶髂关节的纤维或关节部分

定的患者进行对比。SAI 组多数患者骨盆倾斜度
矫正至 10° 以下，没有发生血管或神经并发症、
深部感染、内置物突出、晚期皮肤破溃或 SAI
螺钉移位等。随着 SAI 或埋头式髂骨螺钉的使用，
骨盆固定的技术并发症变得越来越少。

17.5 失血

对于 CP 患者来说，在脊柱侧凸矫正手术中，
出血是一个主要的风险，尤其是合并疾病或药
物引起的低凝状态患者。Thomson 和 Banta[19]
报告，与不服用抗癫痫药物的患者相比，服用
抗癫痫药物的患者在脊柱侧凸矫正手术中，围
术期失血更多。Sponseller 等[20] 比较了单一
棒与组装式内固定系统发现，接受单一棒手术
患者的失血量没有明显增加（分别为 2 124 mL
与 1 885 mL，$P=0.3$）。Tsirikos 和 Mains[8] 在
采用 CP 椎弓根螺钉 / 棒内固定进行治疗的前瞻
性研究中，将手术结果与历史上使用单一棒或
第三代内固定进行治疗的患者的结果进行比较，
发现术前侧凸幅度越大，术中出血量越大（$r =
0.56$）。此外，术中出血量越大，住院时间（$r = 0.44$）
或住重症监护病房时间越长（$r = 0.53$）。他们
还报告，术前骨盆倾斜度越大，手术时间越长（$r
= 0.58$），术中出血量越大（$r = 0.34$），住院时
间（$r = 0.22$）或住重症监护病房时间越长（$r =
0.44$）。Teli 等[21] 报道失血量与骨盆倾斜度（$r
= 0.29$）和手术次数有关。减少术中出血的策略
包括：仅在暴露时降低平均动脉压；使用抗纤
溶性药物；由两名医生进行操作，以缩短手术
时间。

参考文献

[1] Tsirikos AI. Development and treatment of spinal deformity in patients with cerebral palsy. Indian J Orthop. 2010; 44(2):148–158

[2] Tsirikos AI, Lipton G, Chang WN, Dabney KW, Miller F. Surgical correction of scoliosis in pediatric patients with cerebral palsy using the unit rod instrumentation. Spine. 2008; 33(10):1133–1140

[3] Lonstein JE, Akbarnia A. Operative treatment of spinal deformities in patients with cerebral palsy or mental retardation. An analysis of one hundred and seven cases. J Bone Joint Surg Am. 1983; 65(1):43–55

[4] Allen BL, Jr, Ferguson RL. The Galveston technique for L rod instrumentation of the scoliotic spine. Spine. 1982; 7(3):276–284

[5] Allen BL, Jr, Ferguson RL. The Galveston technique of pelvic fixation with Lrod instrumentation of the spine. Spine. 1984; 9(4):388–394

[6] Bell DF, Moseley CF, Koreska J. Unit rod segmental spinal instrumentation in the management of patients with progressive neuromuscular spinal deformity. Spine. 1989; 14(12):1301–1307

[7] Bulman WA, Dormans JP, Ecker ML, Drummond DS. Posterior spinal fusion for scoliosis in patients with cerebral palsy: a comparison of Luque rod and unit rod instrumentation. J Pediatr Orthop. 1996; 16(3):314–323

[8] Tsirikos AI, Mains E. Surgical correction of spinal deformity in patients with cerebral palsy using pedicle screw instrumentation. J Spinal Disord Tech. 2012; 25(7):401–408

[9] Dubousset J, Herring JA, Shufflebarger H. The crankshaft phenomenon. J Pediatr Orthop. 1989; 9(5):541–550

[10] Modi HN, Hong JY, Mehta SS, et al. Surgical correction and fusion using posterior-only pedicle screw construct for neuropathic scoliosis in patients with cerebral palsy: a three-year follow-up study. Spine. 2009; 34(11):1167–1175

[11] Dubousset J. Pelvic obliquity: a review. Orthopedics. 1991; 14(4):479–481

[12] Larsson EL, Aaro S, Normelli H, Oberg B. Weight distribution in the sitting position in patients with paralytic scoliosis: pre- and postoperative

evaluation. Eur Spine J. 2002; 11(2):94–99

［13］ Murans G, Gutierrez-Farewik EM, Saraste H. Kinematic and kinetic analysis of static sitting of patients with neuropathic spine deformity. Gait Posture. 2011; 34(4):533–538

［14］ Patel J, Walker JL, Talwalkar VR, Iwinski HJ, Milbrandt TA. Correlation of spine deformity, lung function, and seat pressure in spina bifida. Clin Orthop Relat Res. 2011; 469(5):1302–1307

［15］ Smith RM, Emans JB. Sitting balance in spinal deformity. Spine. 1992; 17(9):1103–1109

［16］ McCord DH, Cunningham BW, Shono Y, Myers JJ, McAfee PC. Biomechanical analysis of lumbosacral fixation. Spine. 1992; 17(8) Suppl:S235–S243

［17］ Chang TL, Sponseller PD, Kebaish KM, Fishman EK. Low profile pelvic fixation: anatomic parameters for sacral alar-iliac fixation versus traditional iliac fixation. Spine. 2009; 34(5):436–440

［18］ Sponseller PD, Zimmerman RM, Ko PS, et al. Low profile pelvic fixation with the sacral alar iliac technique in the pediatric population improves results at two-year minimum follow-up. Spine. 2010; 35(20):1887–1892

［19］ Thomson JD, Banta JV. Scoliosis in cerebral palsy: an overview and recent results. J Pediatr Orthop B. 2001; 10(1):6–9

［20］ Sponseller PD, Shah SA, Abel MF, et al. Harms Study Group. Scoliosis surgery in cerebral palsy: differences between unit rod and custom rods. Spine. 2009; 34(8):840–844

［21］ Teli M, Elsebaie H, Biant L, Noordeen H. Neuromuscular scoliosis treated by segmental third-generation instrumented spinal fusion. J Spinal Disord Tech. 2005; 18(5):430–438

18　Halo 环重力位牵引：严重脊柱畸形的辅助治疗

著者：Joshua M. Pahys, Amer F. Samdani
翻译：陈虎　杨宗德

摘要： Halo 环重力位牵引（Halo-Gravity Traction，HGT）由 Halo- 股骨牵引和 Halo- 骨盆牵引发展而来，现已成为治疗严重脊柱畸形的一种安全有效的辅助措施。HGT 已被证实可以减少脊柱截骨的需要，同时允许通过药物和加强营养来改善患者术前状态。HGT 可以在脊柱手术前或在多阶段手术间期使用，牵引重量根据患者的体重来计算。使用 HGT 的时机和持续时间由外科医生决定，通常基于畸形的严重程度、柔韧性和患者的健康情况。术前和 / 或围术期使用 HGT 的适应证包括严重的脊柱侧凸或脊柱后凸 >100° 伴脊柱活动受限（<20%）。相对禁忌证是颈椎后凸和 / 或狭窄、韧带松弛和开放性囟门。HGT 治疗的并发症通常很轻微，包括颅钉部位刺激或感染，可以通过护理、局部使用抗生素或直接拔除来解决。此外，有报道在治疗期间出现神经损伤，但非常罕见。对 HGT 患者的研究通常涉及异质患者群体，因此，就适应证和治疗方案达成明确的共识仍具有很大的挑战性。但是，越来越多的报道证实了 HGT 对严重脊柱畸形的治疗具有潜在益处。

关键词： Halo 环重力位牵引（HGT），脊柱后凸，脊柱侧凸，严重脊柱畸形，VCR。

18.1　概述

自 20 世纪 50 年代后期以来，各种形式的 halo 牵引成为脊柱畸形治疗的一种辅助手段。Perry 和 Nickel[1] 将 Bloom 筋膜牵引装置改装为铝制头架，并通过螺钉固定于颅骨。这种装置最初应用于脊髓灰质炎相关的颈椎无力，但后来使用范围扩大，包括严重的脊柱侧凸[2]。迄今为止，出现了多种形式的 halo 牵引，包括 halo- 股骨牵引[3, 4]、halo- 胫骨牵引[5]、halo- 骨盆牵引[6]，以及最近的 halo 环重力位牵引[7-9]。

文献报道，Kane 等[3] 对 30 例脊柱侧凸患者使用了 halo- 股骨牵引，最终患者的侧凸角从平均 112° 减少到 58°。Bonnett 等[4] 对麻痹性脊柱侧凸患者进行 halo- 股骨牵引，矫正率为 53%。然而，37 例患者中有 28 例在治疗完成后出现骨折，其中 17 例在治疗后的康复训练中发生于股骨。该研究强调了与 Halo- 股骨牵引和卧床休息相关的潜在重大并发症，如骨密度降低。

Klaus Zielke 和 Pierre Stagnara[7] 在大量研究的基础上引入了 HGT。与之前的治疗手段相比，因为 HGT 可实现的功能更多而具有明显优势。HGT 可以应用于床、轮椅和 / 或助行器，这就使患者在治疗期间可以站立和下床[8]（图18.1）。

若干文献报道了 HGT 用于严重脊柱畸形治疗[7~12]。Sponseller 等[9] 的研究是现有 HGT 文献中唯一的 III 级研究，对患有严重脊柱侧凸的儿科患者进行了回顾性、多中心、非随机对照研究。在这项研究中，患者是否接受 HGT 的治疗取决于外科医生。该研究发现，HGT 治疗组与非 HGT 治疗组之间在最终侧凸矫正、脊柱长度增加、失血量、手术时间和并发症方面无统计

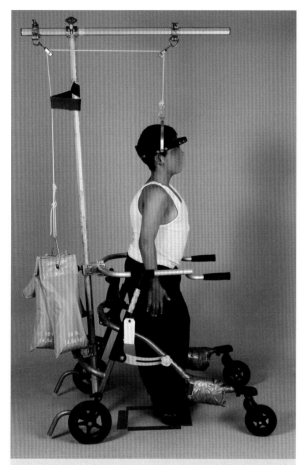

图 18.1 患者在 HGC 步行器中，通过滑轮系统可以任意增加重量。折叠式座椅可以让患者坐下，并且在休息和用餐时也能保持垂直牵引。对于行动不便的患者，可在轮椅中使用类似的设置

的儿科患者进行了回顾性研究。该研究发现，接受 1 周的 HGT 后，Cobb 角得到了显著矫正（17.5%），并且在 3 周后趋于稳定至 23.3%。该研究中，经脊柱融合和 HGT 治疗后，最终侧凸矫形率为 51.3%。在接受 HGT 治疗 3 周后，Cobb 角没有显著改善。

Koller 等[13] 回顾性分析了 45 例接受 HGT 治疗的严重脊柱侧凸，伴 / 不伴脊柱后凸的成人和儿童患者。术前接受 HGT 治疗后，冠状面和矢状面的改善分别仅有 8° 和 7°，而用力肺活量（FVC）提高了 9%。Bogunovic 等[11] 报道平均畸形矫正率为 35%，大部分矫正发生在 HGT 的前 3~4 周［平均 HGT 牵引力：总体重的 35.4%（TBW）］。在此研究中，肺功能（FVC 和 FEV1）同样在 HGT 期间平均提高了 9%。

Nemani 等[12] 报道了 29 例冠状面侧凸平均为 131° 的患者，均在明确的后路脊柱融合或放置生长棒前接受平均 107 天的 HGT 治疗。结果显示，HGT 后平均主要侧凸矫正率为 31%，术后最终矫正率为 56%，畸形矫正趋于平稳为 63 天。

18.2 术前计划

18.2.1 HGT 的适应证与禁忌证

尽管 HGT 的影像学适应证在不同的研究和不同的机构中有很大差异，但是通常冠状面和 / 或矢状面 Cobb 角应 ≥ 90°~110°。脊柱的柔韧性也是选择 HGT 时应该考虑的一个考虑因素。Sponseller 等[9] 以脊柱侧凸 > 90°、柔韧性 <25% 为适应证，而 Watanabe 等[10] 以 Cobb 角 >100° 和脊柱柔韧性 <20% 作为适应证。真正的禁忌证也未获得公认，但颈椎后凸、颈椎管狭窄、韧带松弛和 / 或开放性囟门通常被认为是 HGT 的相对禁忌证。

可以在放置 halo 头架前进行头部 CT 或颅

学差异。然而，在本研究中，与未接受 HGT 的患者相比，接受 HGT 的患者所需的脊柱截骨节段明显减少（分别为 3% 和 30%；$P=0.015$）。

Rinella 等[8] 在一项单中心研究中回顾性分析了 33 例严重脊柱侧凸患者，结果表明在 HGT 和脊柱融合后侧凸矫正率为 46%，没有神经功能缺损。当患者正接受 HGT 时，没有提及侧凸矫形度。Sink 等[7] 回顾性分析了 19 例接受 HGT 治疗 6~21 周的严重脊柱侧凸患儿，指出其平均 Cobb 角矫正率为 35%。Watanab 等[10] 的一项单中心研究中，对 21 例脊柱侧凸 > 100°

脑 X 线检查，除非考虑患者存在其他问题，否则本文作者不会常规检查这两项。在脊柱畸形专科医生的调查中，约 50% 的受访者在放置 halo 头架前完成头颅的影像学检查[14]。医生必须清楚了解患者的手术史（特别是脑室腹腔 VP 分流），因为已有报道指出在接受 HGT 治疗过程中这些装置才能出现破裂[15]。

18.2.2 装置

Halo 头架的使用

在笔者所在的机构，通常不会在放置 halo 头架前进行检查来评估颅骨。但是，如果患者有过任何颅部手术（如 VP 分流）、骨密度降低（成骨不全）或者非常年轻（可能有开放性囟门），应在放置 halo 头架前行头部 CT 或 X 线检查[16]。

决定 HGT 中使用颅钉数量最常见的因素是患者的年龄，其次是基础诊断。通常，8 岁以下的儿童使用 4 枚前置颅钉，8 岁及以上的儿童使用 2 枚前置颅钉。同样，6 岁以下儿童使用 6 枚后置颅钉，6~8 岁儿童使用 4~6 枚后置颅钉，8 岁以上儿童使用 4 枚后置颅钉。对于骨骼已经发育完全的患者，4 枚颅钉（2 枚前置，2 枚后置）可能就足够了。

在手术室或准备室中，通过局部麻醉在患儿清醒的情况下放置 halo 头架。Halo 头架应略低于颅骨赤道线，但位于耳郭的上方[12]，理想钉距取决于患者年龄和诊断。笔者建议在 halo 头架放置期间使用可调扭矩扳手，从 2 英寸磅（in–lb）开始，以每次增加 1~2 磅的速度缓慢增加，理想的状态是至少达到 4 英寸磅。颅骨密度越大，可施加的扭矩越大，最大为 8 英寸磅。如果患者只能忍受较低的扭矩量，则必须增加颅钉来分散压力。外科医生必须认识到应尽量避免眼眶前内侧的损伤，以免损伤眶上神经。

此外，要避免在颞窝处放置颅钉，因为这会损伤颞肌，而且这部分颅骨的骨骼相对较薄[16~18]（图 18.2）。

HGT 装置

非卧床患者需要改良的助行器，卧床患者在下床时需要改良的轮椅。理想的助行器装置需要具有折叠式座椅，使患者可以一直在牵引助行器中（包括用餐），并限制必要的牵引装置的数量（图 18.1）。笔者使用滑轮系统助行器来施加任意重量的牵引。据报道，其他机构也有使用校准的弹簧 / 张力装置（如鱼鳞状）的。

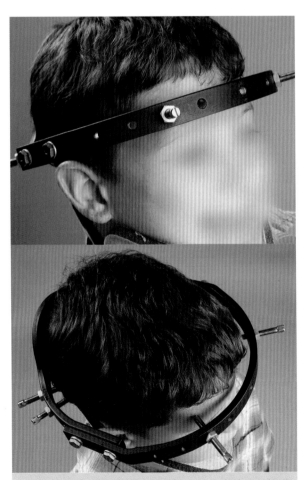

图 18.2　Halo 环颅钉的正确放置：颅钉向前置于轨道外侧 1/3，后方的颅钉位于耳郭上方。整个 halo 环位于颅骨赤道下方

当患者在床上时使用类似牵引装置时，应抬高床头和 / 或将患者置于头高脚底位，以最大限度地减少夜间头部移位。笔者通常不会在夜间减轻牵引重量[12]，但据报道有些机构会将 HGT 夜间牵引重量降低 50%[11, 19]。

18.2.3　设置

牵引的重量和调整

根据患者的年龄和体重，一般来说 HGT 的起始重量为 5~10 磅。目标重量范围为患者总体重的 33%~50%[9, 11, 12]。部分研究已经报道了增加 HGT 重量，直到患者"几乎不接触"或"略微偏离"牵引助行器 / 轮椅的椅子[8]。

HGT 重量可以每天增加一次或两次，患者通常可以耐受每天增加 2~5 磅的重量。作者发现，每天两次增加较少的重量（如上午和下午各增加 1~3 磅）可以提高患者的舒适度，并缩短达到目标牵引重量的时间。HGT 重量的增加取决于患者的舒适度和持续完整的神经系统检查。目标牵引重量通常可在 1~2 周内实现，但对于年龄较大的患者可能需要 4 周[12, 14]。

牵引时间

关于 HGT 的最佳持续时间，没有明确的指南或意见。该时间受多种因素的影响，包括患者诊断、脊柱畸形的程度、脊柱的柔韧性以及肺功能和营养状况。据报道，HGT 的持续时间为 2~28 周[7, 9, 11, 12, 19]。一些研究还报道了在进行分期减压（前路或后路）手术时，围术期额外的 2~8 周 HGT 对改善预后有一定的帮助[8, 10, 19]。Watanabe 等[10] 报道了 HGT 持续 3 周后脊柱矫形趋于稳定。Park 等[20] 发现，采用 HGT 诊疗 2 周时冠状位最大矫正率可达 66%，3 周时为 88%，4 周时为 96%。Bogunovic 等[11] 发现，最大限度的脊柱矫形平均出现于 HGT 后的 42.6

天。最后，Nemani 等[12] 直到 2 个月后都没有发现矫正的平台期。这些差异可能是由于这些研究中的患者有明显的异质性，以及牵引技术和重量的不同。笔者通常在术前采用 HGT 治疗 3~6 周。如果计划进行前路或后路减压的分期手术，一般不会在两次手术间使用 HGT 超过 3 周（图 18.3）。

一些研究指出[7, 10, 11]，HGT 的持续时间也取决于患者肺部和营养状况。Bogunovic 等[11] 指出，术前 HGT 治疗使 22 例患者中的 19 例的肺功能改善。Koller 等[13] 证实了 HGT 治疗可使 FVC% 改善 9%，并建议在 FVC% 改善或稳定后进行手术，通常 HGT 治疗持续 2 周左右。Rizzi 等[21] 指出脊柱矫形程度与肺功能改善之间存在显著的正相关关系，而 Zhang 等[22] 表明术前肺功能较差的患者术后并发症有增加的趋势。

HGT 期间的影像学检查

笔者在 HGT 治疗期间每周拍摄患者的脊柱正侧位全长片，用于评估矢状面和冠状面畸形以及颈椎的状态。如果神经系统检查有任何变化或患者的认知限制了其进行完整神经系统检查的能力，则可以拍摄特定体位的颈椎 X 线片。

18.2.4　挑战和并发症

患者的不适感和达到目标牵引重量

对于患儿及其家属来说，增加 HGT 重量可能是一个挑战，因为他们在治疗的过程中可能会出现身体和情绪上的不适。如前所述，作者倾向于采用每天 2 次增加牵引重量，这样一方面可以减少每次增加的重量，另一方面可减少患者感觉到重量增加的可能。患者最初通常抱怨 HGT 导致的颈部不适。对此，笔者所在的机构使用小剂量的苯二氮䓬类药物和 / 或低

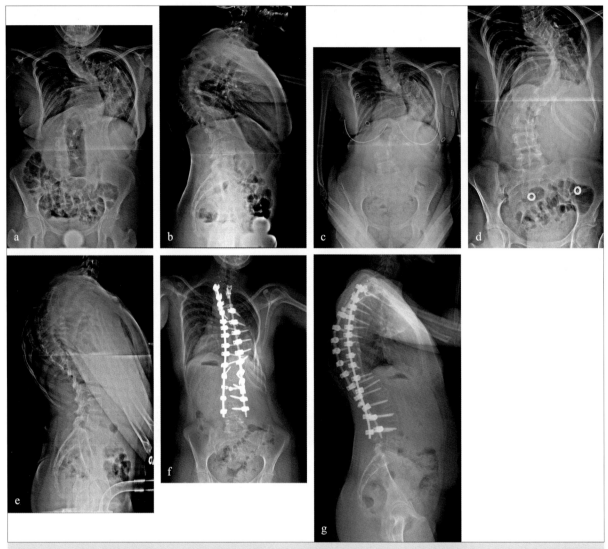

图 18.3　一例严重的进行性青少年特发性脊柱侧凸的 13 岁女性患者，伴有 142°的脊柱侧凸和 102°的脊柱后凸（a，b）。患者接受了 4 周的 HGT 治疗，侧凸在冠状面上改善至 115°（c）。随后接受 T5–T11 的前路椎间盘切除术和额外的 2 周 HGT 治疗，随后侧凸在冠状面上减少至 100°（d），并在最终手术前适度改善了脊柱后凸（e）。T2–L4 术后 X 线片显示后路脊柱融合，主冠状面 Cobb 角约 67°，胸廓矢状面 Cobb 角约 63°（f，g）

剂量麻醉剂进行处理。笔者发现，HGT 治疗 1~2 周后需要给予适量的药物。笔者还强调，在漫长的治疗过程中，提供额外的医疗资源（如儿童生活服务）来帮助患者和家人也是非常重要的。

神经系统检查

在 HGT 期间，有计划地进行完整的神经系统检查（包括颅神经以及肢体运动和感觉）最为重要。在 HGT 牵引重量增加期间，文献报道中的检查频率为 4~24 小时一次。在达到目标

HGT 重量后，多数研究认为频率可以变为每天一次。笔者在 HGT 牵引重量增加期间，每 8 小时进行一次神经系统检查。只有在患者对目标 HGT 牵引重量感到舒适且神经系统检查结果稳定后，才将神经系统检查的频率降低到每天一次[11, 12]。笔者还定期测量从耳郭和鼻尖到 halo 环的距离，以评估头架是否移动。

颅钉护理

在笔者所在的机构，每天用肥皂和清水对颅钉固定处进行护理。在一项对使用 HGT 的外科医生的调查中，83% 的受访者进行了颅钉护理，并使用了 5 种不同的方案[14]。稀释的过氧化氢溶液是常用的颅钉护理剂。部分研究报告在 HGT 期间不进行任何颅钉护理[8, 10, 11]。

颅钉部位感染

颅钉固定部位感染和 / 或颅钉松动是 HGT 最常见的并发症，发生率为 19%~38%[11, 12, 19]。一般通过局部护理进行治疗，应用 / 不应用口服抗生素。对于采取保守措施后仍然出现钉道感染的情况，如果有其他的安全置钉部位，则应移除颅钉并重置。此外，还应评估颅钉位置以确定是否发生松动，因为颅钉可能需要重新拧紧。部分研究提出在 HGT 期间每周对颅钉进行拧紧[12]，而其他研究则只在有颅钉松动迹象的情况下才会重新拧紧[11]。

神经损伤

如前所述，在 HGT 期间进行定期脑神经和运动 / 感觉检查至关重要。神经系统改变包括暂时性眼球震颤、口腔麻木，以及脑神经（特别是展神经和舌下神经）和臂丛神经麻痹[7, 8, 23~25]。有 HGT 期间出现麻痹和瘫痪症状的报道。人们一直认为导致神经系统损伤的最常见问题是牵引重量过大和重量增加速度过快。HGT 的好处是可以在患者清醒的状态下中逐步矫正脊柱畸形和脊髓得以延伸，而且可以持续得到患者的反馈[12]。

如果出现任何神经系统功能障碍，第一步是将牵引重量立即降低到患者之前可良好耐受的重量；如果神经系统功能障碍没有立即改善，则再将牵引重量减少 50%；如果神经系统功能障碍仍持续存在，则去除牵引，同时行脊柱 MRI 和 / 或颅脑 CT 检查。虽然有过发生如瘫痪等严重并发症的报道，但出现的概率很低。对于交流有障碍的患者，外科医生应该谨慎对待并对神经系统检查结果时刻保持警惕。

颅颈并发症

据报道，在 HGT 期间有脑室 – 腹腔分流管破裂的病例。因此，在为这些患者放置 halo 环时，术前影像学检查和与神经外科医生的讨论是最重要的。尽管罕见，但也有报道称有与 halo 环相关的更严重的并发症，如颅骨骨髓炎和由于钉道感染导致的硬膜外脓肿[26, 27]。HGT 期间，颈椎退变也有所增加[28]。

神经肌肉型脊柱侧凸特有的技术

神经肌肉型脊柱侧凸患者，特别是痉挛性四肢瘫痪脑瘫（CP）患者，会出现脊柱僵硬和严重骨盆倾斜。与其他任何严重畸形一样，围术期 HGT 可用于在术前或手术期间的脊柱侧凸矫正。据报道，halo-股骨牵引可以改善脊柱侧凸，并显著减轻卧床 CP 患者的骨盆倾斜。Takeshita 等[29]报道，术中 halo- 股骨牵引使患者的脊柱侧凸和骨盆倾斜得到显著改善。Keeler 等[30]证实，将 halo- 股骨牵引用于后路脊柱融合与前后路脊柱融合时，存在类似脊柱畸形矫正效果。

基于这一原则，Buchowski 等[31, 32]描述了使用临时内部撑开作为矫正严重脊柱侧凸和 / 或骨盆倾斜的辅助手段。在骨盆倾斜严重的情况下，外科医生可以在凹侧骨盆和同侧脊柱和／或肋骨处置入临时棒，通过在手术过程中间歇性地撑开临时棒来逐渐矫正脊柱畸形和骨盆倾斜。作者发现这是治疗严重神经肌肉脊柱侧凸的一种非常有效的辅助工具。

参考文献

[1] Perry J, Nickel VL. Total cervical spine fusion for neck paralysis. J Bone Joint Surg Am. 1959; 41-A(1):37–60

[2] Nickel VL, Perry J, Garrett A, Heppenstall M. The halo. A spinal skeletal traction fixation device. J Bone Joint Surg Am. 1968; 50(7):1400–1409

[3] Kane WJ, Moe JH, Lai CC. Halo-femoral pin distraction in the treatment of scoliosis. J Bone Joint Surg Am. 1967; 49:1018–1019

[4] Bonnett C, Brown JC, Perry J, et al. Evolution of treatment of paralytic scoliosis at Rancho Los Amigos Hospital. J Bone Joint Surg Am. 1975; 57(2):206–215

[5] Schmidt AC. Halo-tibial traction combined with the Milwaukee Brace. Clin Orthop Relat Res. 1971; 77(77):73–83

[6] Edgar MA, Chapman RH, Glasgow MM. Pre-operative correction in adolescent idiopathic scoliosis. J Bone Joint Surg Br. 1982; 64(5):530–535

[7] Sink EL, Karol LA, Sanders J, Birch JG, Johnston CE, Herring JA. Efficacy of perioperative halo-gravity traction in the treatment of severe scoliosis in children. J Pediatr Orthop. 2001; 21(4):519–524

[8] Rinella A, Lenke L, Whitaker C, et al. Perioperative halo-gravity traction in the treatment of severe scoliosis and kyphosis. Spine. 2005; 30(4):475–482

[9] Sponseller PD, Takenaga RK, Newton P, et al. The use of traction in the treatment of severe spinal deformity. Spine. 2008; 33(21):2305–2309

[10] Watanabe K, Lenke LG, Bridwell KH, Kim YJ, Hensley M, Koester L. Efficacy of perioperative halo-gravity traction for treatment of severe scoliosis (≥100°). J Orthop Sci. 2010; 15(6):720–730

[11] Bogunovic L, Lenke LG, Bridwell KH, Luhmann SJ. Preoperative halo-gravity traction for severe pediatric spinal deformity. Complications, radiographic correction and changes in pulmonary function. Spine Deform. 2013; 1(1):33–39

[12] Nemani VM, Kim HJ, Bjerke-Kroll BT, et al. FOCOS Spine Study Group. Preoperative halo-gravity traction for severe spinal deformities at an SRS-GOP site in West Africa: protocols, complications, and results. Spine. 2015; 40(3):153–161

[13] Koller H, Zenner J, Gajic V, Meier O, Ferraris L, Hitzl W. The impact of halogravity traction on curve rigidity and pulmonary function in the treatment of severe and rigid scoliosis and kyphoscoliosis: a clinical study and narrative review of the literature. Eur Spine J. 2012; 21(3):514–529

[14] Pahys JM, Cahill PJ, D'Amato C, Asghar J, Betz RR. Chest Wall & Spine Deformity Study Group. Indications and treatment protocols for halo gravity traction in severe pediatric scoliosis: a survey of the experts. 47th Scoliosis Research Society Annual Meeting; September 5–8, 2012; Chicago, IL

[15] Blakeney WG, D'Amato C. Ventriculoperitoneal shunt fracture following application of halo-gravity traction: a case report. J Pediatr Orthop. 2015; 35(6):e52–e54

[16] Wong WB, Haynes RJ. Osteology of the pediatric skull. Considerations of halo pin placement. Spine. 1994; 19(13):1451–1454

[17] Garfin SR, Roux R, Botte MJ, Centeno R, Woo SL. Skull osteology as it affects halo pin placement in children. J Pediatr Orthop. 1986; 6(4):434–436

[18] Chavasiri C, Chavasiri S. The thickness of skull at the halo pin insertion site. Spine. 2011; 36(22):1819–1823

[19] Garabekyan T, Hosseinzadeh P, Iwinski HJ, et al. The results of preoperative halo-gravity traction in children with severe spinal deformity. J Pediatr Orthop B. 2014; 23(1):1–5

[20] Park DK, Braaksma B, Hammerberg KW, Sturm P.

The efficacy of preoperative halo-gravity traction in pediatric spinal deformity: the effect of traction duration. J Spinal Disord Tech. 2013; 26(3):146–154

[21] Rizzi PE, Winter RB, Lonstein JE, Denis F, Perra JH. Adult spinal deformity and respiratory failure. Surgical results in 35 patients. Spine. 1997; 22(21):2517–2530, discussion 2531

[22] Zhang JG, Wang W, Qiu GX, Wang YP, Weng XS, Xu HG. The role of preoperative pulmonary function tests in the surgical treatment of scoliosis. Spine. 2005; 30(2):218–221

[23] MacEwen GD, Bunnell WP, Sriram K. Acute neurological complications in the treatment of scoliosis. A report of the Scoliosis Research Society. J Bone Joint Surg Am. 1975; 57(3):404–408

[24] Ginsburg GM, Bassett GS. Hypoglossal nerve injury caused by halo-suspension traction. A case report. Spine. 1998; 23(13):1490–1493

[25] Qian BP, Qiu Y, Wang B. Brachial plexus palsy associated with halo traction before posterior correction in severe scoliosis. Stud Health Technol Inform. 2006; 123:538–542

[26] Humbyrd DE, Latimer FR, Lonstein JE, Samberg LC. Brain abscess as a complication of halo traction. Spine. 1981; 6(4):365–368

[27] Tindall GT, Flanagan JF, Nashold BS, Jr. Brain abscess and osteomyelitis following skull traction. A report of three cases. Arch Surg. 1959; 79:638–641

[28] O'Brien JP, Yau AC, Hodgson AR. Halo pelvic traction: a technic for severe spinal deformities. Clin Orthop Relat Res. 1973(93):179–190

[29] Takeshita K, Lenke LG, Bridwell KH, Kim YJ, Sides B, Hensley M. Analysis of patients with nonambulatory neuromuscular scoliosis surgically treated to the pelvis with intraoperative halo-femoral traction. Spine. 2006; 31(20):2381–2385

[30] Keeler KA, Lenke LG, Good CR, Bridwell KH, Sides B, Luhmann SJ. Spinal fusion for spastic neuromuscular scoliosis: is anterior releasing necessary when intraoperative halo-femoral traction is used? Spine. 2010; 35(10):E427–E433

[31] Buchowski JM, Bhatnagar R, Skaggs DL, Sponseller PD. Temporary internal distraction as an aid to correction of severe scoliosis. J Bone Joint Surg Am. 2006; 88(9):2035–2041

[32] Buchowski JM, Skaggs DL, Sponseller PD. Temporary internal distraction as an aid to correction of severe scoliosis. Surgical technique. J Bone Joint Surg Am. 2007; 89 Suppl 2 Pt.2:297–309

19 截骨术：Ponte 截骨和脊柱椎体切除（VCR）

著者：Scott C. Wagner, Ronald A. Lehman Jr., Lawrence G. Lenke

翻译：陈虎　杨宗德

摘要： 为了矫正复杂脊柱畸形而进行的脊柱截骨术不仅需要较高的技术，而且需要掌握脊柱解剖学和生物力学等知识。后路截骨的复杂程度各异，包括 Ponte 截骨或后柱节段性切除，到椎体切除（VCR）。成功的 Ponte 截骨的切除范围包括每个目标节段的棘突下部、双侧小关节、下椎板、棘突间韧带和黄韧带。VCR 能实现对目标脊柱节段的 360° 切除。每种截骨术都能在不同程度上提供强大的畸形矫正能力，仔细的术前计划对于减少灾难性并发症至关重要。术前进行 Halo 牵引有助于矫正畸形并减轻神经压迫，在术中必须进行神经监测。利用这些技术进行畸形矫正，已被证明可带来缓解疼痛和改善功能的效果。虽然手术技术具有挑战性，手术时间较长、失血量较大，并且可能进行翻修手术，但接受该手术的患者仍有可能获得术后功能恢复和生活质量的提高。本章将重点介绍患者的选择、准备和实施，以及成功进行此类复杂手术的方法。在手术治疗的各个方面采取谨慎和细心的态度，有助于实现畸形的矫正和患者更好的预后。

关键词： Ponte 截骨术，后路截骨术，脊柱侧凸，脊柱畸形，VCR。

19.1 术前计划

后路脊柱截骨和 VCR 是技术要求严格的手术，可以矫正脊柱畸形。椎体切除术最初用于治疗脊柱侧凸，虽然现在的技术最初见于 20 世纪 70 年代和 80 年代的文献[2-4]，但实际上在 20 世纪早期的文献中已有所描述[1]。这些技术的好处是可以通过前后联合入路来处理复杂的三维脊柱畸形，使畸形能得到更好的矫正。椎弓根螺钉和棒的使用可以增强稳定性，提升畸形矫正效果，并且在整个 20 世纪 90 年代，这些截骨术在儿童和成人患者中普遍应用[5, 6]。Ponte 截骨术通过节段性截骨进行后柱切除，而 VCR 完全切除椎体，这两种手术都是通过单纯后路完成的[7-11]。事实上，我们通常在所有 VCR 手术的初始阶段采用 Ponte 截骨术（POs），消除了对传统前后入路的要求，并且在畸形矫正和截骨的过程中能够完全显露脊柱和脊髓[12]。然而，最值得注意的是，这些严重畸形的矫正手术在技术上要求很高，通常只由经验丰富的手术团队进行[7, 13]。发生神经损伤的风险，取决于脊柱畸形类型以及后柱截骨术和 VCR 是否导致的脊柱不稳[3, 9]。选择合适的患者、全面的术前计划和术后管理，对于 Ponte 和 VCR 获得成功至关重要。接受手术治疗的严重脊柱畸形患者都必须进行关于严重并发症风险的术前谈话，并且手术医生在做手术准备时必须时刻保持警惕。

对于神经肌肉型脊柱侧凸患者，术前制订手术计划时，应将神经肌肉型脊柱侧凸相关的特殊因素考虑在内[9, 14, 15]。近端肌无力和痉挛常呈进行性发展，严重的脊柱侧凸畸形的发展会限制肢体功能并导致坐位不适[14]。因此，对该人群进行手术干预的目标与矫正冠状面或矢状面畸形无关，而是恢复患者的坐姿平衡，并最大限度地降低发生压疮或站立困难的风险。对于需要恢复坐位平衡的神经肌肉型侧凸患者，VCR 能最大限度地对畸形进行矫正[9, 14, 15]。然而，不能认为这些患者的手术并发症发生率高于其他群体，这通常归因于神经肌肉型脊柱侧凸患者相关并发症的发生率本身较高。术中发生大出血的可能性很高，平均失血百分比最高的情况通常见于需要更大程度的冠状位和矢状位矫形的患者[14]。缩短手术时间和减少失血的策略非常重要，建议使用各种抗纤维蛋白溶解剂来帮助减轻整体手术所造成的损害。目前推荐使用氨甲环酸（TXA）作为术中抗纤维蛋白溶解剂，负荷剂量为 100 mg/kg，整个手术过程中维持剂量为 10 mg/kg。我们认为，这样做可以减少 25%~50% 的术中失血量[16]。

19.2 体位

随着 Ponte 和 VCR 等单纯后路技术的出现，术中不再需要重新定位。因此，在可透视的标准骨科手术床上，初始俯卧位是足够的。术中需要进行透视。一般来说，手术室配备牵引弓，对于特殊的脊柱畸形需要牵引，使得面部和眼处于悬空状态；而颅骨固定在适当位置，可以在矫形过程中控制近端畸形，并保护面部免受俯卧位的挤压。除非因挛缩而无法实现，否则腹部会悬空，手臂被固定并外旋。考虑到脊柱畸形的严重程度，患者的定位常耗时不短，但适当的定位可以降低皮肤或臂丛神经损伤的发生率，并且对于患者安全是非常重要的。对复杂脊柱畸形进行矫正（如 VCR）时，可以在顶椎周围进行 Ponte 截骨，以此来提高目标椎体的灵活性并且扩大手术视野。因此，对 VCR 的任何讨论都要求包括 Ponte 截骨。

19.2.1 神经监测

我们建议在需要 Ponte 和 / 或 VCR 的所有畸形手术中全程进行神经监测，术中采用体感诱发电位（SSEPs）和经颅运动诱发电位（TcMEPs）或神经源性混合诱发电位（NMEPs）进行监测。可以通过 TcMEP 评估脊柱运动传导[17]。上肢 SSEP 可用于监测臂丛神经损伤，而肌电图（EMG）可用于以自动引发的方式监测腰丛神经根的活动。为了评估在椎弓根螺钉放置过程中螺钉是否破壁进入椎管内，还可使用 T6-T12 螺钉以及整个腰椎至 S1 的螺钉肌电图。10%~15% 的严重畸形病例需要在术中调整神经监测[9, 18]。如果神经监测不可用或无法获得，如先前因椎管内异常接受治疗或患有神经系统疾病如 Charcot-Marie-Tooth 病的患者，则必须经常进行唤醒测试以证实神经的完整性。这些患者术后发生神经功能障碍的风险较高，在开始任何手术治疗前应接受咨询[13]。

19.3 手术技术和挑战

完成横突外侧的骨膜下解剖，包括所有后柱结构。根据畸形的类型，通常在显露胸椎顶椎凸侧的横突时可能需要行内侧肋骨胸廓成形术。建议进行在术中进行透视，以正确识别显露的椎体水平。

19.4 Ponte 截骨术

Ponte 截骨术（PO）是一种单纯的后路手术，首先由 Alberto Ponte 于 20 世纪 80 年代提出，用于治疗骨骼成熟患者的特发性脊柱后凸。该手术通过节段切除含韧带和双侧小关节在内的脊柱后柱结构，使后柱缩短。从技术上来说，由于 PO 手术可以用于未融合的节段，因此实际不能算是真正的截骨术。然而，复杂脊柱畸形的患者常存在自发性融合，并且由于无论截骨是否涉及2个活动节段或部位，都要进行截骨，因此不必过于纠结PO手术是否是真正的截骨术。PO切除范围包括在每个切除水平的棘突的下部、双侧小关节、下椎板、棘突间韧带和黄韧带[19, 20]。通过多节段截骨，整体矫形效果将大大增加。否则，单节段PO只能实现几度的矫正[21]。此外，由于切除仅限于后柱，如果中柱或前柱有明显的融合，同时没有行前路或者前后路联合手术，如完整的VCR，矫形效果很难实现。根据笔者的经验，在VCR前于顶椎周围椎体处行PO，可以在完成VCR后改善脊柱活动度和矫形效果。

完成手术视野显露和确认顶椎周围区域后，在每个节段开槽，并吸除下关节突近端的4 mm的部分。显露黄韧带并切除。可以在截骨区域切除椎弓根上方的上关节突。此种多节段PO不仅增加了顶椎周围区域的灵活性，而且还通过显露椎弓根壁的内侧边缘来改善椎弓根的可视性，保护椎管。严重畸形只能通过这种方法将椎弓根螺钉安全地置于顶椎椎弓根，直视下探查椎弓根内侧壁后置入螺钉，防止椎管内损伤。值得注意的是，在严重角状后凸畸形的顶椎区域，存在脊柱下沉、椎体塌陷造成脊髓挤压伤的风险；此时，应在切除后柱前通过椎弓根螺钉置入临时固定棒。

对于所有准备进行VCR的患者，在完成PO后继续置入椎弓根螺钉。从远端到近端的节段固定可以维持拟截骨部位的稳定。Kim等[22]的徒手技术优先考虑解剖标记并采用钝的开路器开路。如前所述，除非通过PO或相邻节段的椎板切除术实现椎管和内侧椎弓根边界的可视化，否则不应尝试于顶椎凹侧置入椎弓根螺钉。然而，胸椎凸侧顶椎区域椎弓根螺钉可以安全置入而无须直接显露内侧壁，因为脊髓通常靠近椎管凹侧。此时，透视确认椎弓根螺钉的位置。将万向复位螺钉置于切除部位的邻近节段处，在顶椎和后凸畸形末端附近置入临时固定棒。对T6-S1的所有椎弓根螺钉进行EMG检查，以免侵犯椎管。

19.5 VCR

于需要切除椎体的相邻肋骨的内侧5 cm进行骨膜下剥离、显露，在不损伤椎管的前提下行双侧肋骨横突切除术。切除的肋骨可在手术结束时植于椎板切除术形成的缺损处，也可用做结构性骨填充物。然后，以标准方式进行椎板切除术，从上位椎体椎弓根的下方延伸到拟行VCR节段的下位椎体椎弓根的上方。这一操作可显露整个硬膜囊，并且可以切除所有粘连或椎管内纤维组织。通常，单节段VCR会有5 cm的椎板切除的缺口，凸侧肋间神经可被结扎。在连续脊髓监测下临时钳夹所涉及的凸侧神经，防止意外结扎脊髓血管；如果监测没有变化，则可以应尽可能靠近硬膜囊切断神经根。有趣的是，只要少于三根或四根，单侧结扎多根肋间神经不会引起任何神经功能障碍，也未发现胸壁有任何感觉缺陷。凹侧神经根应尽可能保留，不要结扎腰丛神经根。

临时固定棒应连接于切除区域上下至少2~3个椎弓根螺钉。一般来说使用单棒，但在角状脊柱后凸或侧后凸畸形中，建议使用双侧棒来防止发生脊柱半脱位。充分显露需要切除的椎弓根，通过椎弓根内部松质骨区域到达椎体切除区域，并开始进行椎体切除。保留将所有切除的骨用于随后的植骨。对于单纯脊柱侧凸或脊柱后凸的患者，切除畸形的凸侧大部分椎体。实际上，切除顶椎凹侧椎弓根可能非常困难。凹侧椎弓根大多极度硬化，没有松质骨通道，并且通常整个硬膜囊位于凹侧椎弓根上。然而，凹侧椎弓根下方甚至可能没有相连的腹侧椎体，因该部分椎体经常向畸形的凸侧和背侧旋转。笔者倾向于使用小的高速磨钻沿畸形凹侧小心地去除骨皮质，同时小心地保护附近的硬膜囊/脊髓。在处理凸侧前，先切除凹侧的椎弓根，可以使凹侧区域的出血最少化。这样做还可以让凹侧硬脑膜囊向内侧移位，从而可以在行椎体切除术前减轻脊髓的张力。在椎体侧方进行骨膜下剥离，然后用可延展或匙形牵开器保护相邻的血管结构和内脏，随后切除整个椎体，保留前方的骨壳。理论上来说，在前纵韧带上保持薄的骨边缘可以促进融合。但是，如果骨密度很大，则必须将其变薄，以便闭合切除区域。

切除截骨部位上、下方的椎间盘。需要注意保持相邻椎体终板不受影响，因为可能需要放置结构性钛网。必须控制硬膜外出血，通过双极电凝、局部使用止血剂和类固醇止血。环形显露硬膜囊，并将其与硬膜外静脉复合体和后纵韧带分开。然后可以用反角刮匙、Kerrison咬骨钳、Woodson 分离器或专门的后壁打击器去除椎体后壁。必须使腹侧脊髓完全没有任何骨性压迫，以免在闭合时受到碰击。相邻椎间盘水平的骨赘增生可能导致腹侧压迫，在这些平面上必须仔细切除任何骨性突出。

完成椎体切除后，截骨区域的闭合往往在凸侧进行加压，脊柱的短缩和凸侧的加压是实现矫形的主要力量。在具有良好骨密度的初次手术中，该技术依靠椎弓根螺钉进行加压，也可以在截骨区域的顶点处利用多米诺连接器进行加压闭合。该方法通过连接截骨节段上方的棒与截骨下方的棒进行加压闭合，将矫形力逐步分散到多个椎体。谨慎加压闭合和监测硬脊膜囊是必要的，因为在手术过程中可能发生椎体半脱位或硬膜撞击。如果有任何程度的脊柱后凸，笔者经常置入支撑钛网以防止畸形的过度矫正。钛网也可作为铰链，为脊柱后凸矫形提

供进一步支持。笔者倾向于在所有后路 VCR 手术中置入椎间融合器，通过钛笼的尖齿交错结合到上下终板来提供稳定剪切力，从而获得融合。完成闭合并进行适当的矫形后，于对侧置入一根永久性棒进行固定，移除临时棒并将永久性棒置于同侧。可以采用适当的加压或撑开、原位折弯和其他方式，对畸形进行进一步矫正。在每个矫形步骤中定时对硬膜囊进行仔细和重复的探查，以确认其是松懈的，未受压迫或撞击。

术中透视确认合适的重建序列。随后去除骨皮质，从而获得大量自体骨进行植骨。将先前肋骨切除术中切除的骨置于椎板切除的缺损处。纵向切断肋骨，将松质骨表面沿整个椎板切除缺损处放置。这种结构性植骨可以保护硬膜并可实现后部植骨融合。肋骨用缝线或交联固定。随后，确认没有任何硬膜压迫或撞击，记录最终的内置物的信息，并完整记录脊髓监测数据。最后，切口处放置负压引流管后，关闭切口。在离开手术室之前，进行最终的透视和术中唤醒测试，以分别在拔管前确认畸形矫形效果和神经系统状态。

19.6　并发症

据报道，单纯后路 VCR 的并发症发生率高达 59%[7, 9, 14, 18, 23]，与年龄大于 60 岁、存在并发症和患者体重指数高有关[24]。尽管术后并发症发生的风险相对较高，但长远来看，患者的预后较佳[18]。

19.6.1　神经系统并发症

在截骨过程中，脊柱变得非常不稳定，在畸形矫正后神经监测的改变很常见[13, 25]。术前神经功能障碍是术后神经系统后遗症的重要危险因素，必须仔细考虑并对每位患者进行分析[23]。在这些类型的病例中，神经监测是必要的，

并且可以通过降低平均动脉压、彻底的腹侧减压和 / 或恢复椎体前部高度来处理。多数神经系统并发症相对较轻，包括短暂的运动或感觉障碍。神经监测的改变和术中唤醒试验记录的神经功能障碍很常见。以笔者所在机构的经验来看，严重脊柱后凸患者术后出现严重神经功能障碍的风险较高[18]。Kim 等[23]发现永久性神经功能障碍的发生率为 3.3%，而另一项研究发现 11 例患者术后有 2 例出现步态恶化[12]。尽管发生主要神经损伤的风险相对较高，但通过术中神经监测可以在手术过程中及时进行干预，从而降低了此类并发症的发生率[9, 15]。

19.6.2　非神经系统并发症

除了神经损伤的风险之外，术后出现肺部并发症也很常见，并且可能与这些患者的胸椎功能不全和解剖畸形有关[9]。如发生气胸的风险很高，可以预防性放置胸腔引流管[12]。在胸段或胸腰段畸形 Cobb 角大于 100°的一项研究中（n=28），8 例患者需要胸腔引流管，3 例患者术中出现急性肺水肿，3 例患者出现术后肺炎[26]。据报道，后路手术切口感染率为 4%[9]，尽管深达筋膜感染并不常见[27-29]。然而，Papadopoulos 等[12]的一项研究报告中，在后路脊柱畸形矫形手术后，外科清创率为 8.9%。最后，VCR 后的清创率高达 22.2%[12]。术前必须告知患者这些显著风险，并且必须仔细权衡手术的利弊。

参考文献

[1] MacLennan A. Scoliosis. BMJ. 1922; 2:864–866

[2] Leatherman KD. The management of rigid spinal curves. Clin Orthop Relat Res. 1973(93):215–224

[3] Leatherman KD, Dickson RA. Two-stage corrective surgery for congenital deformities of the spine. J Bone Joint Surg Br. 1979; 61-B(3):324–328

[4] Bradford D, ed. Vertebral column resection. Association of Bone and Joint Surgeons Annual Meeting, Kiawah Island, SC; 1987: Orthop Trans

[5] Boachie-Adjei O, Bradford DS. Vertebral column resection and arthrodesis for complex spinal deformities. J Spinal Disord. 1991; 4(2):193–202

[6] Bradford DS, Tribus CB. Vertebral column resection for the treatment of rigid coronal decompensation. Spine. 1997; 22(14):1590–1599

[7] Suk SI, Chung ER, Kim JH, Kim SS, Lee JS, Choi WK. Posterior vertebral column resection for severe rigid scoliosis. Spine. 2005; 30(14):1682–1687

[8] Suk SI, Chung ER, Lee SM, Lee JH, Kim SS, Kim JH. Posterior vertebral column resection in fixed lumbosacral deformity. Spine. 2005; 30(23):E703–E710

[9] Lenke LG, Newton PO, Sucato DJ, et al. Complications after 147 consecutive vertebral column resections for severe pediatric spinal deformity: a multicenter analysis. Spine. 2013; 38(2):119–132

[10] Dorward IG, Lenke LG. Osteotomies in the posterior-only treatment of complex adult spinal deformity: a comparative review. Neurosurg Focus. 2010; 28(3):E4

[11] Jeszenszky D, Haschtmann D, Kleinstück FS, et al. Posterior vertebral column resection in early onset spinal deformities. Eur Spine J. 2014; 23(1):198–208

[12] Papadopoulos EC, Boachie-Adjei O, Hess WF, et al. Early outcomes and complications of posterior vertebral column resection. Spine J. 2015; 15(5):983–991

[13] Lenke LG, Sides BA, Koester LA, Hensley M, Blanke KM. Vertebral column resection for the treatment of severe spinal deformity. Clin Orthop Relat Res. 2010; 468(3):687–699

[14] Sponseller PD, Jain A, Lenke LG, et al. Vertebral column resection in children with neuromuscular spine deformity. Spine. 2012; 37(11):E655–E661

[15] Lenke LG, O'Leary PT, Bridwell KH, Sides BA, Koester LA, Blanke KM. Posterior vertebral column

resection for severe pediatric deformity: minimum two-year follow-up of thirty-five consecutive patients. Spine. 2009; 34(20):2213–2221

［16］Newton PO, Bastrom TP, Emans JB, et al. Antifibrinolytic agents reduce blood loss during pediatric vertebral column resection procedures. Spine. 2012; 37(23):E1459–E1463

［17］Calancie B, Harris W, Broton JG, Alexeeva N, Green BA. "Threshold-level" multipulse transcranial electrical stimulation of motor cortex for intraoperative monitoring of spinal motor tracts: description of method and comparison to somatosensory evoked potential monitoring. J Neurosurg. 1998; 88(3):457–470

［18］Auerbach JD, Lenke LG, Bridwell KH, et al. Major complications and comparison between 3-column osteotomy techniques in 105 consecutive spinal deformity procedures. Spine. 2012; 37(14):1198–1210

［19］Geck MJ, Macagno A, Ponte A, Shufflebarger HL. The Ponte procedure: posterior only treatment of Scheuermann's kyphosis using segmental posterior shortening and pedicle screw instrumentation. J Spinal Disord Tech. 2007; 20(8):586–593

［20］Bergin PF, O'Brien JR, Matteini LE, Yu WD, Kebaish KM. The use of spinal osteotomy in the treatment of spinal deformity. Orthopedics. 2010; 33(8):586–594

［21］Chang KW. Smith-Peterson Osteotomy and Ponte Osteotomy. In: Wang Y, Boachie-Adjei O, Lenke L, ed. Spinal Osteotomy. New York, NY: Springer; 2015:75–109

［22］Kim YJ, Lenke LG, Bridwell KH, Cho YS, Riew KD. Free hand pedicle screw placement in the thoracic spine: is it safe? Spine. 2004; 29(3):333–342

［23］Kim SS, Cho BC, Kim JH, et al. Complications of posterior vertebral resection for spinal deformity. Asian Spine J. 2012; 6(4):257–265

［24］Cho SK, Bridwell KH, Lenke LG, et al. Major complications in revision adult deformity surgery: risk factors and clinical outcomes with 2- to 7-year follow-up. Spine. 2012; 37(6):489–500

［25］Enercan M, Ozturk C, Kahraman S, Sarıer M, Hamzaoglu A, Alanay A. Osteotomies/spinal column resections in adult deformity. Eur Spine J. 2013; 22 Suppl 2:S254–S264

［26］Xie J, Wang Y, Zhao Z, et al. Posterior vertebral column resection for correction of rigid spinal deformity curves greater than 100°. J Neurosurg Spine. 2012; 17(6):540–551

［27］Wang Y, Zhang Y, Zhang X, et al. A single posterior approach for multilevel modified vertebral column resection in adults with severe rigid congenital kyphoscoliosis: a retrospective study of 13 cases. Eur Spine J. 2008; 17(3):361–372

［28］Suk SIKJ, Kim JH, Kim WJ, Lee SM, Chung ER, Nah KH. Posterior vertebral column resection for severe spinal deformities. Spine. 2002; 27(21):2374–2382

［29］Shimode M, Kojima T, Sowa K. Spinal wedge osteotomy by a single posterior approach for correction of severe and rigid kyphosis or kyphoscoliosis. Spine. 2002; 27(20):2260–2267

20 脊柱生长技术与神经肌肉型脊柱侧凸的治疗

著者：Joshua S. Murphy, Burt Yaszay
翻译：杨轩　易红蕾

摘要：神经肌肉型脊柱侧凸是一种常见的畸形，可以影响坐立平衡以及呼吸和胃肠功能。保守治疗很难控制神经肌肉型脊柱畸形的进展，只能用于维持坐姿和姿势的平衡。如保守治疗失败，目前可采用许多种技术对神经肌肉型疾病患者的进展性脊柱侧凸进行治疗，包括生长手术和脊柱融合。可保持脊柱生长的手术包括传统的生长棒、磁控生长棒、Shilla 技术和垂直可扩张假体钛肋骨技术（VEPTR）。其他方式包括前路有限选择性脊柱融合术和延迟的后路脊柱融合术，或对经严格筛选的患者早期行后路脊柱融合术。无论采用何种技术，在治疗这类患者时都有许多因素需要考虑，包括最大限度地改善术前营养状况，肺部并发症的处理和手术时机的选择。此外，与特发性脊柱侧凸患者相比，神经肌肉型疾病患者的生长友好型手术和后路脊柱融合术的并发症发生率较高。对于神经肌肉型疾病患者中早期出现的脊柱侧凸，有多种治疗方法可供选择。为每位患者选择合适的手术是非常重要的，因为这些患者不仅在年轻时就有脊柱畸形，而且还有其他使他们面临并发症风险的基础疾病。

关键词：早发型脊柱侧凸，生长棒技术，磁控生长棒技术，Shilla 技术，垂直可扩张假体钛肋骨（VEPTR）。

20.1 引言

神经肌肉型脊柱侧凸的定义是由大脑、脊髓和肌肉系统的异常引起的脊柱曲度异常。因此，神经和肌肉骨骼系统无法获得和维持脊柱和躯干的平衡。根据 Hueter-Volkmann 原理，这种不平衡导致脊柱生物力学负荷异常，而渐进性脊柱畸形被认为是渐进性肌肉不平衡和解剖畸形共同作用的结果。

早发性脊柱侧凸（EOS）是指 10 岁以下儿童出现的脊柱畸形。根据导致畸形的潜在原因，可以进一步细分为多种亚型。具体来说，神经肌肉型 EOS 是一种发生在有神经肌肉型疾病的儿童中的脊柱侧凸，包括脊肌萎缩症（SMA）、脑瘫、脊柱裂以及大脑或脊髓损伤[1]。本章的目的是介绍神经肌肉型早发性脊柱侧凸患者的不同治疗方案。

20.2 保守治疗方法

很少有非手术方式能有效治疗神经肌肉型脊柱侧凸。从历史上来看，非手术治疗一直针对的是姿势控制和最大限度地提高保持坐姿的能力。最初，对 Cobb 角在 20° 以下的畸形可以考虑进行观察。如果畸形继续进展，支撑可能是一个选择。Olafssson 等[2] 发表了 90 例持续使用预制波士顿支具治疗神经肌肉型脊柱畸形的患者的结果。其中，痉挛性四肢瘫 38 例，低张力综合征 24 例，脊髓脊膜突出 21 例。平均成功率为 28%，治疗成功病例 23 例。他们发现，成功与行走和胸腰椎或腰椎短曲线有关。然而，9 例患者最终接受了手术，尽管脊柱曲度在支具治疗过程中没有改变。综上所述，支具治疗被认为仅在一小部分患者中是成功的，包括那些胸腰椎或腰椎可活动，以及短节段畸形（约 5.7 个椎体长度）的患者。长段畸形很难通过矫形器进行控制[2]。

Miller 等回顾了胸腰骶支具（TLSO）在脊柱侧凸患者和痉挛性四肢瘫痪 / 脑瘫治疗中的效果。他们发现，在平均 67 个月的时间里，患者每天接受 23 个小时的支具治疗，与没有接受支具治疗但随后接受脊柱融合治疗的类似人群相比，这些患者的脊柱曲度和进展速度并没有受到影响[3]。到目前为止，人们普遍认为，对 CP 患者进行支具治疗不会改变脊柱曲度的进展。然而，合理的做法是使用支撑来改善肌肉平衡和坐姿。另一种选择是使用胸部支具和模块化座椅系统，通过三点来控制冠状面畸形，以支撑儿童，解决坐姿平衡问题[4]。

20.3 手术方式

做出手术治疗的决定是复杂的，需要考虑多种因素。一般情况下，对于侧凸大于 50° 且功能明显恶化者，应考虑手术治疗[5~7]。手术的主要目的是防止脊柱畸形的进展，在某些情况下防止骨盆倾斜的进展。如果采用融合手术，应重建脊柱在冠状面和矢状面的稳定性。

20.3.1 生长棒技术

保留生长技术在神经肌肉型 EOS 治疗中的应用越来越受到人们的关注。从历史上看，许多作者都不建议对并发症风险高的神经肌肉型脊柱侧凸患者使用保留生长技术。然而，众所周知，随着 Akbarnia 等的普及，人们也逐渐意识到生长棒手术是一种可安全有效治疗 EOS 的方法（图 20.1）[8]。对这些儿童的生长评估可能较难，因为许多脑瘫和上位运动神经元疾病患者青春期推迟，骨龄也落后于同龄人。除了一系列的身高和体重的测量，评估三叉软骨状态和骨龄有助于评估神经肌肉型脊柱侧凸患者的剩余生长时间。

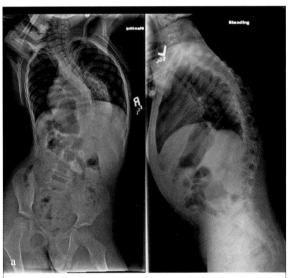

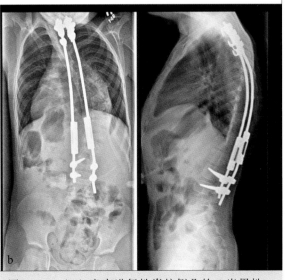

图 20.1 （a）患有进行性脊柱侧凸的 6 岁男性。（b）患者接受了传统的生长棒技术进行治疗

Chandran 等研究了 11 例 SMA 1 型或 2 型患者的双生长棒系统与骨盆固定手术。他们发现，术后 Cobb 角明显改善，矫正率达 50%，无手术并发症或再次手术；有 2 例患者术后出现肺炎、贫血等并发症[9]。

在另一项研究中，McElroy 等评估了生长棒技术在 SMA 治疗中的使用情况，发现在最终随访时，主要曲度矫正了近 50%，躯干高度得以改善，肺比值和肺空间也得到了改善。然而，他们没有发现在 SMA 中常见的肋骨塌陷有任何改变。此外，他们还注意到，与接受相同手术的特发性 EOS 患者相比，SMA 患者住院时间更长[10]。

McElroy 等对 27 例伴有或不伴有骨盆固定的 CP 患者使用生长棒的情况进行了评估。他们发现，采用带骨盆固定的生长棒结构能更好地矫正骨盆倾斜角（P<0.001）。然而，多数被研究的患者至少出现了一种并发症，伤口深部感染发生率为 30%。他们建议在 CP 患者中避免使用生长棒手术[11]。

目前，笔者使用 Akbarnia 等[8]描述的双生长棒技术来治疗神经肌肉型畸形患者的进展性 EOS，尤其是 CP 和 SMA 患者。建议在选择患者时要谨慎，因为必须在曲度的大小、程度和位置，基础疾病以及在某些情况下的软组织覆盖范围等方面，将这些患者视为一个整体。如前所述，这些患者发生伤口深部感染的风险明显增加，在为患者选择合适的手术时必须非常谨慎。畸形的病因对并发症的发生率有一定的影响，有明显痉挛、骨盆倾斜和后凸的患者发生并发症的风险较大。

20.3.2 磁控生长棒技术

2014 年，在欧洲和亚洲进行了几年的临床应用后，磁控生长棒（MCGR）获得了美国食品与药品管理局（FDA）的批准，可以在美国使用（图

20.2）。Yoon 等研究了 MCGR 对 EOS 患儿肺功能的影响。平均随访 2.5 年，对 6 例病例进行了评估，发现畸形在冠状面和矢状面平均矫正分别为 34° 和 36°，术后用力肺活量（FVC）和第一秒用力呼气容积（FEV1）的平均改善分别为 14.1 和 17.2%。但 2 例患者因并发症需要再次手术，包括 1 例棒过于突出和 1 例断棒。他们的结论是，使用 MCGR 早期干预与术后肺功能和畸形矫正的显著改善相关，同时还能减少重复麻醉，减轻手术和心理压力。成本效益尚未确定。然而，我们认为 MCGR 是治疗生长中的脊柱的一个可行的选择，因为它可以减少麻醉诱

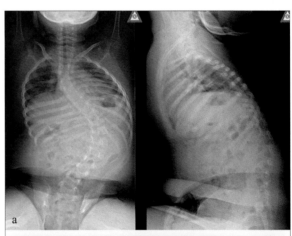
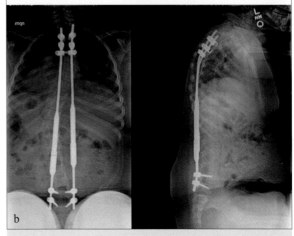

图 20.2　（a）患有进行性神经肌肉型脊柱侧凸的 5 岁男性。（b）患者置入了磁控生长棒

导的量，并可能降低并发症的发生率[12]。

La Rosa 等发表了 10 例 EOS 患者使用 MCGR 的结果。在比较术前和术后的 X 线片时，冠状面畸形从 65° 改善至 29°。他们发现了两种并发症：一种是断棒，另一种是钩被拔出。他们的结论是，MCGR 可以有效用于 EOS，并可能克服许多与传统生长棒相关的常见并发症，包括更少的麻醉诱导、更小的手术瘢痕，更少的手术部位感染，以及与多次手术相关的心理困扰的减轻[13]。

然而到目前为止，关于 MCGRs 在神经肌肉型疾病患者中的有效性和并发症发生率的研究文献还很少。笔者认为，MCGR 可以改善这些患者的生活，原因包括无须延长麻醉时间，可以降低并发症发生率以及患者心理压力。这种干预对早期发生的神经肌肉型脊柱侧凸是否安全和经济有效还有待确定。

20.3.3　Shill 技术

Shilla 技术是 Me Carthy 所描述的一种基于 Luque 滑车系统的现代椎弓根螺钉结构系统（图 20.3）[14~18]。Shilla 技术指在顶椎区域进行融合，于近端和远端用非锁定多轴螺钉固定，来引导预留足够长的纵棒进行延长，以减少多次手术延长的必要。当脊柱生长时，棒通过非锁定螺钉滑动，允许未融合节段的脊柱生长。

作者发现，Shilla 手术是早期发病的神经性肌肉脊柱侧凸的一种可行的选择治疗。这种方法允许患者在有限融合的情况下获得脊柱畸形顶椎区域的矫正，而其余未融合节段脊柱则继续生长。这一结构可以让脊柱持续生长，而不必进行多次手术来延长。

20.3.4　垂直可膨胀假体钛肋骨

胸廓畸形肺功能不全症候群（TIS）自首次

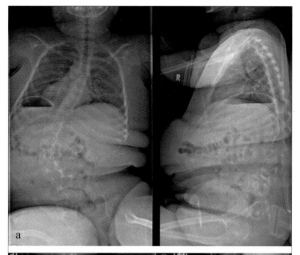

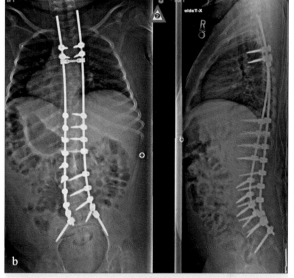

图 20.3　（a）患有脊髓肌肉萎缩症 2 型的 6 岁女性。（b）患者行 T10 至骨盆融合，T2-T3 置入 Shilla 装置的手术治疗

被诊断以来，在过去的 10 年里，对肺部的影响已得到详细报道[19]。胸廓扩张成形术最初由 Campbell 于 2003 年描述，用于骨骼不成熟患者的治疗[20]。然而，手术适应证仍在继续扩大，目前包括肋骨缺失、与肋骨融合相关的胸廓狭窄、胸廓发育不全和进行性脊柱侧凸等[21]。VEPTR 装置已获得美国 FDA/ 人道主义使用装置（HUD）的批准，可用于治疗伴有连枷胸、

胸廓收缩综合征（包括融合肋骨和脊柱侧凸）、胸廓发育不全、神经肌肉型脊柱侧凸和无胸壁异常的先天性脊柱侧凸。该系统采用近端肋骨—远端肋骨、脊柱或骨盆构造（图 20.4）[22]。

White 等研究了 14 例平均随访时间为 35 个月的患者，这些患者接受了 VEPTR 脊柱—脊柱双棒结构置入，以稳定伴 TIS 的儿童脊柱畸形、神经肌肉型脊柱侧凸或先天性脊柱侧凸但没有胸壁畸形的脊柱畸形。所有患者至少延长 3 次，平均每例患儿延长 5 次。14 例患者中 6 例出现并发症：3 例断棒，1 例浅表感染并使用抗生素治疗，1 例浅表感染并局部清创治疗，1 例深部感染复发后需行局部皮瓣治疗。他们发现，与传统的生长棒技术相比，使用 VEPTR 系统结合传统脊柱内置物，在早期保持脊柱生长和控制脊柱畸形方面效果类似。然而，他们也提醒，不论使用什么方法对生长中患儿进行治疗，多次手术后并发症发生率仍然较高[23]。

VEPTR 也用于治疗脊髓脊膜膨出，包括控制远端后凸畸形（gibbus）。Flynn 等报道了 16 例脊髓脊膜膨出患者，是多中心器械豁免审查试验研究的一部分。患者手术时平均年龄为 48.6 个月，平均随访 59 个月。在这项研究中，5 例患者发生了需要局部清创和使用抗生素治疗的伤口表面感染，2 例患者发生伤口深部感染，需要取出内置物。他们指出，避开正中切口后没有发生切口坏死。他们的结论是，在本研究固有的局限性内，为脊柱裂患者置入 VEPTR 可以在控制脊柱渐进性畸形的同时，允许胸椎继续生长。此外，根据患者辅助通气评分，这些数据表明 VEPTR 手术在该患者群体中维持或改善了通气状态。因此，它可以用于改善脊柱畸形和呼吸功能，同时保持未成熟的非活动的脊髓发育不良患儿的脊柱生长[24]。

目前的趋势是对年轻患者（<5 岁）采用胸廓扩张成形术，以减少年轻时脊柱的自发融合，

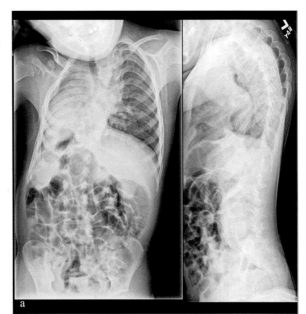
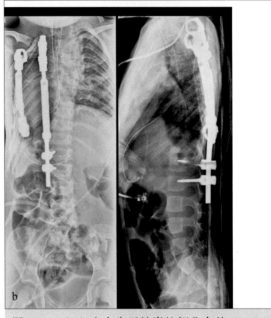

图 20.4 （a）患有先天性脊柱侧凸合并 VATER 综合征的 5 岁男性患儿。（b）患儿置入了肋骨—肋骨和脊椎—肋骨的双重 VEPTR 装置

延长脊柱的生长时间。由于感染风险的增加，对这类患者需要谨慎选择。此外，必须小心避免剥离肋骨骨膜时波及肋骨近端固定处，防止肋骨自发融合。VEPTR 置入术可以在行胸廓成形术时于侧卧位进行，也可以在神经肌肉型脊

柱侧凸伴或不伴盆腔倾斜的患者采用俯卧位下进行[22, 25]。

20.3.5　融合术

在神经肌肉型脊柱侧凸患者中，可使用各种技术和器械进行脊柱手术。选择包括前路融合和后路融合，有限前路融合和延迟后路融合，以及早期后路融合。当对骨骼未成熟的神经肌肉型脊柱侧凸患者进行脊柱融合时，有许多因素需要考虑，包括肺功能、剩余的脊柱生长程度、曲轴现象、营养状况等。此外，有多种技术可供选择，包括使用 Galveston 技术与单一棒技术和 Luque 技术，混合结构和全椎弓根螺钉结构。

对早期发病的脊柱侧凸人群进行手术矫正的主要目标之一，是维持肺功能和预防其潜在恶化。Karol 等指出了脊柱生长的重要性及其与肺功能的关系。他们回顾了 28 例在 9 岁前接受后路融合手术的患者，随访至少 5 年。其中，先天性脊柱侧凸 20 例，特发性脊柱侧凸 3 例，神经纤维瘤病 3 例，综合征脊柱侧凸 1 例。所有患者均返回并接受肺功能检查。在这项非神经肌肉型脊柱侧凸病例的研究中，28 例患者中有 12 例被发现患有严重的限制性肺病。另外，测量 T1-T12 的垂直高度，发现胸廓垂直高度小于 18 cm 的患者平均 FVC 为 48.2%；在 18~22 cm 的患者中，平均 FVC 为 63%，其中 2 例 FVC 小于 50%。最终随访时，胸廓垂直高度为 22~28 cm 的患者平均 FVC 85.2%，无一例患者 FVC 小于 50%。他们的结论是，对于上胸椎畸形患者，尤其是合并肋骨畸形时，融合至少 4 个节段以上是限制性肺部疾病的最危险因素。虽然该队列代表非神经肌肉型脊柱侧凸人群，但将这些数据外推到神经肌肉型脊柱侧凸人群是合理的，因为他们经常无法进行肺功能测试，而且通常肺功能比非神经肌肉型脊柱畸形患者更差[26]。

20.3.6　选择性有限前路融合与延迟性后路融合

如前所述，允许脊柱继续生长是很重要的，因为我们知道脊柱生长和肺发育之间相关。在某些情况下，而且在儿童的早期生活中，大的侧凸进展可导致明显的骨盆倾斜。当胸腰椎侧凸大于 80° 且儿童骨骼发育不成熟时，笔者使用的技术是在侧凸顶椎区域进行有限的前路器械融合，以改善坐姿平衡，并允许肺的持续发育和脊柱的生长。由于这是一种临时的矫正，一旦患儿骨骼成熟，我们会再回到手术室进行后路融合。这种方法的优点是它允许脊柱在侧凸顶椎区融合，而近端和远端可继续生长，无须在麻醉下进行多次手术。然而，这种方法也有并发症，包括融合过程中融合头端和尾端的进行性畸形以及前路融合相关的并发症。

Tokala 等发表了对 9 例神经肌肉型脊柱侧凸患者的研究结果，这些患者接受选择性前路单棒内固定治疗胸腰椎和腰椎脊柱侧凸，平均手术年龄 14 岁，平均随访 2 年。他们的研究对象包括肌强直营养不良、关节弯曲、梨状肌综合征和肌—眼—脑综合征的患者。所有患者均能行走。6 例患者行前路支撑植骨，2 例患者需要补充后路融合。他们的结论是，在经过严格选择的类似特发性神经肌肉型脊柱侧凸患者中，前路内固定有一定的作用[27]。

同样，Basobas 等发表了对 21 例神经肌肉型脊柱侧凸患者的回顾性研究，这些患者接受了选择性前路脊柱融合和前路内固定。手术时平均年龄为 10.5 岁，平均随访 5 年。患者包括脊髓脊膜膨出、脊髓损伤、脑瘫和其他肌病。在手术时，15/21（71.4%）的患者在家里活动时需要支具轮椅等辅助。3 例患者还需要 PSF，其中 1 例患者的前路手术仅作为一种临时矫形措施。他们得出结论认为，对于部分神经肌肉型脊柱侧凸患者，前路内固定和融合是一个可行的选择[28]。

本章的作者将利用脊柱前路融合的阶段性手术作为一种临时措施，允许侧凸矫正和改善骨盆倾斜；随着脊柱的持续生长，随后进行后路融合最终治疗。在侧凸严重的年轻患者中，这是一种有利于改善坐姿平衡和侧凸进展的选择，同时允许患者的脊柱继续生长和肺功能成熟，而不像生长棒延长手术那样需要多次手术。

20.3.7 前后路脊柱融合手术

对于僵硬的侧凸或侧凸大于 90° 的情况，建议于顶椎区行前路松解，以提高脊柱的灵活性，获得更好的矫正效果。当行坚强的节段固定至骨盆时，类似单一棒，针对"曲轴现象"进行前路融合是没有必要的，即使对年轻患者也是如此[29-31]。然而，众所周知，前路手术会增加脊柱手术的并发症发生率，目前还不清楚是应分阶段进行前路和后路手术，还是应同时进行这两种手术，这两种策略都有证据所支持。对于相对健康的患者，我们的做法是在无须过度延长麻醉时间和前路松解失血量不大的情况下，同时进行两种手术。然而，前路松解术完成后，一周后再回到手术室进行后路融合和内固定的情况并不少见。

20.3.8 早期后路脊柱融合

众所周知，SMA 患者在生长高峰前就已经出现了较严重的脊柱侧凸。Zebala 等对 22 例 SMA 患者行 Luque–Galveston 内固定术，固定范围从 T4 或更高至骶骨或骨盆。术后 5 年评估主弯进展情况，平均随访 8.2 年。在此研究中，8 例患者主弯有明显进展，定义为曲度进展 10° 或 10° 以上。他们发现，36% 的 8 岁以下患者以及没固定到骨盆患者更有可能出现进展。

SMA 患者手术决策需要考虑的重要因素包括年龄、骨骼成熟度、脊柱曲度大小和僵硬程度、行走状态和骨盆倾斜。他们的结论是，骨骼的成熟度和后路固定的长度，可能会影响 SMA 主弯的进展，在术前计划时应予以考虑[32]。

Karol 等阐明了允许脊柱持续生长和肺部发育的重要性[26]。然而，在他们的研究中，融合的平均年龄是 3.3 岁。我们一致认为，在这个年龄进行明确的脊柱融合为时过早。然而，并不是所有的患者都必须等到 11 岁才能接受这种手术。Yaszay 等对 15 例儿童进行了前瞻性多中心登记，这些儿童在 8.2~10.7 岁接受了后路融合术，伴有儿童脑瘫性脊柱侧凸，随访至少 2 年。术前平均曲度大小为 87°，骨盆倾斜为 28°。所有患者均为骨骼未发育成熟的开放三叉软骨。14 例患者接受后路手术，1 例接受前后路联合融合术。在最近的随访中，曲度平均为 29°，矫正率为 68%，骨盆倾角为 8°，矫正率为 71%。没有儿童因病情进展需要翻修手术，并且在最近的随访中，照顾者优先事项和残疾儿童生活健康指数（CPCHILD）健康结果评分从 45 分提高到 58 分。报告有 2 例并发症，包括 1 例深部感染和 1 例断棒，但都无须任何处理。根据这些发现，作者总结认为，治疗进行性儿童起病的 CP 合并脊柱侧凸时，外科医生必须平衡进一步生长的需要与进展或重复手术的风险。此外，对于骨骼未发育完全且侧凸为 90° 的患者，明确融合可显著改善影像学表现和生活质量[33]。

Mattila 等将 70 例接受后路融合的患者与行全椎弓根螺钉或混合椎弓根螺钉固定的患者进行比较，发现全椎弓根螺钉组的曲线矫正幅度明显大于混合组（$P=0.0016$），全椎弓根螺钉组的平均手术时间和估计出血量显著较低（$P<0.05$）[34]。

20.4　术后康复

术后，患者应继续气管插管（如有必要），并在重症监护环境中密切监测肺功能、容量状态和尿量。这些患者经常处于高凝状态，因此血红蛋白应维持在 9 g/dL 以上，以保证足够的灌注和凝血参数；根据血小板计数进行对症处理。营养状况差的患者应开始静脉高营养；如果电解质耐受良好，可开始 J 管喂养。

由于神经肌肉型脊柱侧凸患者感染风险增加，切口负压吸引治疗已应用于这一人群，试图减少感染的发生。病情稳定后取出负压装置，用纱布和敷料换药。术后 2 周即可去除敷料，局部伤口护理即可。此外，术后不需要固定。然而，通常情况下，胸腰骶支具（TLSO）可帮助患者进行转运。否则，这些患者被鼓励在保证安全的情况下尽快下床坐到轮椅上。

最后，轮椅可能需要调整，以适应儿童新的躯干比例和骨盆对齐程度。他们可以在 3~4 周内返回学校，那时他们的疼痛会得到缓解，坐立的耐受性增加，切口已经愈合，不需要术后限制。术后 4~6 周，可停止使用胸腰骶支具（TLSO）。

20.5　并发症

术后并发症在神经肌肉型脊柱侧凸人群中很常见，应在手术后进行判断。据报道，术后并发症的发生率为 18%~68%[5, 35, 36]。有报道显示感染发生率高达 2%~15%[29, 35, 37]。冲洗和清创、延迟伤口闭合或负压治疗、静脉应用抗生素和保留内固定，对多数术后早期深部感染效果良好。呼吸系统并发症也较常见，从肺不张到更严重的问题，需要长期插管和呼吸机支持。术后可能出现肠梗阻、胰腺炎、肠系膜上动脉综合征和胆石症，医生和多学科小组在

评估任何临床异常时应对此保持警惕[38~40]。

20.6　小结

在患有神经肌肉型疾病的儿童中，脊柱侧凸很常见。多数儿童患有进行性脊柱畸形，影响其坐立和其他功能，包括肺功能，需要手术来解决这些问题和促进康复。对于在神经肌肉型疾患者群中早期发生的脊柱侧凸，外科医生有多种选择。为每位患者选择合适的手术是很重要的，因为这些患者不仅在年轻时就有脊柱畸形，而且还有其他使他们面临并发症风险的基础疾病。

参考文献

［1］Skaggs DL, Guillaume T, El-Hawary R, et al. Early onset scoliosis consensus statement, SRS Growing Spine Committee, 2015. Spine Deform. 2015; 3(2): 107

［2］Olafsson Y, Saraste H, Al-Dabbagh Z. Brace treatment in neuromuscular spine deformity. J Pediatr Orthop. 1999; 19(3):376–379

［3］Miller A, Temple T, Miller F. Impact of orthoses on the rate of scoliosis progression in children with cerebral palsy. J Pediatr Orthop. 1996; 16(3):332–335

［4］Shah S. Treatment of Spinal Deformity in Cerebral Palsy. In: Akbarnia BA, Yazici M, Thompson GH. The Growing Spine. Berlin: Springer; 2011:229–239

［5］Comstock CP, Leach J, Wenger DR. Scoliosis in total-body-involvement cerebral palsy. Analysis of surgical treatment and patient and caregiver satisfaction. Spine. 1998; 23(12):1412–1424, discussion 1424–1425

［6］Lonstein JE. Spine deformities due to cerebral palsy. In: Weinstein SL, ed. The Pediatric Spine: Principles and Practice. Philadelphia, PA: Lippincott & Wilkins; 2001:797–807

［7］Renshaw T. Cerebral Palsy. In: Morrissy R, ed. Lovell

and Winter's Pediatric Orthopaedics. Philadelphia, PA: Lippincott Williams & Wilkins; 2001:563–599

[8] Akbarnia BA, Marks DS, Boachie-Adjei O, Thompson AG, Asher MA. Dual growing rod technique for the treatment of progressive early-onset scoliosis: a multicenter study. Spine. 2005; 30(17) Suppl:S46–S57

[9] Chandran S, McCarthy J, Noonan K, Mann D, Nemeth B, Guiliani T. Early treatment of scoliosis with growing rods in children with severe spinal muscular atrophy: a preliminary report. J Pediatr Orthop. 2011; 31(4):450–454

[10] McElroy MJ, Shaner AC, Crawford TO, et al. Growing rods for scoliosis in spinal muscular atrophy: structural effects, complications, and hospital stays. Spine. 2011; 36(16):1305–1311

[11] McElroy MJ, Sponseller PD, Dattilo JR, et al. Growing Spine Study Group. Growing rods for the treatment of scoliosis in children with cerebral palsy: a critical assessment. Spine. 2012; 37(24):E1504–E1510

[12] Yoon WW, Sedra F, Shah S, Wallis C, Muntoni F, Noordeen H. Improvement of pulmonary function in children with early-onset scoliosis using magnetic growth rods. Spine. 2014; 39(15):1196–1202

[13] La Rosa G, Oggiano L, Ruzzin L. Magnetically controlled growing rods for the management of early onset scoliosis: a preliminary report. J Pediatr Orthop. 2017; 37(2):79–85

[14] Luque ER. Paralytic scoliosis in growing children. Clin Orthop Relat Res. 1982 (163):202–209

[15] Luque ER. The anatomic basis and development of segmental spinal instrumentation. Spine. 1982; 7(3):256–259

[16] Luque ER. Segmental spinal instrumentation for correction of scoliosis. Clin Orthop Relat Res. 1982(163):192–198

[17] McCarthy RE, Sucato D, Tuner JL, et al. Shilla growing rods in a caprine animal model: a pilot study. Clin Orthop Relat Res. 2010; 468(3):705–10

[18] McCarthy RE, McCullough F, Luhmann SJ, et al. Greater than two years follow-up Shilla growth enhancing system for the treatment of scoliosis in children. 2nd annual International Conference on Early Onset Scoliosis (ICEOS). Montreal, Canada 2008

[19] Campbell RM, Jr, Smith MD, Mayes TC, et al. The characteristics of thoracic insufficiency syndrome associated with fused ribs and congenital scoliosis. J Bone Joint Surg Am. 2003; 85-A(3):399–408

[20] Campbell RM, Jr, Hell-Vocke AK. Growth of the thoracic spine in congenital scoliosis after expansion thoracoplasty. J Bone Joint Surg Am. 2003; 85-A(3):409–420

[21] Campbell RM, Jr, Smith MD. Thoracic insufficiency syndrome and exotic scoliosis. J Bone Joint Surg Am. 2007; 89 Suppl 1:108–122

[22] Campbell RM, Jr, Smith MD, Mayes TC, et al. The effect of opening wedge thoracostomy on thoracic insufficiency syndrome associated with fused ribs and congenital scoliosis. J Bone Joint Surg Am. 2004; 86-A(8):1659–1674

[23] White KK, Song KM, Frost N, Daines BK. VEPTR™ growing rods for early-onset neuromuscular scoliosis: feasible and effective. Clin Orthop Relat Res. 2011; 469(5):1335–1341

[24] Flynn JM, Ramirez N, Emans JB, Smith JT, Mulcahey MJ, Betz RR. Is the vertebral expandable prosthetic titanium rib a surgical alternative in patients with spina bifida? Clin Orthop Relat Res. 2011; 469(5):1291–1296

[25] Smith JT. Bilateral rib-to-pelvis technique for managing early-onset scoliosis. Clin Orthop Relat Res. 2011; 469(5):1349–1355

[26] Karol LA, Johnston C, Mladenov K, Schochet P, Walters P, Browne RH. Pulmonary function following early thoracic fusion in non-neuromuscular scoliosis. J Bone Joint Surg Am. 2008; 90(6):1272–1281

[27] Tokala DP, Lam KS, Freeman BJC, Webb JK. Is

there a role for selective anterior instrumentation in neuromuscular scoliosis? Eur Spine J. 2007; 16(1):91–96

[28] Basobas L, Mardjetko S, Hammerberg K, Lubicky J. Selective anterior fusion and instrumentation for the treatment of neuromuscular scoliosis. Spine. 2003; 28(20):S245–S248

[29] Dias RC, Miller F, Dabney K, Lipton G, Temple T. Surgical correction of spinal deformity using a unit rod in children with cerebral palsy. J Pediatr Orthop. 1996; 16(6) Suppl 1:734–740

[30] Dubousset J, Herring JA, Shufflebarger H. The crankshaft phenomenon. J Pediatr Orthop. 1989; 9(5):541–550

[31] Westerlund LE, Gill SS, Jarosz TS, Abel MF, Blanco JS. Posterior-only unit rod instrumentation and fusion for neuromuscular scoliosis. Spine. 2001; 26 (18):1984–1989

[32] Zebala LP, Bridwell KH, Baldus C, et al. Minimum 5-year radiographic results of long scoliosis fusion in juvenile spinal muscular atrophy patients: major curve progression after instrumented fusion. J Pediatr Orthop. 2011; 31 (5):480–488

[33] Yaszay B, Sponseller PD, Shah S, et al. Performing a definitive fusion in juvenile CP patients is a good surgical option. 2016– [Epub ahead of print]

[34] Mattila M, Jalanko T, Puisto V, Pajulo O, Helenius IJ. Hybrid versus total pedicle screw instrumentation in patients undergoing surgery for neuromuscular scoliosis: a comparative study with matched cohorts. J Bone Joint Surg Br. 2012; 94(10):1393–1398

[35] Szöke G, Lipton G, Miller F, Dabney K. Wound infection after spinal fusion in children with cerebral palsy. J Pediatr Orthop. 1998; 18(6):727–733

[36] Benson ER, Thomson JD, Smith BG, Banta JV. Results and morbidity in a consecutive series of patients undergoing spinal fusion for neuromuscular scoliosis. Spine. 1998; 23(21):2308–2317, discussion 2318

[37] Gersoff WK, Renshaw TS. The treatment of scoliosis in cerebral palsy by posterior spinal fusion with Luque-rod segmental instrumentation. J Bone Joint Surg Am. 1988; 70(1):41–44

[38] Korovessis PG, Stamatakis M, Baikousis A. Relapsing pancreatitis after combined anterior and posterior instrumentation for neuropathic scoliosis. J Spinal Disord. 1996; 9(4):347–350

[39] Leichtner AM, Banta JV, Etienne N, et al. Pancreatitis following scoliosis surgery in children and young adults. J Pediatr Orthop. 1991; 11(5):594–598

[40] Shapiro G, Green DW, Fatica NS, Boachie-Adjei O. Medical complications in scoliosis surgery. Curr Opin Pediatr. 2001; 13(1):36–41

21 前路脊柱手术治疗神经肌肉型脊柱畸形

著者：Peter O. Newton
翻译：陈兴捷　易红蕾

摘要： 从前方显露脊柱进行松解已变得不那么常见，因为后入路变得更加有效。对于神经肌肉型脊柱侧凸患者，最终目标是进行脊柱融合。在某些病例中，前路松解（无论是否使用器械），尤其是胸腰椎侧凸，是实现骨盆倾斜矫正和坐姿平衡的一个很好的选择。对于病情严重的病例，前后联合入路可能比后路三柱截骨术更安全。如果处理脊柱畸形的脊柱外科医生对前路解剖没有经验，应让有经验的入路医生进行操作。

关键词： 前路，神经肌肉型脊柱侧凸，胸腔镜，胸廓切开术。

21.1 引言

神经肌肉型疾病患者的脊柱畸形可能发生在年轻时，脊柱侧凸严重而僵硬时通常需要手术治疗。传统上，前路手术的两个主要目标是预防曲轴现象（这在此类患者中比较常见），以及获得脊柱的柔韧性。尽管后路脊柱侧凸矫形手术越来越受欢迎，但在部分神经肌肉型脊柱侧凸患者中，仍有适当的适应证需要增加前路手术。前路脊柱手术显露可以通过开放式手术或内镜进行，选择哪种方法取决于预定的手术过程以及外科医生的经验。这两种方法都是不可延长的，尽管标准的开胸手术可以像胸腹联合入路那样通过分开膈延伸到腰椎区域。胸腔镜方法是替代开放式胸廓切开术一种有吸引力的选择。病变区域位于 T4-L1 时，胸腔镜可允许通过一个较小的侵入性切口进行椎间盘切除和松解。此外，具有特定特征的脊柱侧凸患者可能更适合在进行更长时间的后路内固定融合手术前行前路内固定。严重僵硬的胸腰椎侧凸合并明显骨盆倾斜是最佳适应证。

在这一易感人群中，必须仔细考虑增加前路手术的风险和收益。考虑增加第二个手术入路时，因为患者多有多种并发症，常会导致手术推迟或暂停。脊柱畸形手术的目的是肺功能的改善和实现舒适坐姿。只有当实现这些目标的收益大于更具侵略性的前路手术的风险时，才应该增加前路手术。尽管如此，在脊髓脊膜膨出人群中，事实上单独前路内固定发生并发症的风险更低，特别是在术后感染方面。在所有的手术决策中，平衡风险和收益是手术获得成功的一个关键方面。

21.2 开放式手术

脊柱畸形外科医生可能选择也可能不选择使用普通外科同事建立相关手术入路的技能，取决于他的培训和经验。无论是哪种情况，对非骨骼解剖结构（如心、肺、大血管、肾、输尿管、肝和肠等）的了解都是非常重要的。通过适当的训练，这些重要的结构可以在脊柱前路手术中得到安全保护[1, 2]。

21.2.1　标准胸廓切开术

胸椎的前路显露主要是通过侧方开胸来实现的。通常从胸椎侧凸凸侧进入，但在部分脊柱侧后凸畸形严重的病例，凹侧入路可能更恰当，尤其是需要减压时。撑开两根肋骨，根据患者体形的大小可以伸展 10~20 cm，通常能显露 5~6 块脊椎。胸廓切开术的水平必须选择在近心端，以便能进入病变的节段。多数情况下，开胸应通过椎体最近端水平或其上方的肋骨进入。

患者取侧卧位，腋窝放置卷筒状物，以保护下方的上肢 / 臂丛神经。在下方的大转子和腓骨头突起等突起处应适当衬垫，上方的下肢应屈曲呈剪刀样并衬垫。用胶布或支撑物将患者固定于手术台上。上肢应处于肩、肘关节屈曲 90° 位。胸壁处进行消毒准备，范围从腋部至耻骨联合，前后越过中线。

通常沿肋骨切开皮肤，肋骨切除后可用于自体骨移植。沿切口分开背阔肌和前锯肌和皮下脂肪，显露下方肋骨。可在肋骨之间或通过肋骨床进入胸腔。当骨移植需要肋骨时，可沿肋骨进行骨膜下剥离并在近端和远端切断。另一种方法是在两根肋骨之间分离肋间肌，通过 Finochietto 胸廓牵开器撑开肋骨，进入胸腔，到达脊柱。

肺和大血管是胸部的主要非脊柱解剖结构。胸膜粘连可能使肺收缩困难，有胸廓手术史或感染史（在神经肌肉型疾病患者中常见）的患者应预料到胸膜粘连的存在[3]。分离任何胸膜粘连结构可能需要使肺萎陷并使用湿纱布包裹。有些人更倾向于选择性肺通气，以避免肺收缩的要求，但这增加了插管的复杂性（见关于单肺通气的"胸腔镜入路"部分）。覆盖在脊柱上的胸膜通常是一层可以纵向分开的结构，在手术结束时可以缝合。在右胸，节段性血管在奇静脉（沿脊柱前部纵向延伸）和肋头之间分开。在左胸，主动脉覆盖更多的椎体，有更短的节段血管和不发达的半奇静脉系统。结扎节段性血管后，就很容易在脊柱与大血管、胸导管、食管之间建立操作空间。有些人喜欢保护这些节段性血管，但这样做会使脊柱显露范围受限。通过前纵韧带和大血管之间的软组织间隙，可以安全地牵开大血管（图 21.1）。

脊柱手术完成后，放置胸腔闭式引流管后关闭胸腔。许多情况下，应使胸膜尽可能地重新覆盖在脊柱上。这样做的好处是可以保持骨移植的位置，并尽量减少胸膜粘连。在重新固定肋骨后，分层关闭胸壁。

在胸椎，胸膜外入路也是可行的。这种方法避免了暴露肺部；然而，与经胸膜胸廓切开术相比，脊柱的显露范围相对有限。胸膜外入路通常适用于胸椎肿瘤、感染或创伤等情况，行有限的椎间盘切除术时也可以采用这种入路。

21.2.2　经腹膜外腰椎入路

对于仅需有限显露腰椎的前路手术，选择腹膜外入路是合适的。腹膜后隔膜下方的潜在空间位于腹膜和腹壁之间，通向腰大肌和腰椎[4]。

患者采用侧卧位或四分之三侧卧位（略仰侧卧位）。切口沿第 11 或第 12 肋骨并向腹直肌远侧延伸。覆盖在第 12 肋上的前锯肌和腹外斜肌于肋骨或略低于肋骨处分开。锐性分开肋骨的软骨顶部建立一个间隔，以便在腹膜后间隙进行操作（图 21.1）。于腹直肌鞘外侧分开腹外斜肌、腹内斜肌、腹横肌。腹膜附着于腹壁肌肉，必须在腹横肌下表面从外向内将其"推开"（最容易识别的地方）。应注意辨认输尿管（注意其蠕动），并通过与肾脏一起向前推移来保护。脊柱位于腰大肌和主动脉（左侧）/ 腔静脉（右侧）之间。对于每一节段都需要充分暴露，对节段性血管常切断、结扎。L4 节段静脉（髂腰静脉）相当突出，主动脉／腔静脉分叉处位于L5。L5-S1椎间盘的位置通常低于分叉点。

21.2.3 经胸腹入路

需要更广泛地显露胸椎和腰椎时，可以联合使用胸腔和腹膜后入路。切开膈可使胸腔和腹膜后间隙相通如腹膜后入路一样，将开胸切口（在第9、第10或第11肋骨以上）远端延伸至腹部。于距膈与胸壁连接处1~2 cm处分离膈，膈切口两侧每隔2 cm放置不同颜色的标记缝线（如黑线、白线），方便随后的重新缝合（图

21.2）。通过前面所述的开胸或腹膜后技术显露脊柱。通常切断节段性血管（图21.3a），从而环形显露椎体和椎间盘（图21.3b）。闭合包括膈肌间断缝合和胸腹壁分层缝合（图21.3c）。

21.2.4 胸腔镜入路

胸腔特别适合内镜检查，因为当肺排空（选择性肺通气或向胸腔注入二氧化碳）后，就会形成一个较大的工作空间。插管的选择可能会受患者年龄的影响，因为在幼儿中选择性插管可能比较困难。通常，胸腔镜检查采用单肺通

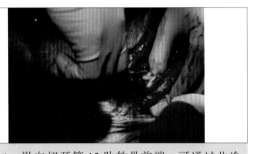

图21.1 纵向切开第12肋软骨前端。可通过此途径进入腹膜后间隙。钝性分离肋软骨，在肋软骨后方打开腹膜后外侧的"潜在"空间

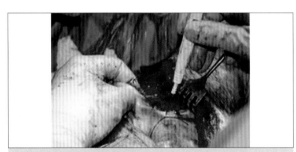

图21.2 分离膈时用不同颜色缝合线标记，以方便手术结束时关闭

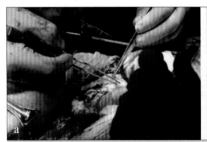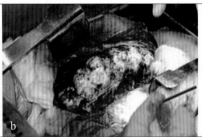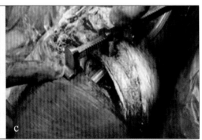

图21.3 （a）暴露胸腹部与分离膈后可显露下胸椎和整个腰椎。节段性血管通常需要结扎和分离。（b）分离和结扎节段性血管后，牵开主动脉和下腔静脉，可环状显露脊柱，随后可行椎间盘切除术、椎体切除术和前路内固定。（c）在胸腔导管的帮助下修复关闭胸壁，需要分层缝合

气技术，使用支气管塞或侧卧位双腔气管内插管。另一种选择是俯卧位和轻微的低压通气，从而建立到达肺后方脊柱的入路。开放的方法已经被改良为利用直径 10~15 mm 的套管和骨科内镜"工具"进行手术（图 21.4）。尽管这种内镜手术具备很多优势，如切口小、疼痛轻、放大的视野，但是胸腔镜前路手术的学习曲线较长。

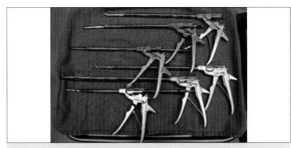

图 21.4　为通过胸腔镜管道取出椎间盘而设计的胸腔镜器械（直径 10~15 mm）

21.2.5　手术技术

沿腋前线于肋间置入 3~4 个工作套管（直径 5~15 mm）（图 21.5a），这样较容易插入胸腔镜，方便器械进出胸腔（图 21.5b）。为了确保最下端套管在膈的头端插入，应于内镜直视下置入。脊柱畸形的严重程度和位置将决定通道的位置，但在多数情况下，对于多节段的松解和融合，通道应呈直线排列，以尽可能扩大可到达的脊柱节段[5]。

最初，肺脏需要轻微牵开；随着时间的推移，再吸收作用导致的肺不张会进一步缩小。椎体水平可通过从第二肋骨头开始向远端计数来确认（第一肋可触及，但通常不可见）。覆盖在椎体的胸膜可纵向切开，约在肋骨头前 1 cm、奇静脉（右侧）和主动脉（左侧）的后方用组织剪或超声剥离器分离。适当止血和分离节段血管，使大血管和前纵韧带之间形成一个安全平面。至于是否要分离结扎这些节段性血管，仍有争论。

前路椎间盘切除可以通过改良的开放手术器械来实现。切开椎间盘后，用胸腔镜钳、刮板和 / 或刮匙进行椎间盘切除术和终板移除（图 21.6）。椎间隙内充填自体骨或异体骨移植物。虽然前路内固定技术（棒、板和螺钉）已经发展起来，但很少应用于神经肌肉型疾病患者。

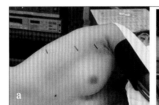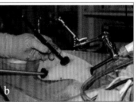

图 21.5　（a）于患者前侧放标记放置通道点。切口应不超过腋前线。最远端切口通常较后方，以避免放置在膈下。（b）通过这 3 个通道可使用肺牵开器、内窥镜和工作工具（钳子、超声分析器等）。如果需要吸引器，可以增加一个额外的切口

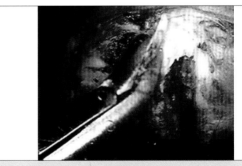

图 21.6　椎间盘切除是在开放式手术中进行的。髓核钳是一种有效的切除椎间盘工具。45°角的镜头可显示更大的椎间盘视野。髓核钳应该通过最接近椎间盘的通道置入

21.3 小切口手术

可与真正的胸腔镜检查方法相匹敌的是小切口开放式入路（经胸和腹膜后）[7]，此方法也被认为是微创的。使用撑开器可通过一个 3~7 cm 的切口来显露 1~2 个椎体节段，在胸部做一个小切口可以扩大显露范围。在腰椎区域，用固定于手术台上的细长牵开器从腰大肌前方或通过腰大肌显露脊柱[8, 9]。这种方法对涉及胸腰椎的长节段的神经肌肉型脊柱侧凸是有益的。此入路有损伤腰神经丛的风险。

21.4 前路松解 / 椎间盘切除术适应证

前路椎间盘切除的适应证大致分为两种，一种是为了获得脊柱的柔韧性，防止前柱过度生长（曲轴现象）；另一种是为了降低椎体不融合的风险。毫无疑问，椎间盘周围松解和椎间盘切除会增加运动节段的活动度。困难在于决定什么时候使用该方法，是否为了矫形值得去冒险：手术时间、失血量和入路相关并发症都会增加[10, 11]。对于多数无法移动或移动受限的神经肌肉型脊柱畸形患者来说，手术的主要目标是限制病情进展并获得平衡的坐姿。通过在被动应力下检查患者躯干，拍摄牵引 / 屈曲 X 线片，往往可提供通过更简单的后路手术实现平衡所需的信息。前路松解最常见的适应证之一是伴有严重骨盆倾斜的僵硬的胸腰椎侧凸。多节段椎间盘切除术可以通过切除几个椎体的下 15%~25% 作为缩短前柱的一种方法，比在单一水平上进行椎体切除术更安全。前路胸椎间盘切除也可改善僵硬的胸椎后凸畸形。

21.5 前路内固定适应证

神经肌肉型脊柱侧凸前路固定的手术效果有限，但它的潜在效用应视具体情况而使用。就像治疗青少年特发性脊柱侧凸一样，前路椎间盘切除和内固定、椎体侧方螺钉和胸腰椎侧凸的凸侧加压提供了一种强有力的畸形矫形方法（图 21.7）。考虑到前路手术失血量较少、感染风险较低，作为一种单独的方法，对脊髓脊膜膨出或不需要行骨盆融合的神经肌肉型脊柱侧凸患者尤其有利。在无法移动的患者中，对一些比较严重的胸腰椎侧凸也可能有优势。如果考虑采用前后入路进行前路松解，可以考虑在侧凸顶椎处增加前路内固定。这并不是为了避免后路手术，但可以通过前路手术对大部分的畸形进行矫正，从而简化后路手术。前路松解和节段融合允许更长的时间间隔（几周到几月），待患者身体恢复后再行后路手术（图 21.8）。

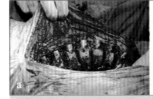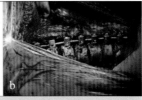

图 21.7 （a）前路椎间盘切除和椎体螺钉置入后脊柱的外观。（b）在放置连接棒及分节加压后，胸腰椎侧凸得到了矫正

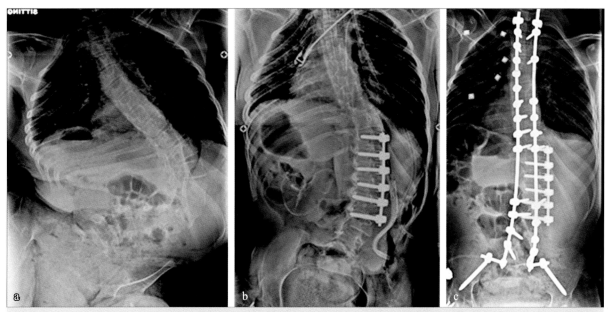

图 21.8 （a）脑瘫合并严重胸腰椎侧凸患者术前正位（PA）X线片。脊柱侧凸和骨盆倾斜造成直立坐姿困难。（b）前路椎间盘切除术后的术中 PA 位片。主要的脊柱畸形已基本矫正。（c）完成后路固定至骨盆的内固定的最后一次矫形。先行前路矫形简化了后路手术，虽然增加的前路暴露导致并发症发生率增高

参考文献

[1] Pettiford BL, Schuchert MJ, Jeyabalan G, et al. Technical challenges and utility of anterior exposure for thoracic spine pathology. Ann Thorac Surg. 2008; 86 (6):1762–1768

[2] Tis JE, O'Brien MF, Newton PO, et al. Adolescent idiopathic scoliosis treated with open instrumented anterior spinal fusion: five-year follow-up. Spine. 2010; 35(1):64–70

[3] Lonner BS, Auerbach JD, Estreicher MB, et al. Pulmonary function changes after various anterior approaches in the treatment of adolescent idiopathic scoliosis. J Spinal Disord Tech. 2009; 22(8):551–558

[4] Gumbs AA, Bloom ND, Bitan FD, Hanan SH. Open anterior approaches for lumbar spine procedures. Am J Surg. 2007; 194(1):98–102

[5] Newton PO, Upasani VV, Lhamby J, Ugrinow VL, Pawelek JB, Bastrom TP. Surgical treatment of main thoracic scoliosis with thoracoscopic anterior instrumentation. Surgical technique. J Bone Joint Surg Am. 2009; 91 Suppl 2:233–248

[6] Hay D, Izatt MT, Adam CJ, Labrom RD, Askin GN. Radiographic outcomes over time after endoscopic anterior scoliosis correction: a prospective series of 106 patients. Spine. 2009; 34(11):1176–1184

[7] Dewald CJ, Millikan KW, Hammerberg KW, Doolas A, Dewald RL. An open, minimally invasive approach to the lumbar spine. Am Surg. 1999; 65(1):61–68

[8] Benglis DM, Vanni S, Levi AD. An anatomical study of the lumbosacral plexus as related to the minimally invasive transpsoas approach to the lumbar spine. J Neurosurg Spine. 2009; 10(2):139–144

[9] Ozgur BM, Aryan HE, Pimenta L, Taylor WR. Extreme lateral interbody fusion (XLIF): a novel surgical technique for anterior lumbar interbody fusion. Spine J. 2006; 6(4):435–443

[10] Auerbach JD, Spiegel DA, Zgonis MH, et al. The correction of pelvic obliquity in patients with cerebral palsy and neuromuscular scoliosis: is there

a benefit of anterior release prior to posterior spinal arthrodesis? Spine. 2009; 34(21): E766–E774

[11] Tsirikos AI, Chang WN, Dabney KW, Miller F. Comparison of one-stage versus two-stage anteroposterior spinal fusion in pediatric patients with cerebral palsy and neuromuscular scoliosis. Spine. 2003; 28(12):1300–1305

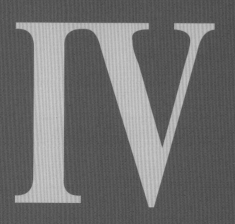

第四部分
术后管理与并发症

IV

22 神经肌肉型脊柱畸形手术主要并发症的发生率

著者：Andrew H. Milby, Patrick J. Cahill

翻译：刘华　杨宗德

摘要：神经肌肉型脊柱畸形手术矫形并发症的发生率，高于特发性脊柱畸形或其他脊柱疾病的矫形手术，这种差异与患者的身体状况和患者群体手术难度相关。文献报道的主要并发症总体发生率为17%~63%，详细的术前计划和最优化的方案，可能有助于降低特定的神经肌肉型疾病相关的常见并发症的风险。

关键词：并发症，硬脊膜切开术，感染，优化，假关节。

22.1 引言

神经肌肉型脊柱畸形矫形手术的围术期和术后并发症的发生率，显著高于特发性脊柱畸形的矫形手术，诸多因素导致了这种差异，如患者的营养状况、尿失禁和骨量，以及与脊柱畸形的严重性和柔韧性相关的结构因素等。由于虚弱的个体和严重的畸形同时存在，这就需要详细的术前计划和最优化的方案以确保手术成功。通过全面的多学科方法进行围术期管理，相关并发症的发生率逐步降低。为了使特发性脊柱畸形矫形手术或退变性脊柱疾病手术后更接近术前预测的结果，医生与科研工作者还需要更加努力。

有关神经肌肉型脊柱侧凸手术并发症的早期报告显示，其发生率高达63%[1]（表22.1）。近来系列研究显示并发症发生率明显降低，并且已确定了某些特殊的高危人群。Banit等研究了50例脊髓脊膜膨出患者，报告的总体并发症发生率为48%[2]。在对110例神经肌肉型脊柱畸形矫形手术的连续随访中，Duckworth等报道26例肌营养不良患者的并发症发生率为38.5%[3]。Master等对131例患者［75例脑瘫（CP）患者］的系列研究发现，无法移动和侧凸角大于60°是导致主要并发症发生的重要危险因素，并发症发生率为28%[4]。这些比例与Duckworth等通过队列研究得出的总体发生率16.7%形成鲜明对比，而后者与Reames等在脊柱侧凸研究学会关于发病率和死亡率数据库中对4 657例神经肌肉型脊柱侧凸手术的分析中观察到的17.9%的总体并发症发生率基本一致[5]。

神经肌肉型脊柱畸形矫形手术的围术期并发症，可能导致该患者群体相对较高的院内死亡率。Barsdorf等对美国全国住院患者样本进行分析显示，437例接受矫形手术的神经肌肉型脊柱畸形患儿的院内死亡率为1.2%，而非神经肌肉型脊柱畸形患儿的死亡率为0.2%[6]。Tsirikos等在287例接受后路和前后路联合脊柱畸形矫形术的脑瘫患者的系列研究中，报道了类似的围术期死亡率，为1.0%[7]。更重要的是，医务工作者、患者及其家属必须意识到，神经肌肉型脊柱畸形矫形手术会带来罕见但非常严重的死亡风险，并且这些信息应包含在手术的知情同意书中。

表 22.1　神经肌肉型脊柱畸形矫形手术主要并发症的发生率

	发病率（范围）	参考文献
所有主要并发症	17%~63%	1~5
院内死亡率	1.0%~1.2%	6, 7
术中		
器械相关	4.8%	13
意外切开脊膜	1.0%	14
鞘内泵功能障碍	45%	17
失血 > 血容量的 50%	65%~85%	21, 22
神经损伤	0.003%~1.03%	7, 26
术后		
手术部位感染	5.5%~14.5%	1，5，13，32~35
脊髓脊膜膨出	8.0%~33.3%	1, 2, 34
脊髓损伤	16.2%	34
脑瘫	6.7%~12.1%	7, 32, 34
肌病	2.7%~19%	3, 34
假关节	1.2%~16%	2, 7, 37~39
内置物突出	2.6%~15.2%	1, 43, 44
医疗并发症		
肺功能障碍	17%~50%	4，6，13，46~48
脑瘫患者发生胰腺炎	0~30.1%	39, 52
肌病患者出现肝毒性	3.6%	3

我们将并发症细分为术中并发症和术后并发症，后者发生于术后或是手术过程中决定的结果。此分类过于简单，也并未揭示因果关系。例如，手术部位感染是多因素的，可能既包括术中因素也包括术后因素，但由于其典型的术后表现，现已归入术后并发症。即使存在个体差异，许多术中和术后并发症可以通过在术前对手术方案的优化而尽量减少。

22.2　术中并发症

神经肌肉型脊柱畸形矫形手术常见的术中并发症包括：①骨量差或器械故障，②意外切开脊膜，③鞘内给药泵或脑脊液分流器出现故障，④术中大量失血（ > 患者血容量的 50%），⑤新的神经功能缺陷。

许多因素常导致神经肌肉型疾病患者的骨量减少，包括营养缺乏、药物副作用、低活动水平或非癫痫发作状态[8, 9]；尤其是在治疗 Duchenne 肌营养不良症中加用皮质类固醇，尽管会降低脊柱畸形的严重程度和延长丧失行走能力的时间，但同时也可能会加重椎体的骨质疏松[10-12]。这就必须仔细权衡肺功能的潜在获益、丧失行走能力的时间、脊柱畸形的严重程度与椎体骨量减少的风险，可能会增加手术矫形的复杂性。尽管在骨量减少的脊柱行内固定具有挑战性，但近来报告的内置物相关并发症的总体发生率仍然相对较低。Sharma 等对神经肌肉型脊柱畸形矫形手术并发症的荟萃分析显示，术中和术后内置物相关并发症的总发生率为 12.5%，内置物误置发生率为 4.8%，切割 / 拔钉 / 移位发生率为 2.8%[13]。虽然少有文献专门报道术中置钉位置错误、椎弓根骨折或畸形矫形过程中的切割问题，但这些报告可能低估了其真实发生率，因为如果真在术中发生这些情况时，是可以采取补救措施的。

虽然少见，但意外切开硬膜仍然是患者发生感染的高危因素，并且通常伴有潜在的脑脊液循环障碍。在对脊柱侧凸研究学会关于发病率和死亡率数据库的分析中，Williams 等报道了 5 191 例神经肌肉型脊柱畸形病例，意外切开硬膜的发生率为 1%[14]，比文献报道的 1.6% 总体发生率和退变性脊柱畸形矫形中的 2.2% 的硬膜切开率更低。虽然整体发生率相对较低，但有许多特殊的患者因素可能会增加神经肌肉型脊柱侧凸患者术中意外切开硬膜的风险，因此必须仔细检查术前影像学资料，确定是否存在可能导致意外硬膜损伤的硬膜扩张症。脊髓脊膜膨出患者面临更多的挑战，文献报道畸形矫形过程会扰乱脑脊液循环，甚至导致神经功能异常[15]。因此，在畸形矫形前建议解除脊髓栓系，以尽量降低这些风险。近来的系列研究表明，在其他无症状患者中可能不需要这样做[16]。此外，用于鞘内泵置入的椎板切开术会增加导管意外穿透的可能性，泵导管本身的移位也可能导致持续性的脑脊液漏[17]。

许多痉挛性脑瘫患者都有鞘内导管，鞘内局部注射巴氯芬以缓解痉挛状态所需的剂量与口服巴氯芬相比明显减少，从而减少了不必要的副作用[18]。Gerszten 等报道了巴氯芬在减少下肢挛缩和术后再挛缩方面的作用[19]。然而，这些导管通常与瘢痕组织形成有关，并且在手术过程中有被损坏或发生移位的风险。Caird 等报道了有和没有巴氯芬泵的痉挛性脑瘫患者的配对研究[17]，20 例患者中有 9 例（45%）出现泵相关并发症，其中 3 例患者的导管意外受损或在术中被拔出。最近，Yaszay 等报道了术前使用巴氯芬泵组和不使用巴氯芬泵组，在手术时间、失血量、侧凸矫正率和伤口并发症发生率等方面相近[20]，可能与对此类泵的围术期管理的认识和熟悉程度的提高，从而减少了与其使用相关的并发症有关。

神经肌肉型脊柱畸形矫形手术的总体失血量明显高于特发性脊柱畸形矫形手术。虽然恰当的复苏不一定伴随并发症，但失血量的增加可能会导致危及生命的凝血功能障碍[4]。Edler 等对 18 例神经肌肉型脊柱畸形患者与 145 例非神经肌肉型脊柱畸形患者（先天性或特发性畸形）进行了回顾性对比研究[21]，发现超过 65% 的神经肌肉型畸形患者的总失血量超过其估计血容量（EBV）的 50%；进行统计学计算后发现，

神经肌肉型脊柱侧凸患者失血量超过估计血容量 50% 的风险比非神经肌肉脊柱侧凸患者高 7 倍（调整后的比值比为 6.9；$P<0.05$）。Modi 等报道了 27 例弛缓性肌病性脊柱畸形患者全部接受后路矫形术，平均失血量为估计血容量的 123%，其中 85% 的患者失血量超过其估计血容量的 50%[22]。多种因素可能导致神经肌肉型脊柱畸形患者的失血量增加，包括营养状况、瘦弱的身体以及脑瘫患者先天性凝血功能障碍等特异性疾病因素[23, 24]。此外，尽管凝血试验正常，但某些抗癫痫药物（尤其是丙戊酸）的使用与失血量增加有关[25]。因此，在可行的情况下，神经外科医生应考虑于围术期使用抗癫痫替代药物进行过渡。

在神经系统已受损的个体中，神经损伤是一种潜在的破坏性并发症。膀胱功能障碍和保护性感觉障碍可使卧床患者发生褥疮的风险增加。幸运的是，神经损伤相对罕见，并且随着神经监护技术的发展以及远离侵占椎管的内置物（如椎板下钢丝和椎板钩）的使用，其损伤发生率更低。Tsirikos 等报道了 287 例脑瘫患者中仅有 1 例可能有神经损伤[7]。Hamilton 等在对脊柱侧凸研究学会关于发病率和死亡率数据库的分析中发现，在 5 147 例神经肌肉型脊柱畸形的成人和儿童患者中，矫形术后新发神经功能损伤的发生率为 1.03%[26]。这个比例与报告的所有脊柱手术的总发生率 1.0% 相近，比成人退变性脊柱畸形矫形术的发生率 2.49% 明显偏低。除完全性脊髓损伤患者外，术中神经电生理监测通常是可行的。Ashkenaze 等报道其能够在 72% 的神经肌肉型疾病患者中可靠地获得体感诱发电位（SSEP）信号[27]，后续系列研究证实了 SSEP 监测在神经肌肉型疾病患者中的可行性和实用性[28, 29]。部分外科医生认为运动诱发电位（MEP）监测在有脑脊液分流和 / 或癫痫患者中是禁忌的，而 Schwartz 等报道了 30 例有

癫痫病史和术中 MEP 监护的神经肌肉型脊柱侧凸的患者在脊柱融合术中没有出现任何疾病或并发症[30]。

脑脊液分流在脑瘫患者和脊髓脊膜膨出患者中很常见，由于这些分流器通常依赖重力发挥作用，术中和术后长时间处于俯卧或仰卧位的情况下可能导致脑脊液分流障碍，因此建议神经外科医生进行详细的术前评估。极少数情况下，可能需要通过颅内分流阀去除脑脊液并进行术中颅压监测和术中定期减压。虽然没有大规模研究揭示分流故障率，但已有文献报道了这种并发症，因此要求手术和麻醉团队保持警惕[31]。

22.3 术后并发症

神经肌肉型脊柱畸形矫形术后最常见的并发症包括：①手术部位感染，②假关节形成，③内置物突出及其并发症，④与手术应激和潜在神经系统疾病相关的并发症。

脊柱侧凸术后感染是一种灾难性并发症。尽管对特发性和退行性脊柱侧凸患者的治疗不断进展，但神经肌肉型脊柱侧凸患者术后感染仍然难以避免。Szöke 等报道痉挛性脑瘫患者的感染率为 8.7%，所有感染都发生在卧床且神经系统严重受损的患者[32]。Sponseller 等随后报道了一系列脑瘫和脊髓脊膜膨出患者的感染率为 11.9%[33]。在费城 Shriners 医院 30 年的经验中，他们报道了 323 例神经肌肉型脊柱畸形矫形术后感染率为 13.3%[34]。笔者发现患者的手术年龄与感染风险呈负相关，并且还注意到不同疾病的感染发生率有显著差异。如脊髓脊膜膨出感染发生率为 17.9%，脊髓损伤感染发生率为 16.2%，脑瘫患者感染发生率为 12.1%，肌病患者感染发生率为 2.7%，这与同一机构进行的特发性脊柱畸形矫形手术后 0.5% 的感染率形成鲜明对比。其他多中心系列研究也显示感染发

生率有显著不同。Reames 等报道在脊柱侧凸研究学会关于发病率和死亡率数据库中的神经肌肉型脊柱侧凸患儿的总体感染发生率为 5.5%（浅表感染率为 1.7%，深部感染率为 3.8%）[5]。与 Shriners 医院的经验相比，Smith 等对来自同一数据库的成人数据分析显示，神经肌肉型脊柱畸形术后成人患者的感染发生率较高（8.9%）[35]。来自 Sharma 等的一项荟萃分析显示感染发生率为 0~62%，预估总体感染率为 10.9%[13]。显然，在神经肌肉型脊柱畸形患者中感染的发生存在显著差异，而且个体患者的感染风险可能是由多因素造成的。保护性感觉障碍的患者存在发生褥疮的风险，而褥疮可导致直接感染或血源性感染；尿失禁和／或大便失禁使这些风险因素的作用更加复杂。频发尿路感染也可通过 Batson 静脉丛导致内置物和伤口感染[36]。

神经肌肉型脊柱畸形患者术后假关节形成的风险也较高，在骨融合前的重复载荷、较低的骨矿盐密度可能导致内固定失败。此外，脊髓脊膜膨出患者的后柱结构可能有缺损或发育不良，导致骨融合表面积明显缩小。Boachie-Adjei 等指出，使用 Luque 器械的患者的假关节形成率为 6.5%。Gau 等报道的假关节形成率为 10%[37, 38]。Lonstein 等报道 93 例脑瘫或静止性脑病患者使用 Luque-Galveston 技术，有类似的假关节形成率（7.5%）[39]，脊髓脊膜膨出患者采用节段性内固定行后路融合治疗后假关节形成率高达 16%[2]。Sharma 等的荟萃分析显示，总的内固定松动和断裂发生率分别为 2.4% 和 4.6%[13]。最近的系列研究使用了椎板钩、混合器械及椎弓根螺钉器械，报道显示的假关节形成率较低[40, 41]。然而，仍然不确定内固定技术在多大程度上降低了假关节形成的发生率。事实上，Tsirikos 等报道了 242 例脑瘫患者使用单侧棒行后路融合，其假关节形成的发生率为 1.2%[7]；随后在后路和联合入路时均采用椎弓根螺钉进

行固定，无假关节形成[42]。另外，需要更多证据来阐明节段钢丝固定与椎板钩/椎弓根螺钉内固定策略以及后路和联合入路的适应证。

尤其是在营养不佳的情况下，神经肌肉型脊柱畸形患者经常出现内置物突出。纵观历史，采用单侧棒技术时，因髂骨内固定突出而行手术翻修的比例约为10%[1, 43]。据报道，包括近端突出在内，在接受节段棒固定的患者中，有症状的内置物突出的患者高达15.2%；而使用模块化定制弯棒可使内置物突出的发生率降至2.6%[44]。另外一种可能进一步减少髂骨内置物突出的技术是跨骶骨髂骨轨迹螺钉。正如Sponseller等所描述的那样，该螺钉从S2的背侧开始形成一个轨迹，穿过骶髂关节，并且正好位于坐骨大切迹之外的髂骨内[45]。如第17章进一步所述，该技术采用更低剖面的内置物实现内固定，从而避免了使用偏移连接器。在采用这种技术行骶髂关节内固定的32例患者中，作者报告了同样的影像学结果，没有骨盆内置物突出、皮肤破裂或深部感染的情况。

虽然脊柱外科医生通常更关注有关脊柱畸形矫形的技术因素，但更重要的还是要保持对患者潜在疾病过程的敏锐洞察力。神经肌肉型疾病除了明显的肌肉骨骼系统表现之外，还对其他器官系统产生广泛的影响，因此，围术期必须全面考虑潜在的并发症，或许最常见和最严重的是肺部并发症，包括呼吸衰竭、误吸、肺炎、气胸或胸腔积液，该类并发症在先前存在肺功能障碍、Cobb角较大的患者中的发生率达17%~50%[4, 6, 13, 46-48]，并且风险与年龄呈正相关[46-48]。研究发现先前存在的肺损伤在围术期的管理中至关重要，但不一定存在手术禁忌证[49, 50]。其他胃肠道并发症包括肠梗阻和肠系膜上动脉综合征[51]，类似特发性脊柱畸形矫形手术的并发症。神经肌肉型疾病特异性并发症包括术后胰腺炎和肝功能受损，在脑瘫患者畸形矫形术后有多达30%的患者出现胰腺炎，饮食不耐受和放置胃管是危险因素[52]。在肌营养不良患者畸形矫形术后，高达3.6%的患者出现肝功能损害[3]。手术团队了解这些并发症，对于优化该患者群体的多学科治疗方法至关重要。

22.4 小结

神经肌肉型脊柱畸形的外科矫形有多种围术期并发症，对于脊柱外科医生而言极具挑战性。详细考虑患者的潜在疾病和特殊的风险因素，对于外科手术计划的成功至关重要。随着正在进行的研究和多学科治疗方法的进步，神经肌肉型脊柱畸形矫形术将继续朝着安全和可预测的方向发展。

参考文献

[1] Stevens DB, Beard C. Segmental spinal instrumentation for neuromuscular spinal deformity. Clin Orthop Relat Res. 1989(242):164–168

[2] Banit DM, Iwinski HJ, Jr, Talwalkar V, Johnson M. Posterior spinal fusion in paralytic scoliosis and myelomeningocele. J Pediatr Orthop. 2001; 21(1):117–125

[3] Duckworth AD, Mitchell MJ, Tsirikos AI. Incidence and risk factors for postoperative complications after scoliosis surgery in patients with Duchenne muscular dystrophy : a comparison with other neuromuscular conditions. Bone Joint J. 2014; 96-B(7):943–949

[4] Master DL, Son-Hing JP, Poe-Kochert C, Armstrong DG, Thompson GH. Risk factors for major complications after surgery for neuromuscular scoliosis. Spine. 2011; 36(7):564–571

[5] Reames DL, Smith JS, Fu KM, et al. Scoliosis Research Society Morbidity and Mortality Committee. Complications in the surgical treatment of 19,360 cases of pediatric scoliosis: a review of the Scoliosis Research Society Morbidity and Mortality database.

Spine. 2011; 36(18):1484–1491

[6] Barsdorf AI, Sproule DM, Kaufmann P. Scoliosis surgery in children with neuromuscular disease: findings from the US National Inpatient Sample, 1997 to 2003. Arch Neurol. 2010; 67(2):231–235

[7] Tsirikos AI, Lipton G, Chang WN, Dabney KW, Miller F. Surgical correction of scoliosis in pediatric patients with cerebral palsy using the unit rod instrumentation. Spine. 2008; 33(10):1133–1140

[8] Söderpalm AC, Magnusson P, Ahlander AC, et al. Low bone mineral density and decreased bone turnover in Duchenne muscular dystrophy. Neuromuscul Disord. 2007; 17(11–12):919–928

[9] Joyce NC, Hache LP, Clemens PR. Bone health and associated metabolic complications in neuromuscular diseases. Phys Med Rehabil Clin N Am. 2012; 23(4): 773–799

[10] King WM, Ruttencutter R, Nagaraja HN, et al. Orthopedic outcomes of longterm daily corticosteroid treatment in Duchenne muscular dystrophy. Neurology. 2007; 68(19):1607–1613

[11] Houde S, Filiatrault M, Fournier A, et al. Deflazacort use in Duchenne muscular dystrophy: an 8-year follow-up. Pediatr Neurol. 2008; 38(3):200–206

[12] Lebel DE, Corston JA, McAdam LC, Biggar WD, Alman BA. Glucocorticoid treatment for the prevention of scoliosis in children with Duchenne muscular dystrophy: long-term follow-up. J Bone Joint Surg Am. 2013; 95(12):1057–1061

[13] Sharma S, Wu C, Andersen T, Wang Y, Hansen ES, Bünger CE. Prevalence of complications in neuromuscular scoliosis surgery: a literature meta-analysis from the past 15 years. Eur Spine J. 2013; 22(6):1230–1249

[14] Williams BJ, Sansur CA, Smith JS, et al. Incidence of unintended durotomy in spine surgery based on 108,478 cases. Neurosurgery. 2011; 68(1):117–123

[15] Geiger F, Parsch D, Carstens C. Complications of scoliosis surgery in children with myelomeningocele. Eur Spine J. 1999; 8(1):22–26

[16] Samdani AF, Fine AL, Sagoo SS, et al. A patient with myelomeningocele: is untethering necessary prior to scoliosis correction? Neurosurg Focus. 2010; 29(1):E8

[17] Caird MS, Palanca AA, Garton H, et al. Outcomes of posterior spinal fusion and instrumentation in patients with continuous intrathecal baclofen infusion pumps. Spine. 2008; 33(4):E94–E99

[18] Albright AL, Barron WB, Fasick MP, Polinko P, Janosky J. Continuous intrathecal baclofen infusion for spasticity of cerebral origin. JAMA. 1993; 270 (20):2475–2477

[19] Gerszten PC, Albright AL, Johnstone GF. Intrathecal baclofen infusion and subsequent orthopedic surgery in patients with spastic cerebral palsy. J Neurosurg. 1998; 88(6):1009–1013

[20] Yaszay B, Scannell BP, Bomar JD, et al. Harms Study Group. Although inconvenient, baclofen pumps do not complicate scoliosis surgery in patients with cerebral palsy. Spine. 2015; 40(8):E504–E509

[21] Edler A, Murray DJ, Forbes RB. Blood loss during posterior spinal fusion surgery in patients with neuromuscular disease: is there an increased risk? Paediatr Anaesth. 2003; 13(9):818–822

[22] Modi HN, Suh SW, Hong JY, Cho JW, Park JH, Yang JH. Treatment and complications in flaccid neuromuscular scoliosis (Duchenne muscular dystrophy and spinal muscular atrophy) with posterior-only pedicle screw instrumentation. Eur Spine J. 2010; 19(3):384–393

[23] Jain A, Njoku DB, Sponseller PD. Does patient diagnosis predict blood loss during posterior spinal fusion in children? Spine. 2012; 37(19):1683–1687

[24] Brenn BR, Theroux MC, Dabney KW, Miller F. Clotting parameters and thromboelastography in children with neuromuscular and idiopathic scoliosis undergoing posterior spinal fusion. Spine. 2004; 29(15):E310–E314

[25] Chambers HG, Weinstein CH, Mubarak SJ, Wenger DR, Silva PD. The effect of valproic acid on blood

loss in patients with cerebral palsy. J Pediatr Orthop. 1999; 19(6):792–795

[26] Hamilton DK, Smith JS, Sansur CA, et al. Scoliosis Research Society Morbidity and Mortality Committee. Rates of new neurological deficit associated with spine surgery based on 108,419 procedures: a report of the Scoliosis Research Society Morbidity and Mortality Committee. Spine. 2011; 36(15):1218–1228

[27] Ashkenaze D, Mudiyam R, Boachie-Adjei O, Gilbert C. Efficacy of spinal cord monitoring in neuromuscular scoliosis. Spine. 1993; 18(12):1627–1633

[28] Ecker ML, Dormans JP, Schwartz DM, Drummond DS, Bulman WA. Efficacy of spinal cord monitoring in scoliosis surgery in patients with cerebral palsy. J Spinal Disord. 1996; 9(2):159–164

[29] Fehlings MG, Kelleher MO. Intraoperative monitoring during spinal surgery for neuromuscular scoliosis. Nat Clin Pract Neurol. 2007; 3(6):318–319

[30] Schwartz DM, Sestokas AK, Dormans JP, et al. Transcranial electric motor evoked potential monitoring during spine surgery: is it safe? Spine. 2011; 36(13):1046–1049

[31] Samdani A, Cahill P, Garg H, Bonet H, Betz RR. Acute intraoperative shunt failure in a child with myelomeningocele: case report. JBJS Case Connect. 2012; 2(1:e5)

[32] Szöke G, Lipton G, Miller F, Dabney K. Wound infection after spinal fusion in children with cerebral palsy. J Pediatr Orthop. 1998; 18(6):727–733

[33] Sponseller PD, LaPorte DM, Hungerford MW, Eck K, Bridwell KH, Lenke LG. Deep wound infections after neuromuscular scoliosis surgery: a multicenter study of risk factors and treatment outcomes. Spine. 2000; 25(19):2461–2466

[34] Cahill PJ, Warnick DE, Lee MJ, et al. Infection after spinal fusion for pediatric spinal deformity: thirty years of experience at a single institution. Spine. 2010; 35(12):1211–1217

[35] Smith JS, Shaffrey CI, Sansur CA, et al. Scoliosis Research Society Morbidity and Mortality Committee. Rates of infection after spine surgery based on 108,419 procedures: a report from the Scoliosis Research Society Morbidity and Mortality Committee. Spine. 2011; 36(7):556–563

[36] Batson OV. The function of the vertebral veins and their role in the spread of metastases. Ann Surg. 1940; 112(1):138–149

[37] Boachie-Adjei O, Lonstein JE, Winter RB, Koop S, vanden Brink K, Denis F. Management of neuromuscular spinal deformities with Luque segmental instrumentation. J Bone Joint Surg Am. 1989; 71(4):548–562

[38] Gau YL, Lonstein JE, Winter RB, Koop S, Denis F. Luque-Galveston procedure for correction and stabilization of neuromuscular scoliosis and pelvic obliquity: a review of 68 patients. J Spinal Disord. 1991; 4(4):399–410

[39] Lonstein JE, Koop SE, Novachek TF, Perra JH. Results and complications after spinal fusion for neuromuscular scoliosis in cerebral palsy and static encephalopathy using Luque Galveston instrumentation: experience in 93 patients. Spine. 2012; 37(7):583–591

[40] Teli M, Elsebaie H, Biant L, Noordeen H. Neuromuscular scoliosis treated by segmental third-generation instrumented spinal fusion. J Spinal Disord Tech. 2005; 18(5):430–438

[41] Piazzolla A, Solarino G, De Giorgi S, Mori CM, Moretti L, De Giorgi G. Cotrel-Dubousset instrumentation in neuromuscular scoliosis. Eur Spine J. 2011; 20 Suppl 1:S75–S84

[42] Tsirikos AI, Mains E. Surgical correction of spinal deformity in patients with cerebral palsy using pedicle screw instrumentation. J Spinal Disord Tech. 2012; 25(7):401–408

[43] Peelle MW, Lenke LG, Bridwell KH, Sides B. Comparison of pelvic fixation techniques in neuromuscular spinal deformity correction:

Galveston rod versus iliac and lumbosacral screws. Spine. 2006; 31(20):2392–2398, discussion 2399

[44] Sponseller PD, Shah SA, Abel MF, et al. Harms Study Group. Scoliosis surgery in cerebral palsy: differences between unit rod and custom rods. Spine. 2009; 34(8):840–844

[45] Sponseller PD, Zimmerman RM, Ko PS, et al. Low profile pelvic fixation with the sacral alar iliac technique in the pediatric population improves results at two-year minimum follow-up. Spine. 2010; 35(20):1887–1892

[46] Padman R, McNamara R. Postoperative pulmonary complications in children with neuromuscular scoliosis who underwent posterior spinal fusion. Del Med J. 1990; 62(5):999–1003

[47] Miller F, Moseley CF, Koreska J. Spinal fusion in Duchenne muscular dystrophy. Dev Med Child Neurol. 1992; 34(9):775–786

[48] Kang GR, Suh SW, Lee IO. Preoperative predictors of postoperative pulmonary complications in neuromuscular scoliosis. J Orthop Sci. 2011; 16(2):139–147

[49] Wazeka AN, DiMaio MF, Boachie-Adjei O. Outcome of pediatric patients with severe restrictive lung disease following reconstructive spine surgery. Spine. 2004; 29(5):528–534, discussion 535

[50] Modi HN, Suh SW, Hong JY, Park YH, Yang JH. Surgical correction of paralytic neuromuscular scoliosis with poor pulmonary functions. J Spinal Disord Tech. 2011; 24(5):325–333

[51] Tsirikos AI, Jeans LA. Superior mesenteric artery syndrome in children and adolescents with spine deformities undergoing corrective surgery. J Spinal Disord Tech. 2005; 18(3):263–271

[52] Borkhuu B, Nagaraju D, Miller F, et al. Prevalence and risk factors in postoperative pancreatitis after spine fusion in patients with cerebral palsy. J Pediatr Orthop. 2009; 29(3):256–262

23 早期和迟发性感染的管理

著者：Mark Shasti, Paul D. Sponseller, Stefan Parent

翻译：刘华　李松凯

摘要： 脊柱侧凸患儿术后早期或晚期的伤口深部感染是一种严重的并发症，区分早期感染和迟发性感染对治疗至关重要。这些感染的经验性治疗应该包括使用覆盖革兰阴性菌和革兰阳性菌的抗生素，因为这些感染具有微生物多样性的特点。积极的冲洗和清创都是早期感染的治疗方法，然后继以较长时间的静脉应用抗生素。迟发性感染需要取出内固定，感染被清除后可能需要分期置入内固定。也可以通过口服抗生素治疗。在本章中，将以最新的科学研究为依据详细讨论这些感染的风险因素、预防措施和治疗方案。

关键词： 早期感染，内置物，冲洗和清创术，迟发性感染，神经肌肉型脊柱侧凸。

23.1 简介和背景

根据美国疾病控制和预防中心的报告，手术部位深部感染（SSI）是"与手术过程相关的涉及深部软组织（如切口处的筋膜和肌肉层）的感染"[1]。此外，手术部位深部感染还必须至少具备一个特征，如表23.1所示。根据Aleissa等的研究[2]，脊柱手术后的深部感染被定义为"被感染的材料、脊柱内固定装置与骨移植/骨融合之间存在直接联系的感染"。脊柱畸形矫形手术后的深部SSI可以进一步分为早期感染和迟发性感染。脊柱融合术后晚期SSI的定义尚不明确。小儿脊柱畸形矫形术后SSI的两项大型研究定义早期SSI为术后3个月以内发生的感染，

术后超过3个月或更长时间发生的感染为迟发性SSI[3, 4]。如本章后面所述，我们也以术后3个月区分早期感染和迟发性感染。

小儿脊柱侧凸矫形术后的伤口深部感染是一种灾难性并发症，通常需要接受手术治疗和长期康复治疗。此类感染可能会影响矫形结果，尤其是对需要取出内固定装置的患者。与脊柱深部SSI相关的其他并发症和可能危及生命的并发症，包括败血症、椎体骨髓炎、神经损害和临床上非常重要的软组织缺损[5]。深部SSI也增加了患者的治疗成本[6]。

小儿脊柱畸形矫形术后SSI的发生率因不同疾病而有显著差异[7]，"神经肌肉型脊柱侧凸"包括多种疾病，每种疾病的脊柱畸形术后感染率不同，已经确认神经肌肉型脊柱侧凸患者的术后感染率高于青少年特发性脊柱侧凸患者。表23.2[5, 8~19]总结了小儿脊柱侧凸术后的深部SSI的发生率。

表23.1　手术部位深部感染的特点
脓性分泌物
细菌培养阳性
体格检查时有感染的证据（如局部压痛、肿胀、发红或发热）
伤口裂开
再次手术发现脓肿
组织病理学或放射学检查发现感染的证据

表 23.2　小儿脊柱侧凸矫形术后深部手术部位感染发生率

诊断	感染率（%）
青少年特发性脊柱侧凸[8-10]	0.9~3
脑瘫[5, 17~19]	6.1~8.7
脊髓脊膜膨出[11~16]	8~24

表 23.3　危险因素预测值

参数	P 值
既往脊柱手术	0.129
后路与前路 / 后路	0.382
术前尿路感染	0.171
预计失血量	0.216
同种异体移植与自体移植	0.010[a]
手术时间	0.586
认知功能障碍	< 0.01[a]

资料来源：改编自 Sponseller 等[20]
a 显著差异

23.2　感染的危险因素和微生物学数据

了解神经肌肉型脊柱侧凸患者术后发生深部 SSI 的危险因素和微生物学数据，对于 SSI 的预防和制订治疗方案至关重要。脊柱侧凸矫形术是对脊柱侧凸患者的主要干预措施，导致神经肌肉型脊柱侧凸患者较高的深部 SSI 感染率的部分因素可能包括下半身感觉减退或缺失、直肠或膀胱功能障碍、既往脊柱手术（如出生后脊髓脊膜膨出闭合术），以及软组织覆盖的改变等。下半身感觉缺失的患者更容易出现压疮和褥疮，可能导致直接感染或血源性感染扩散。直肠膀胱功能障碍的患者有因粪便或尿液污染伤口导致感染的风险。此外，这些患者可能频繁发生尿路感染，进一步扩散导致内置物或手术伤口感染[3]。

部分研究已经证实神经肌肉型脊柱侧凸矫形术后深部 SSI 相关的危险因素和病原菌。一项多中心回顾性病例对照研究认为，认知功能障碍程度是脑瘫和脊髓发育不良患者脊柱侧凸矫形术后深部 SSI 的重要危险因素[20]。该研究确定的其他危险因素见表 23.3[20]。在同一项研究中，52% 的感染是由多种病原微生物引起的，最常见的是凝固酶阴性葡萄球菌、肠杆菌、肠球菌和大肠杆菌[20]。在一项多中心研究中，Mackenzie 等证实脊柱侧凸矫形术后近一半的 SSI 至少包含一种革兰阴性菌[7]；在非特发性脊柱侧凸患者中，发现较高的革兰阴性菌感染率。在这项研究中，假单胞菌是继金黄色葡萄球菌和表皮葡萄球菌后第三种最常见的病原微生物。Aleissa 等[2]报道了高毒力肠源性和革兰阴性病原菌更常见于早期深部 SSI（如假单胞菌、肠球菌）。而低毒力的皮肤微生物更常见于迟发性感染（如痤疮丙酸杆菌、表皮葡萄球菌）。这是一项重要的发现，尤其是在针对感染选择抗生素时。

术前营养状况和尿培养阳性是神经肌肉型脊柱侧凸患者深部 SSI 的危险因素[20-22]。先前有报道称，营养不良可能与术后并发症发生率增加有关[21, 22]。在一项多中心研究中，Sponseller 等发现[20]术前白蛋白水平低于 3.5 mg/dL、总淋巴细胞计数低于 1 500 个 /mm³、血细胞比容低于 33 g/L，与感染风险的增加无统计学相关性[20]。Hatlen 等[22]证实，术前尿培养阳性是脊髓发育不良患者脊柱融合术后 SSI 的重要独立危险因素。

深部 SSI 的危险因素因手术方式和内固定类型而异，后路脊柱融合术后感染发生率较高，而前路脊柱融合术后感染较少见[2]。同种异体骨移植是脊柱侧凸矫形术后深部 SSI 的重要危险因素，尤其是对神经肌肉型脊柱侧凸患者[2, 20]。Sponseller 等发现，对脑瘫患者使用单侧棒（15%）行脊柱侧凸矫形术，术后 SSI 风险显著高于预弯棒（5%）[23]。此外，尽管神经肌肉型脊柱侧凸患者中尚无关于不锈钢内置物的研究报道，但与使用钛合金内置物相比，在青少年特发性脊柱侧凸患者中使用不锈钢内置物增加了发生迟发性深部 SSI 的风险[24, 25]。

23.3 预防

已经提出了各种方法来预防小儿脊柱手术后的深部 SSI，并且得到了不同学术水平的科学研究证据的支持。2013 年，来自北美的 20 位小儿脊柱外科医生和 3 位感染性疾病专家聚集在一起，为高风险的小儿脊柱手术后 SSI 的预防制定了最佳实践指南，该指南的目标是缩小 SSI 预防策略的差异，改善患者的结局并降低医疗成本。依据文献和专家意见中的现有证据，该指南就高风险小儿脊柱手术中的 14 个"最佳实践"达成了共识[26]。表 23.4 总结了最终的最佳实践指南专家共识。

23.4 早期术后感染的治疗

对术后早期感染的首选治疗和手术策略尚未达成共识，但总目标是根除感染并实现无痛、稳定的脊柱。术后早期感染的主要问题是尚未形成稳定的融合，因此，应尽量避免在术后早期取出脊柱内置物。过早取出脊柱内置物可能导致融合、矫形失败，甚至畸形进展。对于术后急性期的感染，许多专家建议进行积极的冲洗和清创，放置引流管并闭合伤口，保留内置物以及较长时间的静脉应用或口服抗生素[4, 20]。当伤口边缘清洁、有出血但无深部化脓的情况

表 23.4 最佳实践指南：在高风险小儿脊柱手术中预防手术部位感染的共识建议

指导原则	共识（%）	
	总数	一致率
患儿应在术前晚在家用氯己定清洗皮肤[a]	91	61	30
患儿应在术前进行尿培养，阳性者应接受治疗[a]	91	26	65
患儿应接受术前教育[a]	91	48	43
患儿应进行术前营养评估[a]	96	57	39
如果需要理发，剪发比剃须更好[b]	100	61	39
患儿应在围术期静脉注射头孢唑啉[a]	91	65	26
患儿应在围术期静脉注射药物预防革兰阴性杆菌感染[a]	95	65	30
应监测围术期抗菌药物治疗方案的依从性（药剂、时间、剂量、改变剂量、停药）[a]	96	61	35
脊柱侧凸手术时应尽量限制手术室的人员出入[a]	96	61	35
手术室无须使用紫外线灯[a]	87	48	39
患儿术中应进行伤口冲洗[a]	100	83	17
植骨和/或手术部位应使用万古霉素[b]	91	48	43
术后首选不透水敷料[b]	91	56	35
在出院前应尽量减少更换敷料[b]	91	52	39

资料来源：引自 Vitale 等[26]
[a] 第一轮表决后达成的共识
[b] 第二轮表决后达成的共识

下，建议行一期冲洗和闭合伤口；如果局部组织质量差或患者健康状况差并且需要多次清创，可以保持伤口开放以形成肉芽[5]，只要有周围肌肉组织覆盖于内置物表面就比较可靠。

近来，真空辅助封闭（VAC）系统的使用已经普及。VAC 有利于促进肉芽组织形成，在更

换 VAC 时还可以清除坏死组织。Canavese 等[27]阐述了在脊柱融合术后发生急性深部 SSI 的 14 例患者进行初次清创术时应用 VAC 海绵的效果，12 例患者使用 2 次 VAC 后获得治愈，没有患者需要取出内置物，没有感染复发。Van Rhee 等[28]在 6 例后路脊柱融合术后发生急性深部 SSI 的患者中使用 VAC 得到了类似的效果。两项研究中的所有患者均接受较长时间的静脉应用或口服抗生素治疗。

Rohmiller 等描述了在 28 例患者深部 SSI 初次清创时放置了一种封闭式抽吸灌洗系统[29]，将其近端入水管置于筋膜深部，并将 2~3 个远端出水管分别置于筋膜浅层和筋膜深层，用生理盐水冲洗伤口 3 天，引流液清亮且明显减少后拔除导管。三分之二的早期 SSI 患者使用这种方法获得成功治疗，三分之一的患者出现感染复发，而复发患者经过二次闭式抽吸灌洗后感染获得控制，所有患者均无须取出内置物。在现有文献基础上，图 23.1 提供了一种治疗术后早期深部 SSI 的方案。

23.5 迟发性术后感染的治疗

脊柱畸形患者的迟发性感染（手术后 3 个月或更长时间[3, 4]）的治疗需要采取不同的方法。虽然外表皮肤和全身体征不明显，但肉芽组织形成和骨质溶解的深度和范围相当广，通常涉及整个手术区域。没有取出内置物的清创术无效，因为内置物下有残留的感染组织。因此，多数作者认为对于脊柱畸形矫形术后迟发性深部 SSI，要想获得彻底清创和有效治疗，就需要取出内置物[3, 4, 20, 30]。Hedequist 等回顾性分析了 26 例脊柱融合术后迟发性 SSI 的患者[4]，发现保留内置物的患者的感染总是会复发，并需要进一步清创处理，直至取出内置物。多数情况下，取出内置物的患者不需要多次手术。

两项研究报道了脊柱融合术后的深部 SSI 是软组织感染而非骨髓炎[31, 32]。在这些研究中，检测内置物周围的软组织和骨骼时未发现死骨，并且融合是可靠的。这就解释了取出内置物后短期抗生素治疗有效的原因。这些研究建议静

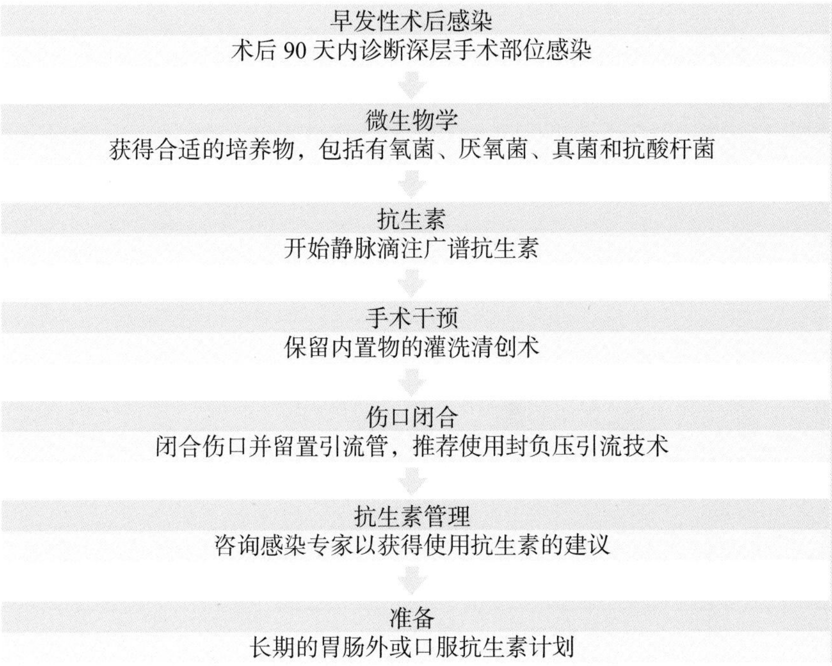

图 23.1　早期术后感染管理方案

早发性术后感染
术后 90 天内诊断深层手术部位感染

微生物学
获得合适的培养物，包括有氧菌、厌氧菌、真菌和抗酸杆菌

抗生素
开始静脉滴注广谱抗生素

手术干预
保留内置物的灌洗清创术

伤口闭合
闭合伤口并留置引流管，推荐使用封负压引流技术

抗生素管理
咨询感染专家以获得使用抗生素的建议

准备
长期的胃肠外或口服抗生素计划

脉应用抗生素 2~5 天，随后口服抗生素 7~14 天。部分作者报道了该治疗方案的有效性[4, 20, 30]。图 23.2 提供了一种治疗迟发性术后深部 SSI 的方案。

23.6 对预后的影响

取出内置物有一定的风险，在骨融合前取出内置物可导致畸形的进展。Cahill 等回顾性分析了 57 例脊柱侧凸矫形术后发生 SSI 的患者[3]，51% 的患者取出了内置物，44% 的患者侧凸角度进展超过 10°。值得注意的是，在初次手术后 1 年内取出内置物的患者侧凸角度平均进展

30°，而在初次手术后超过 1 年取出内置物的患者侧凸角度平均进展为 20°。Hedequist 等报道了 26 例接受取出内置物治疗的迟发性感染患者[4]，平均随访 14 个月，6 例患者（23%）需要针对侧凸进展进行翻修手术。同样，Ho 等报道在取出内置物后至少进行 4 个月随访，10 例患者中有 6 例至少在一个平面上侧凸进展超过 10°[30]。此外，在所有取出内置物病例中，假关节形成并不明显，并且并非所有假关节都会导致畸形进展。因此，应告知患者和家属，尤其是置入术后 1 年内取出内置物造成侧凸进展的可能性，应告知患者和家属一旦感染治愈可能需要进行翻修手术（图 23.3）。

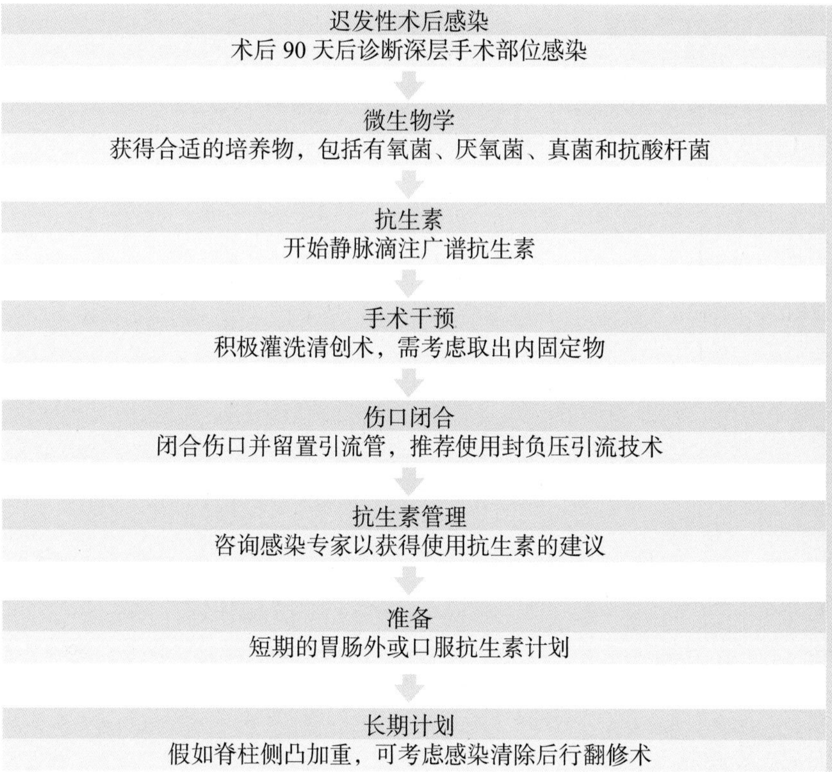

迟发性术后感染
术后 90 天后诊断深层手术部位感染

图 23.2 迟发性术后感染管理方案

微生物学
获得合适的培养物，包括有氧菌、厌氧菌、真菌和抗酸杆菌

抗生素
开始静脉滴注广谱抗生素

手术干预
积极灌洗清创术，需考虑取出内固定物

伤口闭合
闭合伤口并留置引流管，推荐使用封负压引流技术

抗生素管理
咨询感染专家以获得使用抗生素的建议

准备
短期的胃肠外或口服抗生素计划

长期计划
假如脊柱侧凸加重，可考虑感染清除后行翻修术

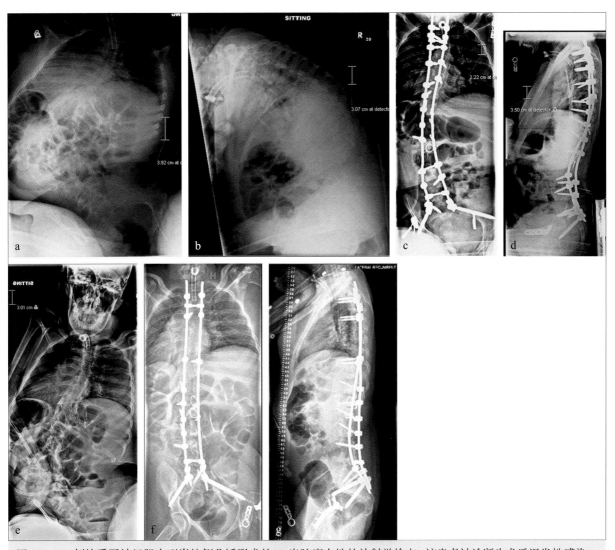

图 23.3　一例接受了神经肌肉型脊柱侧凸矫形术的 20 岁脑瘫女性的放射学检查。该患者被诊断为术后迟发性感染，并接受了内置物取出、清创和抗生素治疗。一年后该患者的侧凸进展，初次矫形失败。最终，该患者接受了脊柱侧凸翻修手术。术前前后位（a）和侧位（b）影像；术后前后位（c）和侧位（d）影像；（e）取出内固定术后 1 年；最终术后前后位（f）和侧位（g）影像

参考文献

［1］Horan TC, Gaynes RP, Martone WJ, Jarvis WR, Emori TG. CDC definitions of nosocomial surgical site infections, 1992: a modification of CDC definitions of surgical wound infections. Infect Control Hosp Epidemiol. 1992; 13(10):606–608

［2］Aleissa S, Parsons D, Grant J, Harder J, Howard J. Deep wound infection following pediatric scoliosis surgery: incidence and analysis of risk factors. Can J Surg. 2011; 54(4):263–269

［3］Cahill PJ, Warnick DE, Lee MJ, et al. Infection after spinal fusion for pediatric spinal deformity: thirty years of experience at a single institution. Spine. 2010; 35(12):1211–1217

[4] Hedequist D, Haugen A, Hresko T, Emans J. Failure of attempted implant retention in spinal deformity delayed surgical site infections. Spine. 2009; 34(1):60–64

[5] Szöke G, Lipton G, Miller F, Dabney K. Wound infection after spinal fusion in children with cerebral palsy. J Pediatr Orthop. 1998; 18(6):727–733

[6] Sparling KW, Ryckman FC, Schoettker PJ, et al. Financial impact of failing to prevent surgical site infections. Qual Manag Health Care. 2007; 16(3): 219–225

[7] Mackenzie WGS, Matsumoto H, Williams BA, et al. Surgical site infection following spinal instrumentation for scoliosis: a multicenter analysis of rates, risk factors, and pathogens. J Bone Joint Surg Am. 2013; 95(9):800–806, S1–S2

[8] Buchowski JM, Lenke LG, Kuhns CA, et al. Infections following spinal deformity surgery. A twenty-year assessment of 2876 patients [paper #34]. Presented at the Scoliosis Research Society 41st Annual Meeting, Monterey, CA, September 13–16; 2006

[9] Coe JD, Arlet V, Donaldson W, et al. Complications in spinal fusion for adolescent idiopathic scoliosis in the new millennium. A report of the Scoliosis Research Society Morbidity and Mortality Committee. Spine. 2006; 31(3):345–349

[10] Rihn JA, Lee JY, WardWT. Infection after the surgical treatment of adolescent idiopathic scoliosis: evaluation of the diagnosis, treatment, and impact on clinical outcomes. Spine. 2008; 33(3):289–294

[11] Banit DM, Iwinski HJ, Jr, Talwalkar V, Johnson M. Posterior spinal fusion in paralytic scoliosis and myelomeningocele. J Pediatr Orthop. 2001; 21(1):117–125

[12] Benson ER, Thomson JD, Smith BG, Banta JV. Results and morbidity in a consecutive series of patients undergoing spinal fusion for neuromuscular scoliosis. Spine. 1998; 23(21):2308–2317

[13] Geiger F, Parsch D, Carstens C. Complications of scoliosis surgery in children with myelomeningocele. Eur Spine J. 1999; 8(1):22–26

[14] McMaster MJ. Anterior and posterior instrumentation and fusion of thoracolumbar scoliosis due to myelomeningocele. J Bone Joint Surg Br. 1987; 69(1):20–25

[15] Osebold WR, Mayfield JK, Winter RB, Moe JH. Surgical treatment of paralytic scoliosis associated with myelomeningocele. J Bone Joint Surg Am. 1982; 64(6):841–856

[16] Stella G, Ascani E, Cervellati S, et al. Surgical treatment of scoliosis associated with myelomeningocele. Eur J Pediatr Surg. 1998; 8 Suppl 1:22–25

[17] Dias RC, Miller F, Dabney K, Lipton G, Temple T. Surgical correction of spinal deformity using a unit rod in children with cerebral palsy. J Pediatr Orthop. 1996; 16(6):734–740

[18] Teli MGA, Cinnella P, Vincitorio F, Lovi A, Grava G, Brayda-Bruno M. Spinal fusion with Cotrel-Dubousset instrumentation for neuropathic scoliosis in patients with cerebral palsy. Spine. 2006; 31(14):E441–E447

[19] Tsirikos AI, Lipton G, Chang WN, Dabney KW, Miller F. Surgical correction of scoliosis in pediatric patients with cerebral palsy using the unit rod instrumentation. Spine. 2008; 33(10):1133–1140

[20] Sponseller PD, LaPorte DM, Hungerford MW, Eck K, Bridwell KH, Lenke LG. Deep wound infections after neuromuscular scoliosis surgery: a multicenter study of risk factors and treatment outcomes. Spine. 2000; 25(19):2461–2466

[21] Jevsevar DS, Karlin LI. The relationship between preoperative nutritional status and complications after an operation for scoliosis in patients who have cerebral palsy. J Bone Joint Surg Am. 1993; 75(6):880–884

[22] Hatlen T, Song K, Shurtleff D, Duguay S. Contributory factors to postoperative spinal fusion complications for children with myelomeningocele. Spine. 2010; 35(13):1294–1299

［23］Sponseller PD, Shah SA, Abel MF, Newton PO, Letko L, Marks M. Infection rate after spine surgery in cerebral palsy is high and impairs results: multicenter analysis of risk factors and treatment. Clin Orthop Relat Res. 2010; 468(3):711–716

［24］Di Silvestre M, Bakaloudis G, Lolli F, Giacomini S. Late-developing infection following posterior fusion for adolescent idiopathic scoliosis. Eur Spine J. 2011; 20 Suppl 1:S121–S127

［25］Soultanis KC, Pyrovolou N, Zahos KA, et al. Late postoperative infection following spinal instrumentation: stainless steel versus titanium implants. J Surg Orthop Adv. 2008; 17(3):193–199

［26］Vitale MG, Riedel MD, Glotzbecker MP, et al. Building consensus: development of a Best Practice Guideline (BPG) for surgical site infection (SSI) prevention in high-risk pediatric spine surgery. J Pediatr Orthop. 2013; 33(5):471–478

［27］Canavese F, Gupta S, Krajbich JI, Emara KM. Vacuum-assisted closure for deep infection after spinal instrumentation for scoliosis. J Bone Joint Surg Br. 2008; 90(3):377–381

［28］van Rhee MA, de Klerk LW, Verhaar JA. Vacuum-assisted wound closure of deep infections after instrumented spinal fusion in six children with neuromuscular scoliosis. Spine J. 2007; 7(5):596–600

［29］Rohmiller MT, Akbarnia BA, Raiszadeh K, Raiszadeh K, Canale S. Closed suction irrigation for the treatment of postoperative wound infections following posterior spinal fusion and instrumentation. Spine. 2010; 35(6):642–646

［30］Ho C, Skaggs DL, Weiss JM, Tolo VT. Management of infection after instrumented posterior spine fusion in pediatric scoliosis. Spine. 2007; 32(24):2739–2744

［31］Clark CE, Shufflebarger HL. Late-developing infection in instrumented idiopathic scoliosis. Spine. 1999; 24(18):1909–1912

［32］Richards BR, Emara KM. Delayed infections after posterior TSRH spinal instrumentation for idiopathic scoliosis: revisited. Spine. 2001; 26(18):1990–1996

24 术后重症监护病房的管理

著者：Sandeep Khanna, Kathleen Gorenc
翻译：刘华　李松凯

摘要：脊柱侧凸矫形术后的恢复期需要采用多学科方法进行管理，协调多学科医疗服务，包括重症监护、疼痛管理、营养管理、康复管理和社会服务管理等。本章重点介绍术后管理，包括术中注意事项、进入重症监护室后对患者的初步评估、改善不同器官功能的生理学原理、术后多器官功能障碍以及术后并发症。

关键词：失血，凝血功能障碍，电解质，血容量不足，插管感染，监测，营养，疼痛控制，脊柱侧凸。

24.1 引言

脊柱侧凸术后患者的管理首先要获得有关患者心肺状态的信息，以及其他相关病史。癫痫发作史、营养状况、活动能力和家庭用药等，都是术前需要了解的关键信息，并且可为术中和术后最佳管理提供参考。心肺系统病史是引发其他疾病的关键，患者可能需要术前行 ECHO（超声心动图）或肺功能检查（PFT）。麻醉师和外科医生只有完成关于术前和术中情况的详细口头报告后，才可以将患者顺利转移到重症监护病房（ICU）（表 24.1）。

在移交患者管理的期间，应持续给予有创和无创监测，包括心电图（ECG）、血压、心率、通气和氧合，然后快速评估患者的心肺功能状态，尤其注意通气、氧合、灌注和尿量等情况，在到达 ICU 后立即摄取胸部 X 线片，以

表 24.1　麻醉师和 ICU（重症监护病房）团队在术后需要沟通的信息（交接班）	
术前病史	脊柱侧凸病因学
	既往史
	合并疾病
	肺功能检查
	超声心动图
	用药史
	过敏史
	既往手术史
	营养状况
术中情况	气道（插管困难）
	呼吸参数，呼吸机设置
	麻醉用药
	血流动力学参数
	血管活性药物
	失血量和血制品使用情况
	水、电解质
	手术椎体节段
	矫形情况
	神经电生理监测

评估肺野、导管位置以及新的脊柱内置物状况（表24.2）。

脊柱融合术后的恢复可分为正常或异常。根据患者的术前状态和术中过程可预期正常恢复。由于手术或继发性并发症如败血症或肺炎等可直接影响其他器官系统功能，或出现意外的手术并发症，可能会出现恢复期延长。

24.1.1 机械通气和肺部支持治疗

特发性脊柱侧凸患者术前通常是相对健康的，因此手术过程多比较顺利，多无并发症。因此，这些患者通常在术后即刻或当天拔管。并发症包括脑瘫、癫痫、先天性异常、心脏异常（如 Fontan 患者）、肌病和肌营养不良症（如 Duchenne 肌营养不良症）等，增加了神经肌肉型脊柱侧凸患者术后在 ICU 需要呼吸支持的可能性。

由于各种原因可能需要给予术后机械通气，包括保持气道通畅、氧供不足、肺功能异常、心排血量不足与液体超负荷、明显腹胀、麻醉恢复不佳和神经系统并发症等。已有文献表明，脊柱侧凸矫形手术会使患者的肺活量（VC）即刻或在短时间内下降 40%[1]。肺活量下降的原因很多，包括手术持续时间、患者体位及对相关肌群的手术创伤（尤其是开胸手术）。由于术中肺活量通常远低于术前正常水平，任何进一步导致肺活量减少的因素都很容易导致呼吸衰竭，这种风险在神经肌肉型脊柱侧凸患者中明显偏高。

ICU 管理的早期目标是通过机械通气后安全快速地拔管，对拔管标准进行系统评价（表 24.3）。胸部 X 线片、血气分析、脉搏血氧监测、呼气末二氧化碳、肺动力和体格检查等，是确定机械通气拔管和肺复张的重要参考依据。有时可使用地塞米松来预防气道水肿，同时在拔管前可用利尿剂来实现液体负平衡。

表 24.2 ICU（重症监护病房）团队立即进行的术后评估

肺部	呼吸音 气管内导管型号、位置及是否漏气 胸部扩张度 面部水肿和气道水肿 体位
心血管	心率 有创和无创血压 心排血量 毛细血管充盈情况 外周灌注颜色 充盈压
中枢神经系统	瞳孔 失眠 运动和感觉评估
腹部	腹胀 肠梗阻
实验室检查	全血细胞计数、电解质、动脉血气、血凝、胸片
心电图	缺血 心律失常
体温	心排出量 低体温
有创和无创血压	低血压或高血压
脉搏血氧饱和度	外周血灌注饱和度
尿量	心排血量、补液情况
呼气末 CO_2	无效腔、顺应性、通气
中心静脉压	补液情况

表 24.3 拔管标准

在吸入氧浓度 < 50%、最小呼吸机支持下能够维持足够的氧饱和度
有潮气量达 4~7 mL / kg 的自主呼吸
头面部和气道无肿胀
气道保护反射完好
需要吸引气道分泌物
心功能和血压良好
尿量充足且无容量超负荷
心率正常
胸部 X 线片显示肺复张良好，肺野清晰
适当的疼痛管理

在机械通气拔管后，应积极进行肺部灌洗以防肺不张。肺不张在神经肌肉型脊柱侧凸或肌病患者中更为常见。对拔管后肺不张的患者，应行无创通气［双水平气道正压（BiPAP），鼻腔持续气道正压通气（NCPAP）］、频繁的胸部叩击和体位引流，并常规行胸部 X 线检查以评估肺复张情况。无创通气在预防由于呼吸衰竭而需行气管插管患者中具有很好的支持作用[2, 3]，在家中需行无创通气的患者应在拔管后立即通过 BiPAP 或 NCPAP 模式进行无创通气。在几天的恢复过程中，随着患者体力的改善和疼痛的减轻，无创通气可以逐渐撤除。

胸腔积液可由手术过程中液体集聚引起，可能在手术室中就需要放置胸腔闭式引流管，或者在拔管前可能需要进行胸腔穿刺以排出胸腔积液和减少功能残气量。通常开胸术后并发症包括气胸、血胸和持续性胸痛[4]，而乳糜胸的发生率则很低，并且常见于前路手术[4]。

Halo 架的安置和颈椎融合，对麻醉师和重症监护人员确保患者气道安全提出了艰巨的挑战。由于固定的位置、限制接近面部以及 halo 架和颈椎融合导致的颈部固定，使得难以对喉部进行观察，从而增加了气管插管的难度，也加重了拔管后上呼吸道阻塞的程度。由于安置 halo 架的患者有时会出现 VC 降低，这可能会降低肺储备和耐受肺损伤的能力[5]。

在拔管前，患者必须能够保持呼吸道通畅，表现良好的呕吐反射和咳嗽反射，能够很好控制分泌物，并且能够表现有足够的力量来维持自主呼吸。拔管前应检查插管和麻醉记录，对于先前存在肺部疾病或气道控制问题的患者，应检查术前 PFT、胸部 X 线片和药物治疗情况。在脊柱侧凸矫形术前，严重限制性肺疾病患者可能需要较长时间的机械通气。基于对这些因素的考虑，在确保安全的情况下拔管时，应选择经验丰富的人员（重症监护医师、麻醉师、

耳鼻喉专科医生，如果存在困难气道时）拔管。如果担心患者可能因为无力、分泌物过多或已知的后续治疗（如分期修复）而需要重新插管，则应推迟拔管。应该注意的是，在严格控制和精心选择的情况下，应尽量避免发生再插管的情况。在这些情况下，纤维支气管镜、滑动镜或喉罩可能会有所帮助。

24.1.2 心脏支持

心血管系统的支持治疗旨在改善心排血量和氧输送，这是通过改善心脏前、后负荷和心肌收缩力来实现的，并且可通过有创监测、无创监测和实验室监测来指导治疗。

对于没有相关心脏疾病（如心肌病）的患者，需要心脏支持治疗的可能性很低。低血容量是脊柱侧凸矫形术后最常见的并发症，原因是术中液体丢失后补充不足以及液体分布于第三间室。除非在手术过程中存在与运动诱发电位（MEP）和体感诱发电位（SSEP）无法引出相关的并发症，否则患者通常无须使用血管紧张素的支持治疗。

对于在脊柱侧凸矫形手术期间发生 MEP 和 SSEP 无法引出的患者，可使用血管活性药物和液体置换来维持血压，以改善神经和脊髓的灌注。SSEP 和 MEP 对血压变化尤其敏感，可以非常有效地定量脊髓所能够承受的低血压状态[6]。在将患者转移到儿科重症监护室（PICU）时，麻醉师会报告术中升压药物的使用情况，并记录在手术过程中用于维持诱发电位的平均动脉压。在这些患者中，通过静脉输液、静脉注射钙剂和升压药物，平均动脉血压通常维持在略高于正常水平。多巴胺是常用的血管活性药物，如果需要增加全身血管阻力时，可以加入肾上腺素和去甲肾上腺素。

先前存在心脏疾病（如 Duchenne 肌营养不良症）的患者在术前使用药物治疗时，可以回顾术前超声心动图并利用有创和无创监测来监

测血流动力学。在麻醉诱导前应该进行各种治疗以获得基线超声心动图，以便更好地理解基线心脏功能并确定患者在围术期何种情况下需要心脏支持治疗。

24.2 液体、电解质和肾功能

术后液体管理受心率、血压、灌注情况和尿量的较大影响。麻醉师在到达 ICU 时，需交接患者最佳的右心房压力和血压，然后通过静脉输注胶体液和 / 或晶体液、血液制品来维持最佳的右心房压力、血压和尿量。

在术后第一天给予静脉输液，随后依据患者能否耐受肠内营养选择进行肠内营养或静脉营养。

文献报道了脊柱术后患者出现抗利尿激素综合征（SIADH），发生率为 5%~30%[7~9]。SIADH 是指肾和肾上腺功能正常的等容量和高容量患者发生水潴留、钠丢失和尿液浓缩异常。在这些患者中，钠丢失和水潴留是由于体内持续产生和释放抗利尿激素（ADH）或 ADH 类似物，而没有任何生理性和药理学因素刺激 ADH 的释放。术后 SIADH 由硬膜损伤、神经通路牵拉刺激[9]以及术后应激[10]引起，可以自行消退，或术后即刻使用利尿剂、生理盐水、高渗盐水替代补钠或限制液体量进行治疗。

低钾血症很少发生，但发生时通常是由于在术后使用了利尿剂。高钾血症很少发生，通常是肾功能不全的结果，在此类患者中很少见，除非患者由于围术期补液不足而发生肾前性肾衰竭，从而导致心排血量和肾灌注降低。

脊柱手术后发生低镁血症和低磷血症非常常见，这些电解质紊乱由补液和电解质向细胞内转移引起，从而产生稀释效应。低磷血症尤为重要，因为其可导致氧输送受损、心肌抑制和呼吸功能不全[11~13]。

脊柱手术后另一种常见的电解质紊乱是低钙血症，导致低钙血症的原因是红细胞中柠檬酸盐结合游离钙、使用利尿剂和使用白蛋白来扩充血容量。白蛋白通过结合钙离子而降低可用于细胞相互作用的离子钙的比例。

与手术相关的外科应激和外源性输注葡萄糖，可影响血糖水平并且导致高血糖；反过来，高血糖可导致渗透性利尿和血管内脱水。高血糖需要连续使用胰岛素进行治疗。

在肾功能完好的情况下，在液体替代治疗后全身体液超负荷的情况下经常使用利尿剂。脊柱侧凸矫形术后肾功能衰竭可能与术中补液不足、继发性脓毒症或感染有关。

24.2.1 感染

脊柱侧凸矫形手术患儿术后感染风险的增加与手术持续时间、血管内导管数量和留置时间、导尿管、营养不良、多节段脊柱侧凸手术等相关。仅手术因素增加感染风险是因为手术创伤、免疫抑制和可能的手术损伤。神经肌肉型脊柱侧凸患儿术后感染发生率明显偏高，部分研究报道为 4%~14%。免疫抑制、较差的个人卫生、认知障碍程度、同种异体移植物的使用以及伤口污染等，都会导致神经肌肉型疾病患者较高的感染发生率[14~17]。

建议预防性使用抗生素，包括在手术开始前 20~30 分钟、术中、术后至少 24~48 小时使用第一代头孢菌素。第一代头孢菌素被推荐作为一线治疗，因其覆盖了金黄色葡萄球菌，而金黄色葡萄球菌是脊柱侧凸矫形术后经常被检测出来的细菌。头孢唑啉是常用的第一代头孢菌素[18]，在患者对头孢菌素过敏的情况下，万古霉素经常用于术后的预防性治疗。大小便失禁的患者感染革兰阴性菌的风险增加，针对这些患者建议使用覆盖革兰阴性菌的抗生素，如氨基糖苷类药物。由于可能出现耐药菌和机会性感染，不建议使用广谱抗生素。

全身感染的表现包括发热、白细胞增多、红细胞沉降率和 C- 反应蛋白升高、胸腔渗出以及脓毒症引起的血流动力学不稳等。由于代谢变化，术后前 4 天内体温升高也很常见，因此在此期间发热检查通常不适合单独发热的患者。如果存在全身感染迹象，可以采用广谱抗生素进行治疗，并进行血液、气管分泌物、尿液和伤口分泌物培养，一旦获得细菌培养和药敏试验结果，则采用窄谱抗生素。尿路感染通常由于留置 Foley 导尿管引起，术后尿路感染的治疗包括拔除污染的导尿管并针对分离的细菌使用合适的抗生素。血液和尿液的培养应每天进行，直至所有培养结果均为阴性。中心静脉置管可能是菌血症和脓毒症的常见来源，如尽管采用合适的抗生素治疗血培养仍为阳性，则应拔除或更换深静脉导管。感染性疾病专家应该直接参与治疗并提供进一步的管理建议。所有有创置管均应在患者临床情况好转后尽快取出，以降低导管相关感染的风险。

脊柱侧凸矫形术后伤口深部感染是一种严重的并发症，需要长期的药物治疗和外科治疗。感染可能发生在术后早期或晚期，伤口感染均应该采取积极的药物和外科治疗，外科治疗包括清创和去除感染的材料、内置物或组织；仅在伤口深部感染严重并伴有严重脓毒症、全身炎症反应综合征或肾脏、心肺并发症时，重症监护小组才会参与治疗。

24.2.2 神经系统并发症

到达 ICU 后，镇静和镇痛的开始将延迟患者的苏醒。一旦患者清醒，就应该进行快速神经系统检查，以记录感觉或运动障碍的迹象和意识水平，并与患者在交接过程中的基本情况进行比较（表 24.1）。如果患者已达到拔管标准，则应停止机械通气并拔管；如果不能拔管，则

恢复镇静和镇痛，并每小时进行神经系统检查。

术中发现的任何神经系统异常都应得到积极治疗。伴随平均动脉压恢复正常或处于较高水平、贫血的纠正，以及在手术过程中牵拉刺激的减轻[19]，SSEP 和 MEP 恢复正常或截瘫减轻。平均动脉压应维持在正常水平以上，在严重病例中可以改善脊髓血供。这可以通过补液、使用血管升压药物或两者结合来实现。还可以用高渗盐水和甘露醇进行适度高渗性治疗，以减轻由直接创伤引起的潜在的脊髓损伤，同时改善血流动力学并增加脊髓灌注。甲泼尼龙的使用有争议，但如果使用的话，开始时给予 30 mg/kg 的剂量，然后连续输注 5.4 mg/（kg·h），总共 24 小时，与脊柱损伤治疗方案一致[20]。

有或无患者自控性镇痛的情况下，都可使用麻醉剂，包括输注芬太尼或吗啡，实现术后疼痛管理，以及使用苯二氮䓬类药物进行抗焦虑治疗。NSAIDs（非甾体消炎药）如酮咯酸可在术后使用 4~6 次，并已发现其具有良好的止痛作用。地西泮因可减轻肌肉痉挛引起的疼痛或不适，在术后也可使用。脊柱侧凸矫形术后有效的疼痛控制和主动康复训练需要多模式的疼痛管理方案[21]，镇痛服务通常积极贯穿于术后疼痛管理。

24.3 胃肠道

在手术前后改善患者的营养状况非常重要，患者在术后能否耐受鼻饲存在很大差异，在鼻饲过程中进行仔细体格检查至关重要。脊柱侧凸矫形手术后采用机械通气的患者经常通过幽门补充营养，以迅速达到有针对性的能量摄入的目的，应在患者就诊时就制订营养计划。

麻痹性肠梗阻、应激性溃疡、胰腺炎和肠系膜上动脉综合征等，是脊柱侧凸手术后 ICU 期间常见的术后并发症。

肠梗阻常出现在脊柱侧凸矫形术后，手术过程中因牵拉影响腹膜，阿片类药物用于术后镇痛，可共同导致术后肠梗阻的发生。将鼻胃管置于间壁下部抽吸 12~24 小时，可以治疗或预防术后肠梗阻。这些患者应尽早开始缓慢进食，并且减少镇痛所需麻醉药的剂量。由于术后活动量的减少以及阿片类药物的使用，脊柱侧凸患者术后可能会出现严重便秘。因此，应尽早开始使用大便软化剂，以防止这种并发症的发生。

与所有手术一样，脊柱侧凸矫形术后也可能会出现应激性溃疡，因此常规给予如雷尼替丁和奥美拉唑等抑酸药以应激性溃疡。早期开始肠内营养也可预防应激性溃疡的发生。

胰腺炎是儿童和成人脊柱侧凸矫形术后另一种常见的并发症，胃食管反流病、反应性气道疾病、患者体位、贫血和失血、麻醉药的使用、代谢因素和自主神经系统异常等，与脊柱侧凸矫形术后胰腺炎的发生密切相关[22~24]。术后出现呕吐、腹胀和腹痛时，应怀疑胰腺炎的可能，行腹部超声和实验室检查（包括血清淀粉酶和脂肪酶）可以确诊。胰腺炎常通过肠外营养替代肠内营养进行治疗，从而使肠道得以休息。

肠系膜上动脉（SMA）综合征是一种罕见的临床综合征，特点是位于主动脉和 SMA 之间十二指肠第三部分或横向部分受压。该综合征由脊柱过度拉伸或矫形器械的外在压迫所致。肠系膜上动脉综合征通常在脊柱侧凸矫形术后 6~10 天内发生，很少在 ICU 中发生，但应与其他胃肠功能紊乱相鉴别。

SMA 综合征的临床表现没有特异性，患者可能有恶心、持续性胆汁性呕吐、腹痛和腹胀。腹部平片可显示胃和十二指肠第一部分的扩张、十二指肠梗阻，可行吞钡试验进行鉴别[25]。多普勒超声和血管造影可用于评估主动脉肠系膜

角度，口服造影剂和静脉造影增强的腹部 CT 和血管造影（CTA）可以同时评估十二指肠及其血管结构[26]。液体治疗、肠外营养和鼻胃管的使用通常可以改善患者症状[25]。在少数严重情况下，十二指肠空肠吻合术是唯一的选择。

24.4　血液学

血液系统的稳定是脊柱侧凸矫形术后最重要的考虑因素之一。术中和术后均会出现严重的出血和凝血功能障碍，患者失血量达总血容量的 50% 或更多并不罕见，大部分血容量丢失与手术时间和矫形过程中融合的节段数有关，术后持续性出血可占总失血量的 30%。部分研究发现，每个融合节段与失血量之间直接相关[27]。

通过连续 CBC（全血细胞计数）、活化部分促凝血酶原激酶时间（APTT）、部分促凝血酶原激酶时间（PT）以及凝血酶时间进行密切监测至关重要。术前应讨论脊柱侧凸矫形手术中的失血问题，并应在整个围术期预期使用血液制品。依据失血程度，患者常需要多次输血，包括红细胞、新鲜冷冻血浆、血小板和冷沉淀。

除了出血外，患者在脊柱侧凸矫形术后还可能出现凝血功能障碍。与出血类似，凝血功能障碍的程度与融合的节段数和手术时间直接相关。由于手术时间较长、融合的节段较多，并且有骨质减少，因此在神经肌肉型脊柱侧凸患者中严重凝血功能障碍更常见。特发性脊柱侧凸矫形手术患者较少伴有其他潜在疾病（如先前存在的凝血异常或贫血），因此该类患者很少发生严重的出血和 / 或凝血功能障碍。

通常在手术期间需放置和使用大口径静脉导管、中心导管或动脉导管，这些导管通常在术后留置 24~48 小时，以继续密切监测并评估失血量。 CVP（中心静脉压）监测有助于显示患者的血流状态，密切的血流动力学监测和血

液采样可以监测出血和凝血功能，以便及时进行治疗。

24.5 皮肤

在整个脊柱侧凸矫形手术围术期均应考虑皮肤的完整性，所有接受矫形手术的患者应在术前、术后即刻以及整个住院期间进行彻底的皮肤检查。

矫形手术的多种因素影响了皮肤完整性。从患者的术前状况开始，任何接受脊柱侧凸矫形手术的患者都存在皮肤损伤的风险，尤其是神经肌肉型脊柱侧凸患儿更容易发生皮肤损伤。神经肌肉型脊柱侧凸通常伴有其他合并疾病，增加了发生皮肤损伤的风险。神经肌肉型脊柱侧凸对皮肤完整性有明显影响，因为发育延迟程度严重影响了患者独立进行日常活动的能力，因此在矫形、洗澡和喂养期间需要帮助患者摆放体位。结果，在手术矫形前可能会改善皮肤完整性。

在手术期间，应当采取适当的预防措施以减少或消除新发的或进一步的皮肤损伤。脊柱侧凸矫形手术操作时间较长，通常情况下患者处于俯卧位。如果不采取必要的预防措施，就会出现压疮。因此，最重要的是在完成矫形手术后立即进行术后评估，进行彻底的皮肤检查，以评估旧的、新的和潜在的值得关注部位，以及评估新的手术部位。

术后应立即评估手术切口，关注并记录引流情况。外科敷料的浸透会导致进一步的皮肤损伤，因此应由手术团队自行决定是否需要更换敷料。外科敷料应保持密闭状态，以防止手术部位的感染。在引流中断后还应密切监测引流部位，以防止置管部位积液或渗漏。

疼痛通常会限制患者的活动能力，并可能进一步加重皮肤损伤。因此，适当的镇痛管理有利于患者变换体位、下床活动和自主运动，从而防止或减少皮肤损伤的发生。充足的营养是术后保持皮肤完整性的另一个重要因素。早期开始高营养将有利于伤口愈合，并有助于保持皮肤完整性，防止皮肤损伤。最后，患者经常由于镇静或无法自行走进洗手间，大小便失禁、对尿不湿的依赖或无法活动，都可能导致进一步的皮肤损伤。合适的体位和频繁变换体位对于此类患者来说非常重要。变换体位可能会导致疼痛，患者可能犹豫不决或拒绝移动，在术后初始阶段每 2 小时对患者采用滚动法进行轴位翻身是最佳选择，可以预防压疮或皮肤损伤内发生。

参考文献

[1] Koumbourlis AC. Scoliosis and the respiratory system. Paediatr Respir Rev. 2006; 7(2):152–160

[2] Doherty MJ, Millner PA, Latham M, Dickson RA, Elliott MW. Non-invasive ventilation in the treatment of ventilatory failure following corrective spinal surgery. Anaesthesia. 2001; 56(3):235–238

[3] Kindgen-Milles D, Müller E, Buhl R, et al. Nasal-continuous positive airway pressure reduces pulmonary morbidity and length of hospital stay following thoracoabdominal aortic surgery. Chest. 2005; 128(2):821–828

[4] Grossfeld S, Winter RB, Lonstein JE, Denis F, Leonard A, Johnson L. Complications of anterior spinal surgery in children. J Pediatr Orthop. 1997; 17(1):89–95

[5] Lind B, Bake B, Lundqvist C, Nordwall A. Influence of halo vest treatment on vital capacity. Spine. 1987; 12(5):449–452

[6] Schwartz DM, Auerbach JD, Dormans JP, et al. Neurophysiological detection of impending spinal cord injury during scoliosis surgery. J Bone Joint Surg Am. 2007; 89(11):2440–2449

[7] Callewart CC, Minchew JT, Kanim LE, et al.

Hyponatremia and syndrome of inappropriate antidiuretic hormone secretion in adult spinal surgery. Spine. 1994; 19(15):1674–1679

[8] Elster AD. Hyponatremia after spinal fusion caused by inappropriate secretion of antidiuretic hormone (SIADH). Clin Orthop Relat Res. 1985(194):136–141

[9] Lieh-Lai MW, Stanitski DF, Sarnaik AP, et al. Syndrome of inappropriate antidiuretic hormone secretion in children following spinal fusion. Crit Care Med. 1999; 27(3):622–627

[10] Philbin DM, Coggins CH. Plasma antidiuretic hormone levels in cardiac surgical patients during morphine and halothane anesthesia. Anesthesiology. 1978; 49(2):95–98

[11] Knochel JP. The pathophysiology and clinical characteristics of severe hypophosphatemia. Arch Intern Med. 1977; 137(2):203–220

[12] Newman JH, Neff TA, Ziporin P. Acute respiratory failure associated with hypophosphatemia. N Engl J Med. 1977; 296(19):1101–1103

[13] O'Connor LR, Wheeler WS, Bethune JE. Effect of hypophosphatemia on myocardial performance in man. N Engl J Med. 1977; 297(17):901–903

[14] Szöke G, Lipton G, Miller F, Dabney K. Wound infection after spinal fusion in children with cerebral palsy. J Pediatr Orthop. 1998; 18(6):727–733

[15] Lonstein J, Winter R, Moe J, Gaines D. Wound infection with Harrington instrumentation and spine fusion for scoliosis. Clin Orthop Relat Res. 1973 (96):222–233

[16] Sponseller PD, LaPorte DM, Hungerford MW, Eck K, Bridwell KH, Lenke LG. Deep wound infections after neuromuscular scoliosis surgery: a multicenter study of risk factors and treatment outcomes. Spine. 2000; 25(19):2461–2466

[17] Smith JS, Shaffrey CI, Sansur CA, et al. Scoliosis Research Society Morbidity and Mortality Committee. Rates of infection after spine surgery based on 108,419 procedures: a report from the Scoliosis Research Society Morbidity and Mortality Committee. Spine. 2011; 36(7):556–563

[18] Barker FG, II. Efficacy of prophylactic antibiotic therapy in spinal surgery: a meta-analysis. Neurosurgery. 2002; 51(2):391–400

[19] Winter RB. Neurologic safety in spinal deformity surgery. Spine. 1997; 22(13):1527–1533

[20] Mooney JF, III, Bernstein R, Hennrikus WL, Jr, MacEwen GD. Neurologic risk management in scoliosis surgery. J Pediatr Orthop. 2002; 22(5):683–689

[21] Kehlet H, Dahl JB. The value of "multimodal" or "balanced analgesia" in postoperative pain treatment. Anesth Analg. 1993; 77(5):1048–1056

[22] Leichtner AM, Banta JV, Etienne N, et al. Pancreatitis following scoliosis surgery in children and young adults. J Pediatr Orthop. 1991; 11(5):594–598

[23] Borkhuu B, Nagaraju D, Miller F, et al. Prevalence and risk factors in postoperative pancreatitis after spine fusion in patients with cerebral palsy. J Pediatr Orthop. 2009; 29(3):256–262

[24] Laplaza FJ, Widmann RF, Fealy S, et al. Pancreatitis after surgery in adolescent idiopathic scoliosis: incidence and risk factors. J Pediatr Orthop. 2002; 22(1):80–83

[25] Biank V, Werlin S. Superior mesenteric artery syndrome in children: a 20-year experience. J Pediatr Gastroenterol Nutr. 2006; 42(5):522–525

[26] Applegate GR, Cohen AJ. Dynamic CT in superior mesenteric artery syndrome. J Comput Assist Tomogr. 1988; 12(6):976–980

[27] Murray DJ, Forbes RB, Titone MB, Weinstein SL. Transfusion management in pediatric and adolescent scoliosis surgery. Efficacy of autologous blood. Spine. 1997; 22(23):2735–2740

25 再次手术：内固定失效、交界性后凸、颈椎过伸

著者：Vidyadhar V. Upasani, Corey B. Fuller, Munish Gupta
翻译：张涛　杨成伟

摘要： 与特发性脊柱侧凸相比，神经肌肉型脊柱侧凸的手术矫正更有可能发生并发症[1, 2]。多数公布的结果和并发症的数据都是脑瘫患者；然而，大量关于脊髓发育不良和肌肉萎缩症患者的研究也有发表。神经肌肉型脊柱畸形手术失败的原因有很多，包括假关节形成、棒失败、附加现象、交界性畸形以及曲轴导致畸形复发等。在这些患者中，最常见的并发症是感染、假关节形成和内固定失败，以及肺部和神经系统并发症。脊柱畸形矫形术后再手术的主要指征是疼痛。术后疼痛的病因是多因素的，本章主要讨论再手术与内固定失败、交界性后凸及颈椎过伸的关系。

关键词： 颈椎过伸，曲轴，内固定失效，交界性后凸，神经肌肉型脊柱侧凸，再次手术。

25.1 内固定失败

用于矫正神经肌肉型脊柱侧凸的内固定技术在过去 60 年里得到了长足发展，Luque-Galveston 技术有双棒和单棒形式，成为最常用的后路器械[3, 4]。最近，使用全椎弓根螺钉或混合式固定的方式越来越流行，提高了畸形矫形能力，具有更低的假关节形成和内固定失效的发生率[5]。脊柱内固定并发症可分为感染导致的生物失败、假关节形成或生物力学失败导致的内固定断裂。最近一项包括 7 612 例神经肌肉型脊柱畸形手术并发症的荟萃分析指出，总的内固定并发症发生率为 12.5%[6]。然而，需要注意的是，内固定失败并不总是需要进行翻修。一项包括 74 例接受脊柱融合术的神经肌肉型脊柱畸形患者的研究报告了 6 例断棒，但其中 4 例无症状，无须进行翻修手术[7]。髂骨螺钉松动的情况并不少见，但无须翻修。神经肌肉型脊柱侧凸患者内固定失败的翻修手术指征是疼痛或矫形明显丢失（图 25.1）。

25.1.1 假关节

脊柱生物假关节是由于缺乏骨性融合而形成。假关节可由几种原因引起，包括稳定性不足或感染，通常表现为疼痛、畸形进展或内固定失败。如果没有证据表明内固定失败或融合处有明显透亮影，通常会进行 CT 扫描进一步明确诊断。MRI 有助于评估中央管和神经根孔。

不幸的是，即使在技术表现良好的脊柱手术后，也可能会形成假关节。在神经肌肉型疾病患者中，固定棒通常很长，在融合结束时，尤其在腰骶部交界处会形成巨大的压力。预防措施是骨关节面切除手术要细致，使用坚固的骨移植物和坚强的内固定。神经肌肉型疾病患者脊柱畸形矫形术后假关节总的发生率为 1.88%，脊髓脊膜突出的发生率（12.63%）高于脑瘫（0.05%）和杜氏肌营养不良症患者（2.97%）[6]。在脑瘫患者中，过去 50 年随着脊柱内固定的进步，其发生率已经下降。使用 Harrington 棒的假关节发生率从 11% 增加到 40%，使用 Luque 器械的

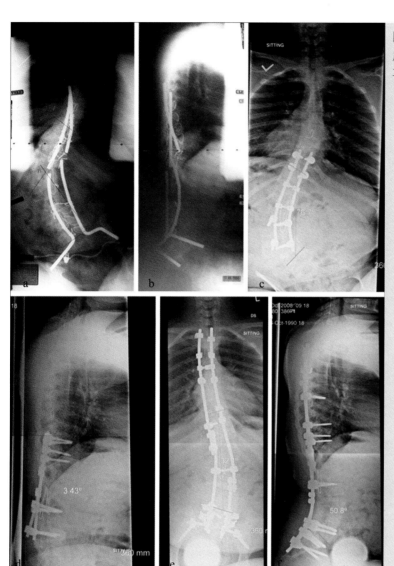

图 25.1 对 1 例内固定断裂和有假关节形成的患者进行了翻修手术，又一次失败后再次进行了翻修

发生率增加到 13%。近来，Tsirikos 等报道了连续 45 例行椎弓根螺钉进行后路脊柱融合的脑瘫患者，均未见假关节[8]。

尽管发生率相对较低，但假关节是神经肌肉型疾病患者术后远期行翻修手术最常见的原因。虽然并非所有的假关节都需要翻修，但在疼痛或内固定失效且无法获得矫形的情况下，可能需要翻修。翻修手术前应排除感染导致的假关节。典型的假关节翻修手术包括对假关节进行评估和清创，并对假关节进行畸形矫形和

坚强的节段稳定。

幸运的是，如果管理得当，假关节可以成功治疗。Dias 等报道了 4 例脑瘫患儿，因他们有假关节并有相应表现，伴进行性畸形和内固定失败，接受了脊柱翻修手术[10]。3 例患儿的症状得到缓解，畸形得到矫正；第 4 例患儿在未使用内固定的情况下接受假关节的松解和植骨修复，导致持续性和症状性假关节形成。他们得出结论，坚强的内固定联合假关节清创和植骨修复，是成功矫形和消除症状的必要条件。

233

Yagi 等在对 50 例小儿脊柱翻修手术的总结中也有相似发现，其中 13 例涉及神经肌肉型脊柱侧凸[11]。13 例患者中有 9 例（69%）因假关节导致的疼痛或进行性畸形而进行了翻修手术。8 例患者经翻修后症状消失，1 例患者因假关节复发残留症状，第二次翻修手术成功。这与之前的报道一致，在神经肌肉型脊柱侧凸患者中，假关节是最常见的术后并发症，需要对其进行翻修，有明确适应证。植骨、必要时截骨以及适当的内固定，可使假关节复发的可能性降到最低，获得治疗的成功。

25.1.2　生物力学失败

除了假关节外，植骨界面的应力增加和导致生物力学失败的其他潜在原因包括肥胖、骨质量差和术前明显的脊柱畸形，尤其是矢状面和腰椎骨盆交界处。曲线越大，曲线越硬，骨越软，植骨界面就越重要。Sink 等使用 Luque-Galveston 内固定治疗脑瘫患者的脊柱畸形时，发现近端和远端器械拔出和失败的比例很高，并将脊柱后凸作为内固定失败的一个重要危险因素[12]。以 54% 的失败率来看，他们认为鉴于有明显后凸的脊柱畸形的显著变形力，Luque-Galveston 内固定并不理想。

虽然 Luque-Galveston 内固定曾经是治疗神经肌肉型脊柱畸形最流行的技术，但由于新型螺钉结构的生物力学优势，近年来这种内固定已不再流行[13]。这在治疗神经肌肉型脊柱侧凸中的骨盆倾斜时尤其正确。固定技术可选择的范围明显扩大，包括骶髂螺钉固定、髂骨螺钉固定和 SAI 螺钉固定。虽然这些新技术已被证明在骨盆倾斜的矫正和维护方面是强有力的，但他们也介绍了新的失败例子。髂骨螺钉开始受到支持者的欢迎，理由是减少了内固定失败和降低了假关节形成，但也有关于固定棒与螺钉和连接器分离的报告[14, 15]。近来，S2 髂骨螺钉固定在控制骨盆倾斜方面作为一种功能强大的固定技术越来越受欢迎，然而 S2 髂骨螺钉穿过骶髂关节的过程及其长期临床意义尚不清楚[16, 17]。

虽然不常见，但神经肌肉型脊柱侧凸骨盆内固定失败的翻修原因，通常是有残留症状或畸形矫形有明显的丢失。在 Galveston 棒固定失败的情况下，如果没有融合，通常采用现代螺钉结构进行翻修。基于螺钉结构的翻修通常包括置入额外的或更长的螺钉来矫正畸形；如有假关节形成，则行清创和植骨。较长的螺钉可以延伸到椎体的前部，已被证明可以提高内固定的稳定性[18]。

Sponseller 等对比了 32 例接受 S2 髂骨螺钉固定的有明显骨盆倾斜的脑瘫患者和 27 例采用传统骶骨或髂骨螺钉固定的有明显骨盆倾斜的脑瘫患者[16]。结果显示翻修率相似，因为每组都有 1 例因内固定失败而行翻修。在 S2-AI 组中，有 1 例患者因骶髂关节疼痛进行了翻修；随着更长螺钉的置入，这种疼痛得到了改善。而传统组中，有 1 例患者因内固定失效和内置物部位疼痛而进行了翻修。

Myung 等回顾性研究了 41 例后路脊柱手术融合到骨盆的神经肌肉型脊柱侧凸患者，其中 31 例进行了髂骨螺钉固定，10 例进行了 S2 髂骨螺钉固定[19]。他们报告总的内固定并发症发生率为 29%，髂骨螺钉组有 9 例，S2 髂骨螺钉组有 1 例。尽管如此，仅有 2 例患者需要翻修，均为髂骨螺钉组，因骨盆锚定失败。他们注意到，在 L5 和 L5 以下置入 6 枚或更多螺钉的患者没有发生内固定失败。他们的结论是，更坚固的骨盆远端锚定可以防止内固定失败，这在 S2 髂骨螺钉组更容易实现。

在神经肌肉型脊柱畸形中，内固定必须能承受相当大的压力，以防止并发症发生，并取得成功的治疗结果。每种技术都有其优缺点，理解这些对处理因脊柱或骶骨骨盆内固定失效的翻修手术病例是有必要的。

25.2 交界性后凸

交界性后凸是脊柱侧凸和脊柱后凸畸形融合术后的一种现象，指的是融合的末端附近出现后凸。这一现象在青少年特发性脊柱侧凸（AIS）和休门病后凸中得到广泛描述，可以发生在融合的上方或下方。对于交界性后凸有各种不同定义，但没有明确的共识；在文献中最常使用的是上端椎（UIV）的下终板与上位两个椎体的上终板在矢状面的 Cobb 角大于 10° 的差异，而且至少比术前测量值增大 10° 以上[20]。

脊柱畸形融合术后有几种不同的机制被认为会导致交界性后凸，这些机制主要发生在青少年和成人特发性脊柱侧凸患者。破坏接近融合末端水平后方的软组织张力和胸廓成形术都被认为会导致脊柱不稳定，进而导致交界性后凸。术前大于 50° 的明显后凸和胸椎后凸矫形术中后凸减少大于 10°，都是导致交界性后凸的危险因素，因为术中后凸的显著矫正可以使应力集中于融合末端。而且还发现使用全椎弓根螺钉的更坚强结构，特别是在有内固定和无内固定椎体之间的交界处，与使用全椎板钩或混合式固定相比，有较高的交界性后凸发生率[12, 21-24]。

虽然交界性后凸发生在神经肌肉型脊柱侧凸融合术后，但更常见的是发生在上胸椎融合的近端，因为许多此类患者的融合延伸到骨盆（图 25.2）。与公布的 AIS 患者中 17%~46% 的发生率相比，脑瘫患者的交界性后凸发生率较低（<2%~5%）[9, 25, 26]。交界性后凸的临床意义尚不清楚。在 AIS 组中，若干研究并没有发现交界性后凸患者与无后凸患者之间存在临床差异[27]。交界性后凸在神经肌肉型疾病患者中的临床意义还没有得到很好的分析，尽管确实

有交界性后凸病例出现需要治疗的症状，但多数则没有[9]。

尽管存在争议，但还是建议采取措施预防交界性后凸，并针对危险因素制定应对策略。通常建议尽量减少软组织剥离，保留结构末端的关节突关节、棘间和棘上韧带，以保留交界区的后方张力结构[27]。部分外科医生将横突钩置于融合处的上端，以保护软组织和降低上端椎的刚性，从而减轻融合末端的应力。对于脑瘫患者的脊柱畸形，建议近端固定于胸椎 T2 左右，以尽量降低近端交界性后凸（PJK）和近端失败的发生率[28]。

虽然有症状的 PJK 在神经肌肉型脊柱侧凸中比较少见，一旦出现可能需要手术矫正。神经肌肉型疾病患者症状性 PJK 的治疗策略通常涉及后路融合范围的延长，包括受累的节段和有否截骨。前路手术通常没必要，因为后路手术可以处理后凸。如果有相关的神经根孔或中央管狭窄，可能需要减压。

截骨术有时是必要的，以矫正近端融合延伸导致的交界性畸形。由于交界性后凸的畸形通常是局限性的、僵硬的，只比之前的上端椎（UIVs）高 1~2 个椎体水平，所以后路经椎弓根截骨和全椎体切除术尤其适合矫正局部畸形。然而，交界性后凸的翻修手术目的应该是适度矫形。如果矫枉过正，脊柱后凸畸形变形力可转移到新的末端椎体，甚至可形成代偿曲线[29]。

在交界性后凸的翻修手术中，通常可通过比初次手术小的切口来进行翻修，Sponseller 描述了一种更好的扩展融合技术，并推荐使用足够的锚（通常 2~3 对）以承受矫正畸形的压力。该技术包括用新棒锁定所有高于先前 UIV 的锚，然后用悬臂机制对现有融合进行加压以矫正畸形。完成畸形矫正后，则用接头将新棒连接到现有的棒上[30]。

关于神经肌肉型疾病患者的 PJK 的翻修文献很少。在最近一项研究中，93 例神经肌肉型脊柱侧凸患者行脊柱后路融合，其中 2 例因 PJK 行翻修手术。通过将后路融合延长若干节段，2 例患者的治疗都获得了成功[9]。最近的一份病例报告详细描述了 1 例患有脑瘫的青少年，他在行 T2-L4 后路脊柱融合术后几个月出现了有

明显神经功能缺陷并且无法行走的 PJK[31]。他接受了延伸至 C6 的椎弓根螺钉和钩混合固定手术，术后 6 个月，在没有辅助装置的情况下恢复了行走。尽管翻修并不常见，但这两项研究都强调了这样一个事实，即神经肌肉型疾病患者交界性后凸翻修手术技术要求非常严格，仔细的术前规划决定了最终结果。

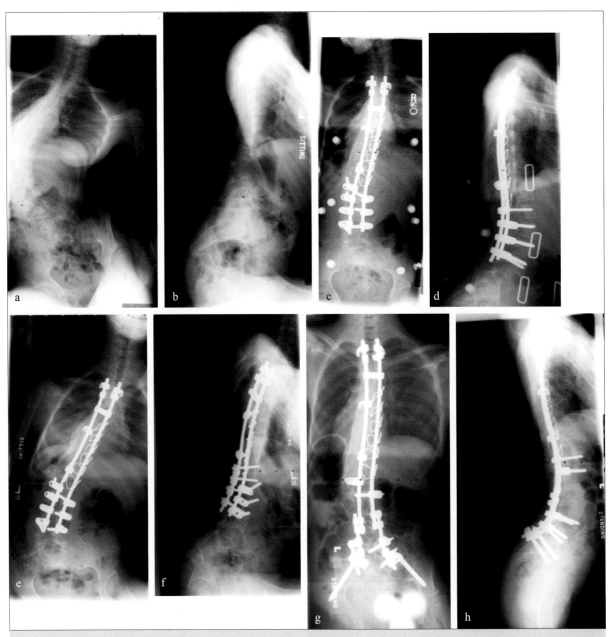

图 25.2 脑瘫患者腰椎远端发生融合。由于冠状面和矢状面失代偿，不得不进行翻修

25.3　颈椎过伸

与神经肌肉型脊柱畸形患者的胸腰椎畸形相比，颈椎明显受累罕见，但可能发生在有潜在的肌肉疾病的患者中。颈椎过伸畸形在杜氏肌肉营养不良症和许多先天性肌营养不良症中都有报道，以颈部屈肌无力和随后的颈部伸肌挛缩为特征（图 25.3）。这种肌肉的不平衡，特别是在继续生长的情况下，会导致头部的伸展控制不佳，并经常导致进行性的颈椎前凸和固定的过伸挛缩。这会使人变得虚弱，因为失去对伸展的控制将导致躯干向后伸展，而固定的过伸会使完成基本任务变得困难，需要患者向前弯曲躯干，甚至是臀部和膝盖来保持视线水平（图 25.3）。

当出现胸腰椎曲线时，治疗颈椎畸形可显著改善患者的生活质量。Giannini 等描述了一种治疗颈椎过伸的技术，已经成功地应用于各种潜在的肌肉疾病患者[32]。经后入路对颈椎进行手术，从 C2~C7 释放后方韧带结构和关节突关节，随后用咬骨钳释放棘间空间，因为它们通常非常狭窄，然后使颈部向前弯曲，矫正畸形。

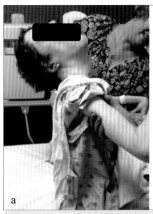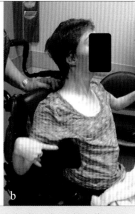

图 25.3　（a）这位 26 岁手足徐动脑瘫患者在脊柱融合术后 10 年出现了严重颈部后伸，吞咽和交流功能障碍。（b）患者接受了前路椎间盘切除术和 T2-C2 后路延长融合术，体位得到明显改善

最后，将楔形自体骨置入脊柱后方棘突之间，以保持矫形效果，促进关节融合。

应用本技术治疗了 7 例杜氏肌营养不良症患者，除明显胸腰椎畸形外，还有颈部僵硬过度伸展或头部伸展控制差。完成 T1 到骶骨后路融合后，在同一手术环境下，采用 Giannini 技术，对所有的颈椎伸展畸形完成了矫正。患者术后均获得了明显的畸形矫正、姿势改善和头部控制，其中 6 例患者最终随访 7.6 年仍维持矫形效果；然而，有 1 例患者在术后 3 年出现了由枕骨到 C2 的颈部过伸和旋转畸形。作者认为，颈部畸形严重的杜氏肌肉营养不良症患者应该在接受胸腰椎曲线矫正的同时矫正颈椎畸形，因为这些患者容易再次麻醉和手术[32]。

Giannini 等采用了类似的适应证标准，在 7 例患者中使用该技术并获得成功。这些患者都有潜在肌肉疾病，如梅洛辛阳性和梅洛辛阴性先天性肌肉营养不良症、Emery-Dreifuss 肌肉营养不良症和脊柱僵硬综合征[33]。所有的患者均无明显胸腰椎畸形，均行单独的颈椎畸形矫形。在没有明显并发症的情况下，其脊柱畸形获得了显著的矫正。所有患者均有稳定的关节融合，体位改善明显，在 10.4 年随访时均能保持水平注视代偿体位。虽然 Giannini 技术通常不使用内固定，但是在治疗这些罕见和具有挑战性的畸形时，除了后路松解和骨移植外，基于后路内固定和延伸至枕骨的技术也已获得成功[34]。

参考文献

[1] Sarwark J, Sarwahi V. New strategies and decision making in the management of neuromuscular scoliosis. Orthop Clin North Am. 2007; 38(4):485–496, v

[2] McDonnell MF, Glassman SD, Dimar JR, II, Puno RM, Johnson JR. Perioperative complications of anterior procedures on the spine. J Bone Joint Surg

Am. 1996; 78(6):839–847

[3] Luque ER. Segmental spinal instrumentation for correction of scoliosis. Clin Orthop Relat Res. 1982(163):192–198

[4] Allen BL, Jr, Ferguson RL. A 1988 perspective on the Galveston technique of pelvic fixation. Orthop Clin North Am. 1988; 19(2):409–418

[5] Imrie MN, Yaszay B. Management of spinal deformity in cerebral palsy. Orthop Clin North Am. 2010; 41(4):531–547

[6] Sharma S, Wu C, Andersen T, Wang Y, Hansen ES, Bünger CE. Prevalence of complications in neuromuscular scoliosis surgery: a literature meta-analysis from the past 15 years. Eur Spine J. 2013; 22(6):1230–1249

[7] Broom MJ, Banta JV, Renshaw TS. Spinal fusion augmented by Luque-rod segmental instrumentation for neuromuscular scoliosis. J Bone Joint Surg Am. 1989; 71(1):32–44

[8] Tsirikos AI, Mains E. Surgical correction of spinal deformity in patients with cerebral palsy using pedicle screw instrumentation. J Spinal Disord Tech. 2012; 25(7):401–408

[9] Lonstein JE, Koop SE, Novachek TF, Perra JH. Results and complications after spinal fusion for neuromuscular scoliosis in cerebral palsy and static encephalopathy using Luque Galveston instrumentation: experience in 93 patients. Spine. 2012; 37(7):583–591

[10] Dias RC, Miller F, Dabney K, Lipton GE. Revision spine surgery in children with cerebral palsy. J Spinal Disord. 1997; 10(2):132–144

[11] Yagi M, King AB, Kim HJ, Cunningham ME, Boachie-Adjei O. Outcome of revision surgery in pediatric spine deformity patients. Spine Deform. 2013; 1(1):59–67

[12] Sink EL, Newton PO, Mubarak SJ, Wenger DR. Maintenance of sagittal plane alignment after surgical correction of spinal deformity in patients with cerebral palsy. Spine. 2003; 28(13):1396–1403

[13] Jones-Quaidoo SM, Yang S, Arlet V. Surgical management of spinal deformities in cerebral palsy. A review. J Neurosurg Spine. 2010; 13(6):672–685

[14] Gitelman A, Joseph SA, Jr, Carrion W, Stephen M. Results and morbidity in a consecutive series of patients undergoing spinal fusion with iliac screws for neuromuscular scoliosis. Orthopedics. 2008; 31(12):31

[15] Phillips JH, Gutheil JP, Knapp DR, Jr. Iliac screw fixation in neuromuscular scoliosis. Spine. 2007; 32(14):1566–1570

[16] Sponseller PD, Zimmerman RM, Ko PS, et al. Low profile pelvic fixation with the sacral alar iliac technique in the pediatric population improves results at two-year minimum follow-up. Spine. 2010; 35(20):1887–1892

[17] O'Brien JR, Yu WD, Bhatnagar R, Sponseller P, Kebaish KM. An anatomic study of the S2 iliac technique for lumbopelvic screw placement. Spine. 2009; 34(12):E439–E442

[18] McCord DH, Cunningham BW, Shono Y, Myers JJ, McAfee PC. Biomechanical analysis of lumbosacral fixation. Spine. 1992; 17(8) Suppl:S235–S243

[19] Myung KS, Lee C, Skaggs DL. Early pelvic fixation failure in neuromuscular scoliosis. J Pediatr Orthop. 2015; 35(3):258–265

[20] Glattes RC, Bridwell KH, Lenke LG, Kim YJ, Rinella A, Edwards C, II. Proximal junctional kyphosis in adult spinal deformity following long instrumented posterior spinal fusion: incidence, outcomes, and risk factor analysis. Spine. 2005; 30(14):1643–1649

[21] Helgeson MD, Shah SA, Newton PO, et al. Harms Study Group. Evaluation of proximal junctional kyphosis in adolescent idiopathic scoliosis following pedicle screw, hook, or hybrid instrumentation. Spine. 2010; 35(2):177–181

[22] Kim YJ, Lenke LG, Bridwell KH, et al. Proximal junctional kyphosis in adolescent idiopathic scoliosis after 3 different types of posterior segmental

spinal instrumentation and fusions: incidence and risk factor analysis of 410 cases. Spine. 2007; 32(24):2731–2738

[23] Kim YJ, Bridwell KH, Lenke LG, Kim J, Cho SK. Proximal junctional kyphosis in adolescent idiopathic scoliosis following segmental posterior spinal instrumentation and fusion: minimum 5-year follow-up. Spine. 2005; 30(18):2045–2050

[24] Wang J, Zhao Y, Shen B, Wang C, Li M. Risk factor analysis of proximal junctional kyphosis after posterior fusion in patients with idiopathic scoliosis. Injury. 2010; 41(4):415–420

[25] Nectoux E, Giacomelli MC, Karger C, Herbaux B, Clavert JM. Complications of the Luque-Galveston scoliosis correction technique in paediatric cerebral palsy. Orthop Traumatol Surg Res. 2010; 96(4):354–361

[26] Cho SK, Kim YJ, Lenke LG. Proximal junctional kyphosis following spinal deformity surgery in the pediatric patient. J Am Acad Orthop Surg. 2015; 23 (7):408–414

[27] Yagi M, King AB, Boachie-Adjei O. Incidence, risk factors, and natural course of proximal junctional kyphosis: surgical outcomes review of adult idiopathic scoliosis. Minimum 5 years of follow-up. Spine. 2012; 37(17):1479–1489

[28] Sanders JO, Evert M, Stanley EA, Sanders AE. Mechanisms of curve progression following

sublaminar (Luque) spinal instrumentation. Spine. 1992; 17(7):781–789

[29] Sponseller PD, Jain A, Lenke LG, et al. Vertebral column resection in children with neuromuscular spine deformity. Spine. 2012; 37(11):E655–E661

[30] Sponseller PD. Pediatric revision spinal deformity surgery: issues and complications. Spine. 2010; 35(25):2205–2210

[31] Cruz D, Mendoza-Lattes S, Weinstein SL. Nontraumatic proximal junctional kyphosis with catastrophic neurologic deficits after instrumented arthrodesis in an adolescent with cerebral palsy: case report and review of the literature. JBJS Case Connect. 2014; 3:e:58

[32] Giannini S, Faldini C, Pagkrati S, Grandi G, Romagnoli M, Merlini L. Surgical treatment of neck hyperextension in Duchenne muscular dystrophy by posterior interspinous fusion. Spine. 2006; 31(16):1805–1809

[33] Giannini S, Ceccarelli F, Faldini C, Pagkrati S, Merlini L. Surgical treatment of neck hyperextension in myopathies. Clin Orthop Relat Res. 2005(434):151–156

[34] Arkader A, Hosalkar H, Dormans JP. Scoliosis correction in an adolescent with a rigid spine syndrome: case report. Spine. 2005; 30(20):E623–E628

26 神经肌肉型脊柱侧凸患者的健康相关生活质量

著者：James H. Stephen, Eve Hoffman, Unni G. Narayanan, Paul D. Sponseller, Amer F. Samdani
翻译：张涛　杨成伟

摘要： 本章概述神经肌肉型脊柱侧凸患者的健康相关生活质量（HRQoL），包括脑瘫（CP）、脊髓脊膜突出、脊髓损伤（SCI）和弛缓性神经肌肉疾病等。在 CP 患者中，越来越大的脊柱曲度和骨盆倾斜度，与坐位耐力的恶化、活动能力的减弱、肺功能的降低、胃食管反流和进食困难有关。残疾儿童健康指数（CPCHILD）是一种有效的 CP 儿童健康状况的代用指标，在多项研究中被用于显示脊柱融合术后的改善情况。在脊髓脊膜突出患者中，脊柱裂脊柱问卷（SBSQ）用来评估与脊柱侧凸相关的身体残疾。SBSQ 证明了在脊柱畸形程度与自我知觉或整体生理功能之间没有显著关系，但与冠状面失衡的增加和坐姿平衡的恶化有关。目前还没有任何经验证的特定工具来测量在 SCI 相关的脊柱侧凸患者 HRQoL。Shriners 儿童医院开发了用于神经肌肉型脊柱侧凸的 Shriners 小儿工具（SPINS），未来的目标是验证该工具是否好用。最后比较支具和手术对 HRQoL 的影响。儿童生活质量量表（PedsQL）在弛缓性神经肌肉疾病患者中最常用，但没有被用于研究该人群脊柱畸形的影响。经验证的神经肌肉型脊柱侧凸的疾病特异性指标的开发及其在前瞻性研究中的应用，将进一步指导治疗决策的制定，以最大限度地提高患者生活质量。

关键词： 脑瘫，杜氏肌营养不良症，弛缓性神经肌肉疾病，健康相关生活质量，脊髓脊膜突出，神经肌肉型脊柱侧凸，脊髓损伤，脊髓性肌萎缩症。

26.1 引言

神经肌肉型脊柱侧凸患者的矫形手术充满挑战。鉴于患者的并发症发生率较高以及潜在的神经和临床并发症，人们对矫形手术对患者健康生活质量的影响（HRQoL）存在争议。本章概述神经肌肉型疾病患者，包括特定的脑瘫（CP）、脊髓脊膜突出、脊髓损伤（SCI）、弛缓性神经肌肉型疾病患者等面临的挑战和可用指标。

26.2 脑瘫

CP 是一种由生长发育中的胎儿或婴幼儿神经系统的静态损伤引起的异质性疾病。这种非进展性损害会导致永久性的运动和协调功能障碍。然而，这种运动障碍往往伴随感觉、知觉、认知和交流的障碍。尽管最初的损伤是静态的，但患者也可能继续发展为继发性肌肉骨骼问题，而这些问题可能会贯穿患者一生[1]。

CP 的肌肉骨骼后果继发于力量和张力的不平衡，包括四肢和中轴骨的肌肉挛缩和畸形。

26.2.1 自然史

与一般儿童相比，CP 患儿出现脊柱畸形的风险更高。CP 患者中，估计的脊柱侧凸患病率有很大差异，从 20%~77% 不等[2-7]。这种变化可能是由 CP 的异质性和畸形风险随 CP 的严重程度而增加这一事实造成的。例如，与截瘫或偏瘫相比，脊柱侧凸在四肢瘫患儿中更为常见，尤其是痉挛性 CP[8]。采用运动功能分类系统（GMFCS）测量 CP 的严重程度，是脊柱侧凸的最重要的危险因素，而增高的 GMFCS 水平和脊柱侧凸之间有很强的联系[8]。不能行走的儿童（GMFCS Ⅳ、Ⅴ级）在 18 岁前发生中度和重度脊柱侧凸的概率为 50%，而无须助行器即可行走的患儿（GMFCS Ⅰ、Ⅱ级）发生脊柱侧凸的风险与一般人群没有显著性差异[3]。脊柱侧凸往往在骨骼成熟前进展最迅速，但通常会在骨骼成熟后继续发展，尤其是 12 岁时弯曲大于 40°的行走障碍患者[9, 10]。此类患者的骨骼成熟也可能延迟，这也是导致弯曲进展风险增加的一个长期因素。

26.2.2　并发症

CP 的继发性肌肉骨骼后果，包括脊柱侧凸，会随着年龄的增长而逐渐恶化。这些后果包括上肢和下肢挛缩的发展，可能影响儿童的照护和舒适性。患者发生进行性髋关节置换的风险增高，这一风险与 GMFCS 水平密切相关[6]。因此，在评估脊柱畸形时，必须对髋部是否存在挛缩或脱位进行全面评估。髋关节移位通常发生于脊柱侧凸出现前，但并不总是如此。CP 的这些肌肉骨骼改变会导致儿童依靠轮椅活动。这种不动性和承重不足会导致骨质疏松。儿童的大部分照护和日常生活活动都依赖其照料者。

最有可能发展为脊柱畸形的 CP 患者，也是最有可能出现明显的非肌肉骨骼并发症的患者。这些并发症包括癫痫、脑积水、大小便失禁、尿路感染、胃食管反流、营养不良、便秘、吸入性肺炎和心肺问题等[4, 5]。其神经功能障碍可能导致吞咽困难，从而增加了发生吸入性肺炎的风险。他们也会经历胃食管反流，这种反流在某些体位会加重。胃管喂养通常是必要的，既要克服营养不良相关的喂养困难，又要防止误吸。气管切开术在重症 CP 患者中也常见，同样是为了防止误吸。同时，这些患者多有大小便失禁。随着脊柱畸形的恶化，儿童可能会出现压疮，尤其是如果他们很瘦的话。

26.2.3　脊柱畸形和并发症：对生活质量的影响

这些并发症共同对患有和严重脊柱侧凸的 CP 患儿的寿命和 HRQoL 有明显影响。脊柱曲度的加大与坐姿耐受性恶化、活动能力受损有关。由于缺乏活动能力，保持直立坐位是这些儿童生活的一个重要方面。严重的脊柱畸形（特别是骨盆倾斜）的存在可能会影响坐姿平衡、舒适度和耐力。不能坐直可能会加重患者基线视觉障碍，从而影响他们处理视觉信息的能力。此外，进展性脊柱侧凸可能直接或间接地加重部分临床并发症。严重的脊柱侧凸与肺功能下降、胃食管反流和进食困难有关。弯曲的位置和大小可能会对肺功能产生负面影响。作为一种潜在疾病，心肺功能会随着年龄的增长而下降，这种恶化与 GMFCS 水平的相关性大于脊柱曲度。在 CP 患者中，由于患者无法参与，很难对肺功能直接进行检测，尤其是在 GMFCS Ⅳ、Ⅴ级患者中。然而，研究表明，与弯曲大于 45°的患者相比，轻度或无侧凸患者的血氧饱和度和心率没有差异[11, 12]。其他因素，如气管切开的存在[9]、骨盆倾斜和髋关节脱位[13~16]，已被证明与 CP 患者脊柱侧凸恶化有关。脊柱侧凸与这些因素之间的关系尚不清楚，心肺并发症的恶化与潜在疾病的严重程度有关，而不是与脊柱侧凸有因果关系。这些人有明显的共同之处，这些共同之处为脊柱侧凸的治疗带来了挑战。

在存在多种并发症的情况下，脊柱侧凸对这些儿童的 HRQoL 的额外负面影响难以量化。对于由于认知和 / 或沟通障碍而无法表述自己生活质量的患者，衡量患者报告的 HRQoL 是一个挑战。对于此类患者的脊柱侧凸进行手术治疗的益处和适应证存在争议，因其并发症发生率高，手术和康复费用也较高[7, 9]。手术结果通常根据影像学测量、融合率、早期和晚期并发症以及不受控制病例系列的死亡率来报告。更重要的 HRQoL 结果很少被报道，多采用了未经验证的措施。有必要使用有效的 HRQoL 措施进行前瞻性比较研究，以明确手术真正收益的不确定性。

26.2.4 干预措施

应用非手术方法或通过明确的手术矫正，可以有效解决与 CP 患者脊柱畸形加重有关的问题。任何干预措施都应该在明确了解疾病自然史的基础上进行，应该使患者的总体健康状况在某种程度上得到改善，而且是可以耐受的。传统上，在有脊柱畸形的 CP 患者中，影像学测量以及发病率和死亡率数据主要用于跟踪观察到的自然史和治疗反应。采用经验证的 HRQoL 结果对支具、观察或手术治疗进行比较，目前未见于任何文献。

26.2.5 满意度和 HRQoL 研究

CP 是一种慢性疾病，无法治愈。因此，结果研究应该反映患者功能状态和总体幸福感的微小变化，将干预措施的结果和自然史区分开来。在过去的 20 年里，人们对 CP 患儿接受脊柱手术后父母和患儿满意度的重要性越来越感兴趣，理解也越来越深。鉴于这一类具有挑战性的患者的并发症发生率较高，我们研究了矫形手术和并发症对功能结果的影响。Sponseller 等[17]认为，有脊柱畸形的 CP 患者行矫形手术后，深部感染发生率相对较高，可能与较差的疼痛结局有关。仅靠后路椎弓根螺钉可获得满意的影像学冠状位和矢状位矫正，同时并发

症发生率不高，与功能改进（使用改良 Rancho Los Amigos 医院系统评分标准）有关[18]。另一项研究表明，并发症的发生与 HRQoL 的变化之间没有相关性。此外，将脊柱融合延伸至骨盆以处理骨盆倾斜，对这些患者并发症的发生也没有影响[19]。

一些研究报告指出，父母 / 护理人员对患儿接受脊柱畸形矫形手术的决定有很高的回顾性满意度[17, 20~26]。尽管这些研究没有对严重 CP 儿童使用经过验证的结果工具

Comstock 等[27]对一系列 79 例患者平均随访 4 年，发现超过 30% 的患者术后有迟发性脊柱侧凸进展大于 10°，骨盆倾斜恶化和失代偿大于 4 cm，多数发生进展的患者是在骨骼发育不成熟的情况下进行的手术。尽管如此，该研究报告显示，父母或护理人员手术后的满意率为 85%，并指出这对患儿的身体外观、舒适性、护理便利性和坐姿能力都产生了有益影响。一项使用 POSNA（北美儿童骨科协会）结果问卷对脊柱手术后父母的认知进行的纵向研究表明，术前和术后的生理功能、并发症和父母健康之间没有差异，患者疼痛、幸福感和父母满意度均在 1 年后显著提高[28, 29]。在这项研究中，缺乏对功能改善的感知，可能低估了严重脑瘫儿童手术中由于器械的天花板效应而带来的潜在功能收益。在对 84 例痉挛性 CP 患者的回顾性研究中，Watanabe 等[30]报告 85% 的患者对手术满意，多数改善与姿势、坐姿平衡和外观有关。有趣的是，术后得分提高最少的与行走能力、手臂和手的使用、吃饭能力、睡眠模式、会阴护理、压疮数量、穿衣能力和疼痛有关[20]。由于缺乏具有未知反应性的有效问卷，很难确定手术在有脊柱侧凸的重度脑瘫患儿中的真实效果。有必要对这一人群的生活质量进行有效测量，以阐明哪些影像学或临床结果可能改善生活质量。

26.2.6 开发适合小儿脑瘫患者的 HRQoL 工具

在医学领域，已经普遍采用 HRQoL 措施来评估疾病和干预措施的影响。理想情况下，一种工具可以用于所有疾病，从而使数据收集和解释标准化。针对儿童开发了儿童健康问卷（CHQ）和儿童结果数据收集工具（PODCI），并已用于健康儿童和慢性病患者的调查。PODCI 已被用于研究可行走的脑瘫儿童，但对 GMFCS Ⅳ 级和 Ⅴ 级儿童的作用有限，表现为天花板效应和地板效应，反应迟钝。这组患者最有可能出现明显的脊柱侧凸。观察结果工具的反应性（在干预后准确反映变化的能力）时，该工具必须足够敏感，能够识别预先存在功能限制的人群的细微变化。

为了建立一个可有效用于 CP 干预的 HRQoL 工具，我们必须首先确认对患者和护理者来说，什么是重要的。公众、卫生保健人员和护理人员对健康和功能的看法，可能与 CP 患者的看法大不相同。理想情况下，应该是患者告诉我们应该测量的重要功能和目标，但此类患者中，其神经功能障碍可能会阻碍这种交流。在确定一份需要研究（构建）的领域的清单时，我们必须确信其内容是重要的（内容有效性），并且必须审查一个工具是否能正确衡量预期内容（面对有效性），而且所使用的度量指标足够敏感，足以识别干预（响应）后的细微变化。构造有效性一般在处理抽象变量时使用，如生活质量，是有效性最严格的检验标准。提出的或假设的潜在因素称为构造。构造有效性考察了在测量值与患者和患者群体的特征之间应该存在的逻辑关系。本测试试图解决问卷的分数是否与其他相关构造以预期的方式相关联的问题。构造验证是一个不断学习构造，做出新的预测，然后测试它们的过程。由于需要一个代理来提供这些信息，因此必须证明该工具在不同人之间以及在不同的时间是准确的，同时也是可靠的。

偏倚的根源

代理人（父母／护理者）可能在干预之前高估残疾（以便为做出重大干预决定提供理由）或出于同样的原因高估术后改善，这种情况在回顾性研究中尤其明显，但在进行重大决策／干预时，也可能出现前瞻性研究，这样的偏倚可以通过执行前瞻性研究和纵向研究来最小化。这些纵向研究可以在进行特定干预之前和之后很久捕捉前瞻性数据。

护理者优先事项和残疾儿童生活健康指数项目

设计残疾儿童生活健康指数（CPCHILD）问卷是为了解决严重脑瘫患儿干预措施缺乏具体工具的问题。由于认识到它作为描述功能和健康状况的工具的有效性，因而对该问卷进行了广泛开发。父母、护理人员和卫生保健工作者参与制定问题，并为每个问题分配相应重要性。开发人员严格评估了外观、内容和构造有效性，以及其对更改的可靠性和响应性[21, 31]。另一项评估 CPCHILD（荷兰语版本）有效性和可靠性的独立研究发现，在不可行走的 CP 患者中，其作为健康状况和幸福感的代表是足够可靠和有效的[22]。

CPCHILD 由 37 个项目组成，分为 6 个部分，代表以下领域：

- 日常生活／个人护理活动（9项）；
- 定位、转移和移动（8项）；
- 安慰和情感（9项）；
- 沟通和社交（7项）；
- 健康（3项）；
- 整体生活质量（1项）。

它分为 0~100 级，分数越高，生活质量越好。

Bohtz 等[29] 使用 CPCHILD 工具评估了脊柱融合手术的结果，连续回顾性研究了 50 例接受脊柱融合的患者，随访至少 2 年。他们注意到并发症与 HRQoL 或术后满意度之间没有相关性。他们观察到术后 HRQoL 的改善和高满意率，但也注意到这与客观的影像学改变没有显著相关性。在对 33 例患者的类似回顾性分析中，Sewell 等[32] 比较了接受观察治疗的脊柱侧凸患者的影像学资料和 CPCHILD 评分，并将其与接受手术的患者进行了比较。他们发现观察组的脊柱侧凸在影像学参数上恶化，总的 CPCHILD 分数略有恶化。在手术组，影像学参数改善，整体 CPCHILD 评分也明显改善。在两组中，疼痛的变化是影响生活质量的最重要因素。两组均未显示在治疗前后的行动能力、GMFCS 水平、进食或沟通方面的差异，表明疼痛的存在是考虑手术潜在益处的一个重要因素。

26.2.7　发展趋势

还需要进一步研究以评估 CP 患者手术的长期结果，以确定这些收益是否长期存在并对患者的生活质量产生影响。需要对疾病异质性或手术变异等混杂因素的影响进行多中心大样本队列研究。阐明影响生活质量变化的变量，对于确定哪些患者从手术中获益最大，哪些患者风险最大是很重要的。将 Harms 研究小组扩大到包括 CP 患者的脊柱畸形，有望获得有用的数据。这个前瞻性收集的多中心数据库记录了 CPCHILD 术前、术中和术后的评分。目前对这些数据进行的 2 年跟踪随访分析，将通过如 CPCHILD 等可靠、有效的方法，得出对生活质量影响的结果。与此同时，在这一人群中也正在开展研究，以证明 CPCHILD 对通过干预措施检测生活质量变化的反应能力。此外，来自 Harms 研究小组数据库的 5 年研究结果将有助于检查更长期的生活质量结果。

26.3　脊髓脊膜突出

多数接受畸形矫正手术的脊髓脊膜突出和脊柱侧凸患者全部时间都是坐着的，手术的目的是矫正坐姿平衡，改善自我报告的测量结果，包括生理功能和自我认知[33]。历史上，Mazur 等[34] 报道了 49 例脊髓脊膜突出患者脊柱侧凸畸形矫形术后的功能结果：70% 的患者坐姿平衡有所改善，采用前后联合入路进行融合，获得了最佳坐姿平衡。在调查这一系列患者中可行走的小部分患者的结果时，没有患者术后出现行走状态改善，67% 的接受前后路脊柱融合的患者行走能力下降。虽然他们的系列研究和其他研究[35, 36] 都集中于临床驱动的结果测量，如坐姿平衡和行走，但最近的研究则集中于患者和护理人员报告的生活质量测量。

Wai 等[37] 发表了他们的研究成果，开发并验证了脊柱裂脊柱问卷（SBSQ），以评估与脊柱侧凸相关的身体残疾。SBSQ 是一份包含 25 个项目的调查问卷，旨在从患者和护理人员的角度，纳入对生活质量的测量。同一组研究人员随后用 SBSQ 研究了脊柱畸形和生理功能之间的关系[33]。他们对 80 例患有脊髓脊膜突出患儿进行了 SBSQ 问卷调查，包括 24 例接受手术稳定治疗的儿童。结果发现，在调整神经系统水平后，脊柱畸形程度与自我认知或整体生理功能之间没有明显关系。在接受手术稳定治疗的 24 例患者中，冠状面失衡的增加与坐姿平衡恶化有关。

Sibinski 等[38] 研究了对脊髓脊膜突出患者的脊柱侧凸进行非手术治疗的远期疗效。他们对 19 例骨骼成熟的患者进行了前瞻性研究，根据神经运动水平、运动状态和坐姿稳定性对患者进行分组。然后他们填写了几份问卷，以评估生理功能和生活质量的不同方面，包括 SBSQ。结果表明，虽然脊柱侧凸畸形的严重程度降低了生活质量，但与生理功能、自我认知和自我激励没有相关性。他们假设生活质量得分的下降可能与其他方面有关，如行走能力，而不是脊柱侧凸本身。

26.4 脊髓损伤（SCI）

在患有 SCI 的儿童和青少年中，关于HRQoL 结果的数据很少。目前还没有经过验证的特定条件下的工具来测量与 SCI 相关的脊柱侧凸中的 HRQoL。在其他形式的神经肌肉型脊柱侧凸中，较高水平的神经损伤和残疾程度与较低的 HRQoL 结果有关[39]。然而，Vogel 等[40]跟踪了 46 例儿童时期患有 SCI 的成年患者，发现生活满意度与损伤程度、损伤年龄和损伤持续时间没有显著相关性。相反，他们发现满意度与教育水平和就业有关。同样，在对脊髓损伤儿童及其父母进行普通儿童生活质量测量时，四肢瘫痪儿童与截瘫儿童的 HRQoL 之间没有差异[41]。

Shriners 儿童医院的研究为一种用于与 SCI 有关的儿童神经肌肉型脊柱侧凸的疾病特异性HRQoL 工具奠定了基础。Hunter 等[42]开发了用于神经肌肉型脊柱侧凸的 Shriners 儿童工具（SPINS），并在 14 例 SCI 患儿中测试了该工具，证明了该组患儿的可理解性。在进行有效性测试后，SPINS 的目的是为了测量支具和手术对脊髓损伤和神经肌肉型脊柱侧凸儿童 HRQoL 的影响。

26.5 杜氏肌营养不良症 / 脊髓性肌萎缩症

用于测量进展性、迟缓性神经肌肉型疾病的 HRQoL 工具是多种多样的。最近一篇文献综述指出，有 21 篇文章使用了 15 种不同生活质

量量表对肌肉营养不良患者进行测量[43]。在儿童和青少年组中，最常用的量表包括一般儿童生活质量清单（PedsQL）或该量表的两个特定疾病亚组之一：PedsQL 杜氏模块或 PedsQL 神经肌肉模块。通过对 117 例患有杜氏肌营养不良症（DMD）的男孩和那些匹配的健康儿童的结果进行比较，PedsQL 杜氏模块得到了验证[44]。本研究显示，患有 DMD 的男孩在生理和心理社会领域的平均得分明显偏低。通过将 167 例脊髓性肌萎缩症（SMA）患儿与健康对照组的结果进行比较，PedsQL 神经肌肉模块也得到了验证[45]。同样，SMA 患儿及其父母的 HRQoL 明显低于健康儿童。然而，这两种疾病特异性工具都没有被用来研究这一人群的脊柱畸形或其治疗对HRQoL 的影响。

为了解决该患者群体中与脊柱侧凸相关的HRQoL 问题，Bridwell 等[46]设计并验证了一份问卷，该问卷对 55 例以前接受过脊柱融合的DMD 或 SMA 患者进行了调查。在最近的随访检查中，问卷评估了患者的功能、疼痛、美观、自我形象和生活质量。结果显示，与术前相比，81% 的患者生活质量有整体改善，96% 的患者坐姿平衡有改善。尽管生活质量得分非常高，但有 5 例患者（10%）在手术前能自己进食，在融合后却不能再自己进食了，因为他们的脊柱更高了，再也不能把手放到嘴边。一项类似于Bridwell 使用 PedsQL 一般和疾病特异性模块的研究尚未发表，但将提供更多关于该患者群体中脊柱侧凸治疗效果的客观数据。

26.6 小结

神经肌肉型脊柱侧凸仍然是脊柱外科医生面临的巨大挑战。收集和评估 HRQoL 数据以评估干预反应也是一个挑战。当检查手术畸形矫正对这些患者 HRQoL 结果的影响时，可用数据

通常是稀少的、有缺陷的或矛盾的。然而，发展经过验证的特异性指标和前瞻性收集数据，比较干预措施的效果，可以提供答案和指导决策，以最大限度地改善患者生活质量。

参考文献

［1］Rosenbaum P, Paneth N, Leviton A, et al. A report: the definition and classification of cerebral palsy April 2006. Dev Med Child Neurol Suppl. 2007; 109:8–14

［2］Madigan RR, Wallace SL. Scoliosis in the institutionalized cerebral palsy population. Spine. 1981; 6(6):583–590

［3］Persson-Bunke M, Hägglund G, Lauge-Pedersen H, Wagner P, Westbom L. Scoliosis in a total population of children with cerebral palsy. Spine. 2012; 37(12):E708–E713

［4］Himmelmann K, Beckung E, Hagberg G, Uvebrant P. Gross and fine motor function and accompanying impairments in cerebral palsy. Dev Med Child Neurol. 2006; 48(6):417–423

［5］Shevell MI, Dagenais L, Hall N, REPACQ Consortium. Comorbidities in cerebral palsy and their relationship to neurologic subtype and GMFCS level. Neurology. 2009; 72(24):2090–2096

［6］Soo B, Howard JJ, Boyd RN, et al. Hip displacement in cerebral palsy. J Bone Joint Surg Am. 2006; 88(1):121–129

［7］Mercado E, Alman B, Wright JG. Does spinal fusion influence quality of life in neuromuscular scoliosis? Spine. 2007; 32(19) Suppl:S120–S125

［8］Palisano R, Rosenbaum P, Walter S, Russell D, Wood E, Galuppi B. Development and reliability of a system to classify gross motor function in children with cerebral palsy. Dev Med Child Neurol. 1997; 39(4):214–223

［9］Whitaker AT, Sharkey M, Diab M. Spinal fusion for scoliosis in patients with globally involved cerebral palsy: an ethical assessment. J Bone Joint Surg Am. 2015; 97(9):782–787

［10］Koop SE. Scoliosis in cerebral palsy. Dev Med Child Neurol. 2009; 51 Suppl 4:92–98

［11］Balmer GA, MacEwen GD. The incidence and treatment of scoliosis in cerebral palsy. J Bone Joint Surg Br. 1970; 52(1):134–137

［12］Edebol-Tysk K. Epidemiology of spastic tetraplegic cerebral palsy in Sweden. I. Impairments and disabilities. Neuropediatrics. 1989; 20(1):41–45

［13］Pritchett JW. The untreated unstable hip in severe cerebral palsy. Clin Orthop Relat Res. 1983; 173(173):169–172

［14］Porter D, Michael S, Kirkwood C. Patterns of postural deformity in non-ambulant people with cerebral palsy: what is the relationship between the direction of scoliosis, direction of pelvic obliquity, direction of windswept hip deformity and side of hip dislocation? Clin Rehabil. 2007; 21(12):1087–1096

［15］Rosenthal RK, Levine DB, McCarver CL. The occurrence of scoliosis in cerebral palsy. Dev Med Child Neurol. 1974; 16(5):664–667

［16］Saito N, Ebara S, Ohotsuka K, Kumeta H, Takaoka K. Natural history of scoliosis in spastic cerebral palsy. Lancet. 1998; 351(9117):1687–1692

［17］Sponseller PD, Shah SA, Abel MF, Newton PO, Letko L, Marks M. Infection rate after spine surgery in cerebral palsy is high and impairs results: multicenter analysis of risk factors and treatment. Clin Orthop Relat Res. 2010; 468(3):711–716

［18］Terjesen T, Lange JE, Steen H. Treatment of scoliosis with spinal bracing in quadriplegic cerebral palsy. Dev Med Child Neurol. 2000; 42(7):448–454

［19］Tsirikos AI, Chang WN, Dabney KW, Miller F. Comparison of one-stage versus two-stage anteroposterior spinal fusion in pediatric patients with cerebral palsy and neuromuscular scoliosis. Spine. 2003; 28(12):1300–1305

［20］Cassidy C, Craig CL, Perry A, Karlin LI, Goldberg MJ. A reassessment of spinal stabilization in severe cerebral palsy. J Pediatr Orthop. 1994; 14(6):731–739

［21］Tsirikos AI, Chang W-N, Dabney KW, Miller F.

Comparison of parents' and caregivers' satisfaction after spinal fusion in children with cerebral palsy. J Pediatr Orthop. 2004; 24(1):54–58

[22] Dias RC, Miller F, Dabney K, Lipton G, Temple T. Surgical correction of spinal deformity using a unit rod in children with cerebral palsy. J Pediatr Orthop. 1996; 16(6):734–740

[23] Lonstein JE, Akbarnia A. Operative treatment of spinal deformities in patients with cerebral palsy or mental retardation. An analysis of one hundred and seven cases. J Bone Joint Surg Am. 1983; 65(1):43–55

[24] Lipton GE, Letonoff EJ, Dabney KW, Miller F, McCarthy HC. Correction of sagittal plane spinal deformities with unit rod instrumentation in children with cerebral palsy. J Bone Joint Surg Am. 2003; 85-A(12):2349–2357

[25] Lipton GE, Miller F, Dabney KW, Altiok H, Bachrach SJ. Factors predicting postoperative complications following spinal fusions in children with cerebral palsy. J Spinal Disord. 1999; 12(3):197–205

[26] Tsirikos AI, Lipton G, Chang WN, Dabney KW, Miller F. Surgical correction of scoliosis in pediatric patients with cerebral palsy using the unit rod instrumentation. Spine. 2008; 33(10):1133–1140

[27] Comstock CP, Leach J, Wenger DR. Scoliosis in total-body-involvement cerebral palsy. Analysis of surgical treatment and patient and caregiver satisfaction. Spine. 1998; 23(12):1412–1424, discussion 1424–1425

[28] Jones KB, Sponseller PD, Shindle MK, McCarthy ML. Longitudinal parental perceptions of spinal fusion for neuromuscular spine deformity in patients with totally involved cerebral palsy. J Pediatr Orthop. 2003; 23(2):143–149

[29] Bohtz C, Meyer-Heim A, Min K. Changes in health-related quality of life after spinal fusion and scoliosis correction in patients with cerebral palsy. J Pediatr Orthop. 2011; 31(6):668–673

[30] Watanabe K, Lenke LG, Daubs MD, et al. Is spine deformity surgery in patients with spastic cerebral palsy truly beneficial?: a patient/parent evaluation. Spine. 2009; 34(20):2222–2232

[31] Narayanan UG, Fehlings D, Weir S, Knights S, Kiran S, Campbell K. Initial development and validation of the Caregiver Priorities and Child Health Index of Life with Disabilities (CPCHILD). Dev Med Child Neurol. 2006; 48(10):804–812

[32] Sewell MD, Malagelada F, Wallace C, et al. A preliminary study to assess whether spinal fusion for scoliosis improves carer-assessed quality of life for children with GMFCS level IV or V cerebral palsy. J Pediatr Orthop. 2016; 36(3):299–304

[33] Wai EK, Young NL, Feldman BM, Badley EM, Wright JG. The relationship between function, self-perception, and spinal deformity: implications for treatment of scoliosis in children with spina bifida. J Pediatr Orthop. 2005; 25(1):64–69

[34] Mazur J, Menelaus MB, Dickens DRV, Doig WG. Efficacy of surgical management for scoliosis in myelomeningocele: correction of deformity and alteration of functional status. J Pediatr Orthop. 1986; 6(5):568–575

[35] Müller EB, Nordwall A, vonWendt L. Influence of surgical treatment of scoliosis in children with spina bifida on ambulation and motoric skills. Acta Paediatr. 1992; 81(2):173–176

[36] Osebold WR, Mayfield JK, Winter RB, Moe JH. Surgical treatment of paralytic scoliosis associated with myelomeningocele. J Bone Joint Surg Am. 1982; 64(6):841–856

[37] Wai EK, Owen J, Fehlings D, Wright JG. Assessing physical disability in children with spina bifida and scoliosis. J Pediatr Orthop. 2000; 20(6):765–770

[38] Sibinski M, Synder M, Higgs ZC, Kujawa J, Grzegorzewski A. Quality of life and functional disability in skeletally mature patients with myelomeningocelerelated spinal deformity. J Pediatr Orthop B. 2013; 22(2):106–109

[39] Varni JW, Burwinkle TM, Sherman SA, et al. Health-

related quality of life of children and adolescents with cerebral palsy: hearing the voices of the children. Dev Med Child Neurol. 2005; 47(9):592–597

[40] Vogel LC, Klaas SJ, Lubicky JP, Anderson CJ. Long-term outcomes and life satisfaction of adults who had pediatric spinal cord injuries. Arch Phys Med Rehabil. 1998; 79(12):1496–1503

[41] Oladeji O, Johnston TE, Smith BT, Mulcahey MJ, Betz RR, Lauer RT. Quality of life in children with spinal cord injury. Pediatr Phys Ther. 2007; 19(4):296–300

[42] Hunter L, Molitor F, Chafetz RS, et al. Development and pilot test of the Shriners Pediatric Instrument for Neuromuscular Scoliosis (SPINS): a quality of life questionnaire for children with spinal cord injuries. J Spinal Cord Med. 2007; 30 Suppl 1:S150–S157

[43] Bann CM, Abresch RT, Biesecker B, et al. Measuring quality of life in muscular dystrophy. Neurology. 2015; 84(10):1034–1042

[44] Uzark K, King E, Cripe L, et al. Health-related quality of life in children and adolescents with Duchenne muscular dystrophy. Pediatrics. 2012; 130(6):e1559–e1566

[45] Iannaccone ST, Hynan LS, Morton A, Buchanan R, Limbers CA, Varni JW, AmSMART Group. The PedsQL in pediatric patients with Spinal Muscular Atrophy: feasibility, reliability, and validity of the Pediatric Quality of Life Inventory Generic Core Scales and Neuromuscular Module. Neuromuscul Disord. 2009;19(12):805–812

[46] Bridwell KH, Baldus C, Iffrig TM, Lenke LG, Blanke K. Process measures and patient/parent evaluation of surgical management of spinal deformities in patients with progressive flaccid neuromuscular scoliosis (Duchenne's muscular dystrophy and spinal muscular atrophy). Spine. 1999; 24(13):1300–1309

27　巴氯芬泵：术前、术中及术后处理

著者：Brian P. Scannell, Burt Yaszay

翻译：张涛　杨成伟

摘要：肌痉挛和肌张力障碍可以通过放置鞘内巴氯芬泵来控制。这种疗法可以改善痉挛、关节活动度，方便护理，提高患者/护理人员的满意度。在术前，确定巴氯芬泵置入的适应证和治疗目标是很重要的。置入前可进行剂量试验，以确保适当的治疗反应。许多鞘内巴氯芬泵置入的候选患者也可能是脊柱融合的候选患者。泵的置入时机是有争论的，但根据现有文献，在脊柱融合手术前、术中或术后置入似乎都很安全。没有确凿的证据表明巴氯芬泵增加了需要手术治疗的脊柱侧凸的风险。在此基础上，我们描述了各种置入技术。术后管理这些患者的外科医生和多学科团队需要了解与鞘内巴氯芬泵有关的潜在的医疗和手术并发症。

关键词：巴氯芬泵，痉挛，神经肌肉型脊柱侧凸，脊柱融合，鞘内巴氯芬泵。

27.1　术前处理

27.1.1　张力处理

肌张力过高由许多不同的病因造成，脑瘫（CP）等神经肌肉型疾病是最常见的，但许多其他疾病，如创伤/后天性脑损伤、代谢紊乱、脑白质病变、脑积水和脊髓损伤等，也与肌张力过高有关[1]。肌张力过高可影响生活质量，并导致康复问题[2]。它可以表现为痉挛、肌张力障碍、僵硬或混合症状等。痉挛是最常见的形式，是由外部强制性肌肉运动而造成的肌肉张力增高造成的[3]。肌张力过高是一种不太常见但

更为复杂的肌张力障碍[1]，由肌肉群异常的、无意识的收缩组成，引起颈部、躯干或四肢的姿势异常[3]。痉挛和肌张力障碍都可能导致主动肌和拮抗肌的僵硬或同时挛缩[3]。通常，有各种张力失调的儿童会同时出现痉挛和肌张力障碍。

处理肌张力过高的方法分为非手术和手术方法。非手术方法包括物理/职业疗法、矫形器、铸型、肉毒毒素化学脱神经和苯二氮䓬等肠内药物。一种常用的肠内药物是巴氯芬。巴氯芬可与GABAB受体（氨基丁酸的代谢跨膜受体）结合，抑制兴奋性神经递质和P物质的释放，使痉挛减轻[4]。口服巴氯芬可以很好地发挥作用，但也可以引起显著的镇静、疲劳和肌张力低[1]。据报道，7%~70%的口服巴氯芬者出现镇静作用[2]。

肌张力过高的手术治疗包括各种骨科手术（软组织和骨）、脊神经背根切断术、鞘内巴氯芬泵置入、深部脑刺激等方法[1]。1996年，FDA首次批准于鞘内置泵注射巴氯芬来治疗肌张力过高。鞘内巴氯芬注射被批准用于治疗包括脑瘫在内的痉挛[5]。Bulter等[6]于2000年首次发表了其对痉挛性和张力障碍性脑瘫疗效的证据。与口服巴氯芬相比，其全身副作用小，疗效好[7]。由于肠内巴氯芬的全身吸收，尽管剂量很大，但只有少量可到达脊髓和脑脊液（CSF）。鞘内注射巴氯芬可以使高浓度的巴氯芬扩散到脊髓背角的表层，通常可以避免脑部的副作用[8]。

27.1.2 鞘内巴氯芬泵的适应证 / 治疗目标

鞘内巴氯芬泵置入的适应证主要是顽固性痉挛，或物理治疗、口服巴氯芬或包括肉毒毒素注射在内的其他药物不能很好控制的痉挛[9, 10]。此外，无法耐受肠内巴氯芬副作用的患者可能是很好的人选[9]。患者及其家属要有能力和动力参加定期随访和监测[10]。

鞘内巴氯芬注射的治疗目标和疗效在神经肌肉人群中有很好的记录。Penn 和 Kroin[11] 首先报道了其对严重痉挛的作用，肌肉张力立即降低到接近正常水平。其他研究也证实了鞘内巴氯芬对 CP 患儿的疗效[12]。多项研究表明，CP 患者可从其使用中获益。Gooch 等[13] 证明，它提高了护理人员的满意度，方便了护理，也减轻了疼痛。其他研究也发现，在可行走的患者中，它提高了护理的便利性[14] 并改善了步态[15]。此外，Gerszten 等[15] 表明，对下肢痉挛的后续手术治疗的需求减少了。总之，鞘内巴氯芬泵置入具有改善痉挛、提高关节活动度、方便护理、减轻疼痛、提高护理者满意度等优点，改善了患者的健康和活动能力[9, 10]。

27.1.3 鞘内巴氯芬泵置入的时机

许多作为鞘内巴氯芬泵置入候选者的患者也有脊柱侧凸进展加重的风险。因此，根据脊柱融合的时机——脊柱侧凸术前、术中或术后，鞘内巴氯芬泵的置入时机和导管的位置经常引发讨论。虽然有大量的文献讨论过这个问题，但关于置入鞘内巴氯芬泵是否会导致脊柱侧凸进展仍然存在着很大的争议[16-24]。对于事先置入鞘内巴氯芬泵是否会使脊柱侧凸手术进一步复杂化并增加切口并发症的风险，也存在争议[23-25]。人们尤其担心鞘内巴氯芬泵的导管会妨碍筋膜完全闭合，导致脑脊液漏，或干扰内固定的置入。

许多研究评估了置入巴氯芬泵后脊柱侧凸的进展。两个小系列的患者报告了巴氯芬泵置入后脊柱侧凸的进展加快[17, 18]。Segal 等[17] 在他们的 5 例侧凸快速进展的患者中发现，脊柱畸形在 11 个月内平均进展 44°，导致所有患者均需要脊柱融合。Burn 等[20] 发现鞘内置入巴氯芬泵后，32 例患者 1 年 Cobb 角的进展为 19°。这项研究还发现，在骨骼发育不成熟患者中，Cobb 角的进展更大。另一项研究发现，脊柱侧凸的进展从置入前每年 1.8° 增加到置入后的每年 10.9°[16]。

尽管这些研究表明置入鞘内巴氯芬泵会导致脊柱弯曲进展，但有两项研究比较了有巴氯芬泵和无巴氯芬泵的 CP 患者匹配组群，发现脊柱侧凸的进展速度没有差异[21, 22]。Senaran 等[21] 对 25 例有脊柱侧凸（对照组）的四肢瘫痪 CP 患者（未接受鞘内巴氯芬泵）与 26 例接受巴氯芬泵的患者进行了比较。巴氯芬泵组置入后的平均弯曲进展为每年 16.3°，而对照组为每年 16.1°。Shilt 等[22] 还发现，接受鞘内巴氯芬泵治疗的患者经历了类似未接受治疗的患者的脊柱侧凸自然发展过程。

同时，对巴氯芬泵的置入时机和脊柱融合进行了研究，对于巴氯芬泵的存在是否使后路脊柱融合复杂化目前存在争议。Caird 等[23] 和 Borowski 等[24] 都报告了单中心经验，评估鞘内巴氯芬泵的置入与脊柱融合相关的并发症。Caird 等[23] 将 20 例置入巴氯芬泵并进行脊柱后路融合的痉挛性四肢瘫痪 CP 患者，与 20 例没有置入巴氯芬泵的匹配患者进行了比较。他们发现，巴氯芬泵组的再手术和再住院增加，感染率更高（20%：0，P=0.063）。在本系列中，有 2 例在脊柱融合前有褥疮史的患者发生了切口感染，4 例患者术后因并发症再次入院，此前因肺部问题入院。

Borowski 等[24]对 4 组 CP 患者进行了比较。四组患者包括：①巴氯芬泵置入前行后路脊柱融合（n=26）；②后路脊柱融合同时置入巴氯芬泵（n=11）；③巴氯芬泵置入后行后路脊柱融合（n=25）；④只置入巴氯芬泵（n=103）。在所有四组中，他们发现感染率为 8%~9% 而组间没有差异，组间在器械或导管并发症方面无明显差异。他们的结论是，在脊柱融合术前、术中或术后，可以在不增加并发症发生率的情况下置入和管理巴氯芬泵。

Yaszay 等[25]最近进行的一项多中心研究，是迄今为止规模最大的一项研究。该研究比较了接受脊柱后路融合术前置入鞘内巴氯芬泵（N=32）和未置入（N=155）的患者。研究未发现手术室时间或术中 EBL（估计失血量）存在组间差异，巴氯芬泵组（16%）与非巴氯芬泵组（15%）的整体切口并发症发生率无统计学差异。巴氯芬泵组深部感染率为 6.3%，非巴氯芬泵组为 5.8%。这两种并发症的发生率都比 Caird 等的要好[23]。

根据 Borowski 等[24]和 Yaszay 等[25]的研究，虽然对外科医生来说可能不方便，但巴氯芬泵置入似乎不会增加手术的复杂性或发生切口并发症的风险。Yaszay 等[25]指出，在对患者及其护理人员进行泵置入时机咨询时，如果首先置入巴氯芬泵，似乎不会影响患者的护理。

27.1.4 鞘内置入巴氯芬的剂量试验

通常情况下，在鞘内置入巴氯芬泵前要进行剂量试验，住院患者或门诊患者都可以进行，因所在医疗中心的不同而有所不同。目的是确定患者对治疗是否有反应，而不是确定长期的功能改善[10]。典型的情况是，在巴氯芬剂量试验中，巴氯芬通过腰椎穿刺或临时导管进入蛛网膜下腔。测试剂量在儿童中一般为 10~50 μg，成人为 25~100 μg。剂量试验对大脑痉挛的最大影响在 2~8 小时，通常在注射后 4 小时左右出现[26]。

在进行剂量试验后，重要的是要有足够的资源充分评估药物的作用。受过训练的医务人员通常可进行这种评估。评估应在注射后的多个时间点进行，包括使用改良的 Ashworth 量表等量表对痉挛进行评估，还应包括患者 / 护理人员的主观评估[2]。根据反应，可能建议继续鞘内置入巴氯芬泵。

部分中心不再对痉挛儿童进行剂量试验，因为几乎所有患儿对治疗都有良好反应。然而，多数对大剂量"无反应"的儿童都有肌张力障碍，因此，强烈建议在这些患者置入巴氯芬泵前进行试验[27]。

27.2 术中处理

27.2.1 手术置入鞘内巴氯芬泵

鞘内巴氯芬泵注射系统由两部分组成：泵和导管。泵通常经皮下置入，在腹壁筋膜以下，导管被置入后连接泵与脑脊液。该泵通常有足够的药物用于 4~6 个月的治疗，并且在电池寿命结束时（5~7 年）可更换[2]。由于其在皮下的位置，可以通过皮下注射的方式将其重新装满。

由于许多此类患者接受了脊柱融合术，鞘内置入巴氯芬泵的方法可能因脊柱侧凸手术前、术中或术后的不同而有所不同。在脊柱融合前置入鞘内巴氯芬泵的技术要求低于脊柱融合后。全身麻醉下，患者可取俯卧位或侧卧位，中线切口约位于 L2/3 或 L3/4 处。将一根 14 号的 Tuony 针插入硬膜囊，然后将导管推进到所需的水平。多数泵置于右侧，以避免当前或未来的胃造瘘。在此位置做一个单独的切口，于皮下或筋膜下再做一个口袋，以便放置泵。然后将导管从脊柱引至泵并进行测试，以确保 CSF 的回流[9]。

Borowski 等[24]描述了他们在脊柱融合后放置鞘内巴氯芬泵的技术。患者通常采用侧卧位，于先前的中线瘢痕处做一个 5 cm 的切口。对融合处进行骨膜下暴露，用透视法定位内置物，然后用磨钻在 L2–L3 或 L3–L4 处融合处开一个孔。用 Tuohy 针穿透硬膜囊，剩余的步骤与前面描述的类似。

其他作者描述了一种不同的技术，脊柱融合后通过颈椎入路插入鞘内巴氯芬泵[28, 29]。在融合处的上端正中线处做 5 cm 切口。有限切除颈椎椎板显露硬膜。用 11 号手术刀切开硬膜，然后做一个荷包缝合，然后导管推送到适当的水平。经颈椎入路置入是安全可行的，并发症也较少[29]。

Borowski 等也描述了同时进行脊柱融合和鞘内巴氯芬泵置入的技术[24]。以标准方式完成脊柱融合，手术洞巾移向侧腹。在关闭切口前，将 Tuohy 针于前面讨论的水平插入，用减压紧固件插入导管并固定于离穿刺部位最近的棘突上。然后将导管穿过椎旁肌和皮下组织，固定于外侧筋膜，确认脑脊液流动性，关闭脊髓切口。然后患者仰卧，重新准备，建立筋膜下泵袋。打开带有导管的外侧切口，然后将导管引至泵。

27.2.2 导管尖端的位置

在置入时，导管尖端的位置可以根据需要的效果而变化。Vender 等[30]提出，导管尖端置于 T6~T10 可治疗痉挛性双侧瘫痪和截瘫，导管尖端置于 T1~T2 可治疗痉挛性四肢瘫，导管尖端于 C5~T1 可治疗肌张力障碍和复杂运动障碍。Grabb 等[31]发现，在儿童中胸椎置入导管后，上肢和下肢痉挛的程度有同样的改善。在这项研究中，也有良好的数据证明，在颈椎放置位置更高的导管可以改善肌张力障碍。

27.3 术后处理

27.3.1 泵的管理

鞘内巴氯芬泵置入术后的初始管理应包括多学科的方法。适当的剂量对于优化疗效和尽量减少副作用很重要。许多患者在最初的低剂量下控制得很好，但是随着时间推移，这种效应逐渐消失，从而导致未来需要更高的剂量[32]。剂量可以通过各种方式进行编程，包括连续输液或脉冲注射[7]。目前，还没有研究对单纯连续输液和脉冲给药的疗效进行比较。然而，一些中心已经改用脉冲方式给药，因为满意率更高[7]。

在置入后最初几周内进行首次滴定后，建议加强物理治疗以改善躯干控制，因为这可能是置入后的问题[10]。患者也可以慢慢戒掉一些口服药物[2]。各机构的常规全面随访情况各不相同，但建议对置入泵后的患者由具有长期用药管理有专业知识的人员参与。

27.3.2 鞘内泵置入后的并发症

虽然鞘内巴氯芬泵的安全性和有效性已经得到了评估[13, 15, 27]，但仍然存在与泵置入相关的严重并发症。与泵置入相关的并发症在儿科文献中有相关报道[27, 33-38]，对医疗并发症、围术期并发症、鞘内巴氯芬泵置入术后相关并发症进行了总结（表 27.1）。

文献报道的与导管和泵相关的并发症的发生率各不相同。并发症包括泵功能障碍、泵活动过度或位置异常、导管移位、导管断裂、导管功能障碍等。Armstrong 等[14]报道了 19 例患者在 568 个月时间里发生的 10 例导管或泵相关并发症。Rippe 等[39]报道了 785 例患者共 264 例导管并发症。Borowski 等[33]对 316 例与鞘内巴氯芬泵相关的手术过程进行了回顾分析，发现 316 例手术中有 39 例（12.3%）与装置相关

表 27.1 鞘内巴氯芬泵置入并发症

医疗并发症	围术期并发症	术后并发症
•呕吐	•出血	•脑脊液漏
•恶心	•脑脊液漏	•感染：泵和脑脊液漏
•头痛	•巴氯芬	•切口裂开
•尿潴留	◦嗜睡	•导管相关并发症
•便秘	◦癫痫	◦破损
•癫痫	◦呼吸困难	◦移位
		◦故障
		•泵故障
		•泵置入处血肿
		•翻修手术

并发症，包括由导管断裂[9]、断开[7]和功能障碍[16]等引起的并发症。据报道，泵的故障率高达 14%，可能由转子故障、容器耗尽和程序故障引起[40, 41]。导管和泵相关的并发症是再次住院和再次手术的常见原因[23]。

切口并发症和切口感染也是鞘内巴氯芬泵置入后患者再次住院和再次手术的常见原因。发生感染时，导管和泵的再手术和去除率很高（44%~59%）[34, 37]。总的来说，急性感染发生率为 4%~10%[33]。Fjelstad 等[35]发现，儿童泵置入后的感染率高于成人（10%∶0）。

然而，这也可能与患者的选择有关，因为与成人相比，更多的儿童患者被诊断为 CP。一项研究发现，皮下泵置入比筋膜下置入（20.1%∶3.6%，P<0.001）的感染率明显增加，因此建议将泵置于筋膜下[38]。如前所述，无论是在脊柱融合术前、术中还是术后置入泵，感染率均无差异[25]。

脑脊液漏也可能发生。在 Motta 等[38]的一项研究中，连续 430 例患者中的 4.9% 出现脑脊液漏。另一个系列报告的脑脊液漏发生率更高，为 17%[36] 其中，56% 的患者自行痊愈，44%

的患者接受了脑脊液漏修补或移除装置的翻修手术。

与医疗相关的并发症也经常发生，包括呕吐（12%）、头痛（12%）和脑膜炎（8%）等[37]，尿潴留和便秘也有报道。Borowski 等[33]发现 46% 的患者有新的或加重的便秘问题，17% 的患者有急性尿潴留，还报告了新发痉挛或痉挛发作恶化[42]。

27.3.3 鞘内泵置入后手术：翻修和脊柱融合

翻 修

如前所述，常因感染和导管/泵问题而需要进行翻修手术[23, 34, 37]。在一项系列研究中，44% 切口并发症患者需要移除泵装置[37]。体形较小、年龄较小或有胃造瘘管的患者更有可能发生需要移除泵装置的并发症[37]。如果泵周围和脑脊液的培养阳性，则可能需要移除相关装置，然后静脉注射抗生素[28]。如果需要移除泵和导管，则应预先撤除巴氯芬，并使用肠内巴氯芬对患者进行管理。突然停药 12~72 小时，可导致幻觉、意识混乱、躁动、癫痫、体温升高和严重的痉挛反弹等[43]。

当泵或导管发生故障时，通常需要对故障部件进行维修。例如，Borowski 等[33]对泵进行了三次维修，这三次维修都是由于泵的移位或翻转引起的，也被其他作者报道过[30]。导管断裂和断开是常见的，也可以很容易通过手术处理[33]。

鞘内泵置入后脊柱融合

当鞘内巴氯芬泵事前已被置入时，部分外科医生在进行脊柱融合手术时会有顾虑。在这些患者中，可以选择如何处理导管。通过中线入路进入脊柱时，外科医生可以识别导管，保持其完整，然后围绕导管展开操作。这要求外科医生在放置脊柱内固定时要非常小心，以免损伤 / 折断 / 卷曲导管[24]。这也使导管有因疏忽而被拔出的风险。

第二种选择是通过切口显露导管，切开，然后取出[25]。在脊柱融合后，可以顺利闭合硬膜并置入新导管。第三种选择是横断导管，使用修复工具，可以在手术结束时再进行吻合。无论如何处理导管，都需要外科医生注意，术前做好规划，避免脑脊液漏等并发症或术后导管相关问题。

27.4 小结

当其他方法难以奏效时，鞘内巴氯芬泵置入对于痉挛或肌张力障碍患者是一种很好的治疗选择。尽管人们担心鞘内巴氯芬泵置入会导致脊柱侧凸的进展，但这种进展可能与潜在疾病的自然病史有关，而不是与泵的置入有关。泵的置入和脊柱融合的时机似乎不会影响患者的管理。鞘内巴氯芬泵置入的并发症并非微不足道，但其收益似乎大于风险。继续进行安置的决定需要与护理人员就收益、治疗目标、并发症和可能进行翻修手术进行讨论。

参考文献

［1］Vadivelu S, Stratton A, Pierce W. Pediatric tone management. Phys Med Rehabil Clin N Am. 2015; 26(1):69–78

［2］Khurana SR, Garg DS. Spasticity and the use of intrathecal baclofen in patients with spinal cord injury. Phys Med Rehabil Clin N Am. 2014; 25(3):655–669, ix

［3］Sanger TD, Delgado MR, Gaebler-Spira D, Hallett M, Mink JW, Task Force on Childhood Motor Disorders. Classification and definition of disorders causing hypertonia in childhood. Pediatrics. 2003; 111(1):e89–e97

［4］Deon LL, Gaebler-Spira D. Assessment and treatment of movement disorders in children with cerebral palsy. Orthop Clin North Am. 2010; 41(4):507–517

［5］Lynn AK, Turner M, Chambers HG. Surgical management of spasticity in persons with cerebral palsy. PM R. 2009; 1(9):834–838

［6］Butler C, Campbell S, AACPDM Treatment Outcomes Committee Review Panel. Evidence of the effects of intrathecal baclofen for spastic and dystonic cerebral palsy. Dev Med Child Neurol. 2000; 42(9):634–645

［7］Skalsky AJ, Fournier CM. Intrathecal baclofen bolus dosing and catheter tip placement in pediatric tone management. Phys Med Rehabil Clin N Am. 2015; 26(1):89–93

［8］Coffey JR, Cahill D, Steers W, et al. Intrathecal baclofen for intractable spasticity of spinal origin: results of a long-term multicenter study. J Neurosurg. 1993; 78(2):226–232

［9］Scannell B, Yaszay B. Scoliosis, spinal fusion, and intrathecal baclofen pump implantation. Phys Med Rehabil Clin N Am. 2015; 26(1):79–88

［10］Dan B, Motta F, Vles JS, et al. Consensus on the appropriate use of intrathecal baclofen (ITB) therapy in paediatric spasticity. Eur J Paediatr Neurol. 2010; 14(1):19–28

［11］Penn RD, Kroin JS. Continuous intrathecal baclofen for severe spasticity. Lancet. 1985; 2(8447):125–127

［12］Albright AL, Cervi A, Singletary J. Intrathecal baclofen for spasticity in cerebral palsy. JAMA. 1991; 265(11):1418–1422

［13］Gooch JL, Oberg WA, Grams B, Ward LA, Walker ML. Care provider assessment of intrathecal baclofen in children. Dev Med Child Neurol. 2004; 46(8):548–552

［14］Armstrong RW, Steinbok P, Cochrane DD, Kube SD, Fife SE, Farrell K. Intrathecally administered baclofen for treatment of children with spasticity of cerebral origin. J Neurosurg. 1997; 87(3):409–414

［15］Gerszten PC, Albright AL, Johnstone GF. Intrathecal

baclofen infusion and subsequent orthopedic surgery in patients with spastic cerebral palsy. J Neurosurg. 1998; 88(6):1009–1013

[16] Ginsburg GM, Lauder AJ. Progression of scoliosis in patients with spastic quadriplegia after the insertion of an intrathecal baclofen pump. Spine. 2007; 32(24):2745–2750

[17] Segal LS, Wallach DM, Kanev PM. Potential complications of posterior spine fusion and instrumentation in patients with cerebral palsy treated with intrathecal baclofen infusion. Spine. 2005; 30(8):E219–E224

[18] Sansone JM, Mann D, Noonan K, Mcleish D, Ward M, Iskandar BJ. Rapid progression of scoliosis following insertion of intrathecal baclofen pump. J Pediatr Orthop. 2006; 26(1):125–128

[19] Krach LE, Walker K, Rapp L. The effect of intrathecal baclofen treatment on the development of scoliosis in individuals with cerebral palsy: a retrospective case-matched review. Dev Med Child Neurol. 2005; 47 Suppl 102:14

[20] Burn SC, Zeller R, Drake JM. Do baclofen pumps influence the development of scoliosis in children? J Neurosurg Pediatr. 2010; 5(2):195–199

[21] Senaran H, Shah SA, Presedo A, Dabney KW, Glutting JW, Miller F. The risk of progression of scoliosis in cerebral palsy patients after intrathecal baclofen therapy. Spine. 2007; 32(21):2348–2354

[22] Shilt JS, Lai LP, Cabrera MN, Frino J, Smith BP. The impact of intrathecal baclofen on the natural history of scoliosis in cerebral palsy. J Pediatr Orthop. 2008; 28(6):684–687

[23] Caird MS, Palanca AA, Garton H, et al. Outcomes of posterior spinal fusion and instrumentation in patients with continuous intrathecal baclofen infusion pumps. Spine. 2008; 33(4):E94–E99

[24] Borowski A, Shah SA, Littleton AG, Dabney KW, Miller F. Baclofen pump implantation and spinal fusion in children: techniques and complications. Spine. 2008; 33(18):1995–2000

[25] Yaszay B, Scannell BP, Bomar JD, et al. Harms Study Group. Although inconvenient, baclofen pumps do not complicate scoliosis surgery in patients with cerebral palsy. Spine. 2015; 40(8):E504–E509

[26] Ford B, Greene P, Louis ED, et al. Use of intrathecal baclofen in the treatment of patients with dystonia. Arch Neurol. 1996; 53(12):1241–1246

[27] Albright AL, Ferson SS. Intrathecal baclofen therapy in children. Neurosurg Focus. 2006; 21(2):e3

[28] Albright AL, Turner M, Pattisapu JV. Best-practice surgical techniques for intrathecal baclofen therapy. J Neurosurg. 2006; 104(4) Suppl:233–239

[29] Ughratdar I, Muquit S, Ingale H, Moussa A, Ammar A, Vloeberghs M. Cervical implantation of intrathecal baclofen pump catheter in children with severe scoliosis. J Neurosurg Pediatr. 2012; 10(1):34–38

[30] Vender JR, Hester S, Waller JL, Rekito A, Lee MR. Identification and management of intrathecal baclofen pump complications: a comparison of pediatric and adult patients. J Neurosurg. 2006; 104(1) Suppl:9–15

[31] Grabb PA, Guin-Renfroe S, Meythaler JM. Midthoracic catheter tip placement for intrathecal baclofen administration in children with quadriparetic spasticity. Neurosurgery. 1999; 45(4):833–836

[32] Heetla HW, Staal MJ, Kliphuis C, van Laar T. The incidence and management of tolerance in intrathecal baclofen therapy. Spinal Cord. 2009; 47(10):751–756

[33] Borowski A, Littleton AG, Borkhuu B, et al. Complications of intrathecal baclofen pump therapy in pediatric patients. J Pediatr Orthop. 2010; 30(1):76–81

[34] Dickey MP, Rice M, Kinnett DG, et al. Infectious complications of intrathecal baclofen pump devices in a pediatric population. Pediatr Infect Dis J. 2013; 32(7):715–722

[35] Fjelstad AB, Hommelstad J, Sorteberg A. Infections

related to intrathecal baclofen therapy in children and adults: frequency and risk factors. J Neurosurg Pediatr. 2009; 4(5):487–493

[36] Motta F, Buonaguro V, Stignani C. The use of intrathecal baclofen pump implants in children and adolescents: safety and complications in 200 consecutive cases. J Neurosurg. 2007; 107(1) Suppl:32–35

[37] Murphy NA, Irwin MC, Hoff C. Intrathecal baclofen therapy in children with cerebral palsy: efficacy and complications. Arch Phys Med Rehabil. 2002; 83(12):1721–1725

[38] Motta F, Antonello CE. Analysis of complications in 430 consecutive pediatric patients treated with intrathecal baclofen therapy: 14-year experience. J Neurosurg Pediatr. 2014; 13(3):301–306

[39] Rippe D, Tann B, Gaebler-Spira D, Krach LE, Gooch J, Dabrowski E. Complications of intrathecal baclofen

pump therapy for severe hypertonia in children: a long-term follow-up review of 785 patients from four centers. Abstract. Dev Med Child Neurol. 2005; 47 Suppl 102:14

[40] Flückiger B, Knecht H, Grossmann S, Felleiter P. Device-related complications of long-term intrathecal drug therapy via implanted pumps. Spinal Cord. 2008; 46(9):639–643

[41] Penn RD. Intrathecal baclofen for spasticity of spinal origin: seven years of experience. J Neurosurg. 1992; 77(2):236–240

[42] Buonaguro V, Scelsa B, Curci D, Monforte S, Iuorno T, Motta F. Epilepsy and intrathecal baclofen therapy in children with cerebral palsy. Pediatr Neurol. 2005; 33(2):110–113

[43] Sampathkumar P, Scanlon PD, Plevak DJ. Baclofen withdrawal presenting as multiorgan system failure. Anesth Analg. 1998; 87(3):562–563